Prevention and Management of
Common Geriatric Diseases

常见老年病的
防治与管理

谢海宝　沈建平　/　主编

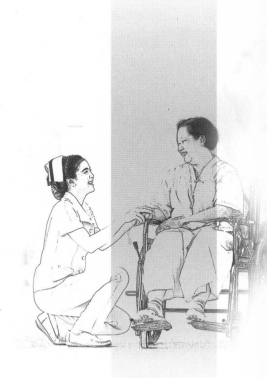

ZHEJIANG UNIVERSITY PRESS
浙江大学出版社

图书在版编目（CIP）数据

常见老年病的防治与管理 / 谢海宝，沈建平主编. — 杭州：浙江大学出版社，2018.6
ISBN 978-7-308-17888-4

Ⅰ. ①常… Ⅱ. ①谢… ②沈… Ⅲ. ①老年病 — 防治
Ⅳ. ①R592

中国版本图书馆 CIP 数据核字（2018）第 012562 号

常见老年病的防治与管理

谢海宝　沈建平　主编

策划编辑	张　鸽
责任编辑	金　蕾（jinlei1215@zju.edu.cn）
责任校对	陈静毅　丁佳雯
封面设计	春天书装
出版发行	浙江大学出版社
	（杭州市天目山路148号　邮政编码310007）
	（网址：http://www.zjupress.com）
排　　版	杭州兴邦电子印务有限公司
印　　刷	浙江省邮电印刷股份有限公司
开　　本	710mm×1000mm　1/16
印　　张	27.5
字　　数	395千
版 印 次	2018年6月第1版　2018年6月第1次印刷
书　　号	ISBN 978-7-308-17888-4
定　　价	88.00元

《常见老年病的防治与管理》

编 委 会

名誉主编： 庄炳瑾　徐龙仁　李灿堂　唐一青

主　　编： 谢海宝　沈建平

副主编： 钱可大　孙德本　于恩彦　屈百鸣　周郁鸿　林圣云

编　　委：（按拼音顺序排列）

陈怀红	浙江医院	神经内科
陈新宇	浙江医院	消化内科
高雁婷	浙江中医药大学附属第一医院	血液内科
胡慧瑾	浙江中医药大学附属第一医院	血液内科
李成江	浙江大学医学院附属第一医院	内分泌科
厉有名	浙江大学医学院附属第一医院	消化内科
林圣云	浙江中医药大学附属第一医院	血液内科
刘淑艳	浙江中医药大学附属第一医院	血液内科
刘文宾	浙江中医药大学附属第一医院	血液内科
钱可大	浙江大学医学院附属第二医院	消化内科
钦光跃	浙江医院	呼吸内科
屈百鸣	浙江省人民医院	心血管内科
沈汉超	浙江大学医学院附属第二医院	肾脏内科
沈建平	浙江中医药大学附属第一医院	血液内科
孙百鸣	浙江医院	泌尿外科
孙德本	浙江大学医学院附属第一医院	风湿免疫科
王　珺	浙江中医药大学附属第一医院	血液内科
王锡田	浙江大学医学院附属第一医院	心血管内科
谢海宝	浙江医院	老年病科
徐玲珑	浙江中医药大学附属第一医院	血液内科
杨珺超	浙江中医药大学附属第一医院	呼吸内科
于恩彦	浙江省人民医院	精神卫生科
于小妹	浙江医院	检验科
俞庆宏	浙江中医药大学附属第一医院	血液内科
俞晓映	浙江医院	内分泌科
张景红	浙江省人民医院	妇产科
赵　岚	浙江大学医学院附属邵逸夫医院	消化内科
周郁鸿	浙江中医药大学附属第一医院	血液内科

前　言

　　《常见老年病的防治与管理》是浙江省老卫生科技工作者协会内科专业委员会在申报近年国家级继续教育项目的基础上，经过有关专家进一步修改编写而成的。

　　老年人的疾病以慢性病居多，很难治愈，需要通过积极防治，才能使病情逐步稳定，或减慢其发展。随着我国老年人口的迅速增长和今后医疗体制的健全，社区（基层）医院的老年慢性病防治的任务会越来越重，就目前社区（基层）医院对老年慢性病防治与管理知识的掌握程度来看，尚有待进一步提高。

　　老年慢性病防治是一个长期的过程，这不仅涉及相关的医务人员，更涉及患者本身的自我管理，很多患者对自身所患的慢性病和其危害性缺乏认识，缺乏慢性病长期防治过程中的知识，往往会重视初发阶段，忽略后续阶段；重视急性期发作，忽略慢性期防治，使慢性病隐潜地逐步发展直至严重地损害患者机体的功能和健康。

　　本书编写的目的主要是帮助社区（基层）医院的医务人员和有一定阅读能力的患者提高对老年慢性病防治与管理知识的水平，内容尽可能避免较深的理论机制，讲求实用。书中有关防治的篇章有些有循证医学证据，有些尚少理想的大型双盲随机对照研究资料，对此编写者通过自己数十年的临床经验给出自己的建议和想法，并通过以后的实践与反馈再加以修正。

　　书中部分涉及药物和各种治疗方法应用的推荐类别和证据水平分级按国际通用方式标示，推荐类别：Ⅰ类为已证实和(或)一致认为有益和有效；Ⅱ类为疗效的证据尚不一致或有争议，其中相关证据倾向于有效的为Ⅱa类，尚不充分的为Ⅱb类；Ⅲ类为已证实或一致认为无用和无效，甚至可能有害。证据水平分级：证据来自多项随机对照临床试验或多项荟萃分析的为A级；证据来自单项随机对照临床试验或非随机研究的为B级；证据来自小型研究或专家共识的为C级。

浙江省老卫生科技工作者协会是我省老卫生科技工作者群众性社团组织，其中大部分成员曾经是我省卫生医务工作技术的骨干力量，很多曾经是我省相关学科的学术带头人。这些老教授、老专家，在百忙中不辞辛劳地参与本书的编写，付出了辛勤劳动并做出贡献，对此我们表示衷心感谢和致以敬意！

编　者

2018年3月

目　录

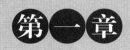

老年呼吸系统疾病的防治与管理

第一节 老年慢性阻塞性肺疾病的防治与管理

慢性阻塞性肺疾病(chronic obstructive pulmonary disease,简称慢阻肺)是一种严重危害人类健康的常见病、多发病和慢性病。该病以老年人多见,严重影响患者的生活质量,病死率较高,并给患者及其家庭以及社会带来沉重的经济负担。中国对7个地区20245名成人进行调查,结果显示40岁以上人群中慢阻肺的患病率高达8.2%。据估计,2020年慢阻肺将位居全球死亡原因的第3位,并将位居世界疾病经济负担的第5位。慢阻肺的防治是一个长期渐进的过程,当前,中国的医疗卫生保健制度还无法充分解决慢阻肺等慢性疾病带来的众多问题,这就使得老年慢阻肺基层医院防治管理和自我管理变得极为重要。为了使社区医生和患者能更好地了解慢阻肺,我们对慢阻肺防治的基层医院管理和自我管理要点介绍如下。

一、定义和流行情况

慢阻肺是一种常见的以持续性呼吸道症状和气流受限为特征的可以预防和治疗的疾病,呼吸道症状和气流受限是由有毒颗粒或气体导致的气道和(或)肺泡异常引起的。

慢阻肺与慢性支气管炎和肺气肿密切相关。通常,慢性支气管炎是指在排除慢性咳嗽的其他已知原因后,患者每年咳嗽、咳痰3个月以上,并连续2年以上者。肺气肿则是指肺部终末细支气管远端气腔出现异常持久的扩张,并伴有肺泡壁和细支气管破坏而无明显的肺纤维化。当慢性支气管炎和肺气肿患者的肺功能检查出现持续气流受限时,则能诊断为慢阻肺;如患者无持续气流受限,则不能诊断为慢阻肺。

国内慢阻肺的流行病学调查并不多,尤其是大规模有代表性的。一项

meta分析显示1990—2014年中国40岁及以上人群慢性阻塞性肺疾病患病率为9.9%。随着年龄增长,患病率快速增高,60岁、70岁年龄组的患病率分别高达12.7%、20.3%。

二、病因与危险因素

慢阻肺的病因尚不完全清楚,可能是多种因素包括个体因素和环境因素相互长期影响的结果(见表1-1-1)。其中吸烟最为重要,而感染是慢阻肺发病和加剧的另一个重要因素。

表1-1-1　慢阻肺的危险因素

个体因素	环境因素
遗传因素,如α_1-抗胰蛋白酶缺乏哮喘和气道高反应性	吸烟
	空气污染:大气中直径为2.5～10μm的颗粒物,即PM2.5和PM10
	职业性粉尘和化学物质
	生物燃料烟雾
	感染
	社会经济地位

三、临床表现

(1)症状:慢阻肺的特征性症状是慢性和进行性加重的呼吸困难、咳嗽和咳痰。慢性咳嗽和咳痰常先于气流受限多年而存在,然而有些患者也可以无慢性咳嗽和咳痰的症状。

(2)体征:慢阻肺的早期体征可不明显,随着疾病进展,可出现桶状胸,还常见呼吸浅快,重症患者可见胸腹矛盾运动,患者时不时用缩唇呼吸,呼吸困难加重时常采取前倾坐位。双肺听诊时呼吸音降低,呼气延长,可闻及干性啰音,双肺底或其他肺野可闻及湿啰音。

四、实验室检查

(1)肺功能检查:其是判断气流受限的主要客观指标,患者吸入支气管

扩张剂后的 $FEV_1/FVC<70\%$,可以确定为持续存在气流受限。

（2）胸部X线、CT检查：X线、CT检查对确定肺部并发症及鉴别其他疾病（如肺间质纤维化、肺结核等）具有重要意义。慢阻肺早期X线胸片可无明显变化，以后会出现肺纹理增多和紊乱等非特征性改变；也可以出现肺过度充气征象。

（3）血气分析：对确定发生低氧血症、高碳酸血症、酸碱平衡失调以及判断呼吸衰竭的类型有重要价值。

五、诊断与评估

慢阻肺的诊断应根据临床表现、危险因素接触史、体征及实验室检查等资料，进行综合分析而确定。对于任何有呼吸困难、慢性咳嗽或咳痰，且有暴露于危险因素病史的患者，临床上需要考虑慢阻肺的诊断。诊断慢阻肺需要进行肺功能检查，吸入支气管扩张剂后 $FEV_1/FVC<70\%$，即明确存在持续的气流受限，排除其他疾病后可确诊为慢阻肺。

慢阻肺评估是根据患者的临床症状、急性加重风险、肺功能异常的严重程度进行的综合评估（见图1-1-1），有助于改善慢阻肺的疾病管理。

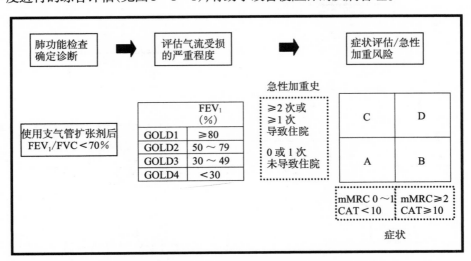

图1-1-1 慢阻肺的综合评估

注：mMRC、CAT评分见本章表1-1-5、表1-1-6。

慢阻肺的病程可分为:①急性加重期:患者呼吸道症状的急性恶化导致需要额外的治疗。在患病过程中,患者常有短期内咳嗽、咳痰、气短和(或)喘息加重,痰量增多,脓性或黏液脓性痰,可伴有发热等炎症明显加重的表现。②稳定期:患者的咳嗽、咳痰和气短等症状稳定或症状轻微,病情基本恢复到急性加重前的状态。

六、防治要点

在不吸烟(包括主动和被动吸烟)的人群中,慢阻肺的患病率很低。因此,避免吸烟以及从事粉尘作业的人群进行必要的呼吸防护(如戴口罩),是预防慢阻肺的最有效的措施。预防慢阻肺急性加重、减少急性加重及住院次数的措施有戒烟、接种流感和肺炎疫苗、药物治疗。这些措施应该在社区医疗单位实施。

慢阻肺稳定期的治疗根据病情的严重程度不同,选择不同的治疗方案(见图1-1-2)。

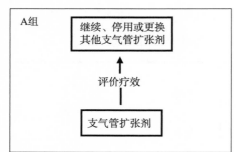

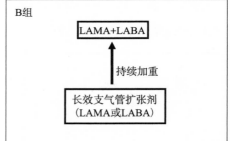

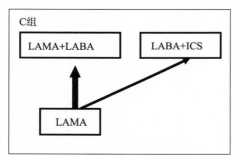

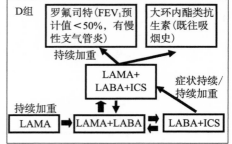

图1-1-2 慢阻肺稳定期起始治疗药物的推荐方案

注:LAMA为长效抗胆碱药;LABA为长效β₂-受体激动剂;ICS为吸入糖皮质激素。

慢阻肺急性加重期治疗包括适当增加以往所用支气管扩张剂的剂量及使用频度，单一吸入短效β_2-受体激动剂或联合应用吸入短效β_2-受体激动剂和短效抗胆碱能药物。对较严重的可给予较大剂量雾化治疗数日，如沙丁胺醇2500μg、异丙托溴铵500μg，或沙丁胺醇1000μg加用异丙托溴铵250～500μg雾化吸入，每日2～4次。症状较重及有频繁急性加重史的患者除使用支气管扩张剂外，还可考虑口服激素，泼尼松龙每日30～40mg，连用5～7d，也可用激素联合短效β_2-受体激动剂雾化吸入治疗。慢阻肺症状加重，特别是有脓性痰液时应积极给予抗生素治疗。应依据患者急性加重的严重程度及常见的致病菌，结合患者所在地区致病菌及耐药菌的流行情况，选择敏感的抗生素，疗程为5～7d。对于症状明显加重、重度慢阻肺、初始治疗方案失败、高龄或者有严重伴随疾病的患者，建议及时到呼吸病专科诊治。这些患者通常需要住院治疗。

七、基层医院(包括社区医院)管理

1. 防治计划

（1）减轻当前症状：缓解症状，改善运动耐量和改善健康状况。

（2）降低未来风险：防止疾病进展，防止和治疗急性加重及减少病死率。

2. 健康教育要点

患者在慢阻肺的管理中发挥着至关重要的作用，因此对他们的教育非常必要。患者和有关人员通过教育与管理可以提高自身对慢阻肺的认识及处理疾病的能力，更好地配合管理，加强预防措施，减少反复加重，维持病情稳定，提高生活质量。

主要内容包括：①教育、督促患者戒烟；②使患者了解慢阻肺的病理生理与临床基础知识；③掌握一般和某些特殊的治疗方法；④使患者学会自我控制病情的技巧，如腹式呼吸及缩唇呼吸锻炼等；⑤使患者了解赴医院就诊的时机。

3. 慢阻肺人群的检出

（1）基层医院或社区医院展开流行病学调查。

（2）将肺功能列为社区体检的常规项目。

（3）医院或社区医院的门诊医生应提高对易感人群的警惕性。凡具有吸烟史和（或）环境职业污染及生物燃料接触史，临床上有呼吸困难或咳嗽、咳痰病史者，均应进行肺功能检查。

4. 建立慢阻肺患者的健康档案

选择高危人群及患者群，建立健康档案。健康档案内容包括家庭成员，家族史，居住环境，职业，收入状况，生活爱好，体检资料（年龄、性别、身高、体重、BMI、腹围、血压、心率、血糖等），是否合并其他慢病以及其病程、就诊经过、辅助检查资料等。

5. 建立慢阻肺专科门诊

（1）对社区医生进行专业知识培训，内容可以包括临床医疗技术、治疗新进展、肺康复和医学心理学等，提高社区医生的慢阻肺临床诊疗水平。

（2）改善社区医疗环境，配备肺功能仪等基本医疗设备，采购慢阻肺治疗的基本用药，提高相关医疗从业人员的待遇。

6. 基层医院或社区医院慢阻肺规范管理方案

将社区人群分为健康人群、高危人群、患者群进行分级管理。对于健康人群采用健康宣教（宣传单、社区健康知识橱窗）；对于高危人群（年龄＞40岁，有吸烟或职业暴露或家族史）采用健康档案、健康教育（专题讲座）、定期进行肺功能检查等管理方案；对于患者群，对患者进行综合评估，采用建立疾病管理档案、健康宣教及指导、定期肺功能检查、戒烟、药物治疗、营养康复、家庭氧疗等指导管理方案。

7. 慢阻肺危急状况识别及应急管理

慢阻肺危急状况：静息时出现呼吸困难或者患者不能完整地说出一句话是病情加重的指征，意识模糊或神志变化是病情严重的最重要的体征。患者出现这些征兆时需立即到医院进行观察和评估。如果出现发热，应怀疑合并肺炎，胸壁矛盾运动、严重中央性发绀、充血性右心力衰竭体征和血流动力学不稳定是急性加重期病情严重的体征。昏迷和心律失常危及生命安全，这样的患者需到重症监护病房治疗。

应急管理:慢阻肺急性加重管理的一般原则是避免引起急性加重的环境因素,加用或增大支气管扩张剂用量以及考虑合并细菌感染时应用抗生素,甚至加用全身激素。若病情仍进行性加重或就诊时已处于危重状况,需及时联系医务人员,尽快将患者转至上级医院。

8. 慢阻肺社区管理效果评价

慢阻肺社区管理效果评价内容繁多,主要有以下内容。

(1)呼吸困难症状改善的评价。最常用的mMRC呼吸困难量表见表1-1-2,其他还有基础呼吸困难指数、Borg量表等。

表1-1-2 最常用的mMRC呼吸困难量表

呼吸困难的评价等级	呼吸困难的严重程度
0级	只有在剧烈活动时感到呼吸困难
1级	在平地快步行走或步行爬小坡时出现气短
2级	由于气短,平地行走时比同龄人慢或者需要停下来休息
3级	在平地行走约100m或数分钟后需要停下来喘气
4级	因为严重呼吸困难而不能离开家,或在穿脱衣服时出现呼吸困难

(2)运动耐力改善的评价。功能性运动耐力一般用标准化步行测试进行测量,6分钟步行试验(6-MWT)最常用。

(3)功能状态改善的评价。功能状态是个体从事日常活动的程度,可用肺功能状态和呼吸困难问卷修订版(PFSDQ-M)来评估。

(4)健康相关生活质量(HRQL)改善的评价。最常用的两个问卷是CRP和St.George呼吸问卷(SGRQ)。

八、自我管理

1. 认识慢阻肺的性质和危害性

慢阻肺是一种慢性病,主要累及肺脏,同时可引起全身的不良反应,可存在多种合并症。随着病情的发展,肺功能日益恶化以至于活动能力持续下降,导致生活质量严重下降。在病程中慢阻肺反复急性加重又使肺组织破坏加重,肺功能进一步恶化,咳、痰、喘的症状更明显,需要频繁就诊甚至住院,增加了家庭、卫生保健系统和社会的负担。

2. 及时就诊诊断

在慢阻肺发病初期,患者常无明显不适,可能仅仅表现为活动后气急,这一症状常被老年人误认为是衰老的表现,导致被确诊时疾病已经进展到中度以上。其实气急症状如果伴有咳嗽、咳痰,常预示肺功能有可能已经下降到一定程度,需要老年人提高警惕,及时至呼吸专科门诊就诊进行肺功能检查。肺功能检查是诊断慢阻肺的金标准,同时能客观评估慢阻肺的严重程度。

3. 治疗方案的建立

慢阻肺的治疗包括稳定期和急性加重期的治疗。稳定期的治疗根据病情的严重程度不同,选择不同的治疗方案(见图1-1-2)。急性加重期患者除使用支气管扩张剂外,还可考虑使用全身激素以及抗生素治疗。对于症状明显加重、重度慢阻肺、初始治疗方案失败、高龄或者有严重伴随疾病的患者,建议及时至呼吸病专科诊治,通常可考虑住院治疗。

4. 非药物治疗

(1)戒烟。戒烟是减少慢阻肺发生和发展风险最重要的干预治疗措施。应该反复询问慢阻肺患者有关吸烟的问题,劝告吸烟者戒烟。研究显示,个体化咨询即使少于3min也是有效的,时间越长,戒烟效果越好,戒烟药物治疗也能帮助患者提高效果。戒烟需要医生长期随访和患者坚持。

(2)氧疗。氧疗是慢阻肺管理措施必不可少的一部分,慢阻肺稳定期的患者要进行长期家庭氧疗,可维持重要器官的功能,保证周围组织的氧气供应,提高慢阻肺呼吸衰竭患者的生存率。目前一般认为存在低氧血症的患者应进行长期家庭氧疗,即$PaO_2 < 60mmHg$[①]或$SaO_2 < 90\%$。长期家庭氧疗一般是经鼻导管吸入氧气,流量为$1 \sim 2L/min$,每日吸氧持续时间$>15h$。供氧系统类型主要包括制氧机、氧气瓶、液态氧,患者可以根据具体的情况来选择。

(3)通气支持。无创通气已广泛用于极重度慢阻肺稳定期的患者。无创

---

① $1mmHg \approx 0.133kPa$。

通气联合长期氧疗对某些患者,尤其是在日间有明显高碳酸血症的患者或许有一定的益处。无创通气可以改善生存率。慢阻肺合并阻塞性睡眠呼吸暂停综合征的患者,应用持续正压通气在改善生存率和住院率方面有明显的益处。

(4)康复治疗。对于有进行性气流受限、严重呼吸困难而很少活动的慢阻肺患者,康复治疗可以改善其活动能力,提高生活质量,这是慢阻肺患者一项重要的且有效的治疗措施。康复治疗包括呼吸生理治疗、肌肉训练、营养支持、精神治疗和教育等多方面措施。呼吸生理治疗包括帮助患者咳嗽、用力呼气以促进分泌物清除;使患者放松,进行缩唇呼吸及避免快速浅表呼吸,以帮助患者克服急性呼吸困难等。肌肉训练有全身性运动和呼吸肌锻炼,前者包括步行、登楼梯、踏车等,后者有腹式呼吸锻炼等。营养支持要求患者应达到理想体重,同时避免摄入高碳水化合物和高热量饮食,以免产生过多的二氧化碳。尽管康复治疗被证实有效,但是目前其尚未得到应有的重视和广泛的应用,需要卫生保健专业人员发挥推介作用以及敦促患者长期坚持。

(5)外科治疗。慢阻肺患者的外科治疗包括肺大疱切除术、肺减容术、支气管镜肺减容术和肺移植术,目前还没有成为常规的治疗手段,建议术前全面评估,慎重考虑手术。

(6)慢阻肺合并症的治疗。慢阻肺常与其他疾病合并存在。这些合并症可发生在轻、中、重度及严重气流受限的患者中,对疾病的进展有显著影响,对住院率和病死率也有影响。因此,应努力发现患者的合并症并给予适当的治疗。治疗合并症应依据各种疾病指南,治疗方法与未合并慢阻肺者的相同。一般情况下,不应该因为患有合并症而改变慢阻肺的治疗方法。

5. 药物治疗

(1)支气管扩张剂。支气管扩张剂是控制慢阻肺症状的主要治疗措施。短期按需应用可缓解症状,长期规律应用可预防和减轻症状,增加运动耐力,但不能使所有患者的FEV_1得到改善。主要的支气管扩张剂有β_2-受体激动剂(见表1-1-3)、抗胆碱药(见表1-1-4)及甲基黄嘌呤类(茶碱)。短效支气管扩张剂的价格较为低廉,但不如长效制剂使用方便。联合应用不同作用机制与作用时间的药物可以增强支气管的舒张作用,减少不良反应。联合应用β₂-受体激动剂、抗胆碱能药物和(或)茶碱,可以进一步改善患者的肺功能与健康状况。

表1-1-3　常见β₂-受体激动剂

β₂-受体激动剂	剂量	药效学	作用
沙丁胺醇	每次100~200μg 24h不超过8~12喷	达峰15~30min 持续4~5h	数分钟内起效,迅速扩张支气管
福莫特罗	每次4.5~9μg 每日2次	起效1~3min 持续12h	改善症状,减少急性加重
茚达特罗	每次150或300μg 每日1次	达峰15min 持续24h	改善症状,减少急性加重

表1-1-4　常见抗胆碱药

抗胆碱药	剂量	药效学	作用
异丙托溴铵	每次40~80μg 每日3~4次	起效慢于β₂-受体激动剂 达峰30~90min 持续6~8h	长期吸入可改善患者的健康状况
噻托溴铵	每次18μg 每日1次	持续24h	改善症状,提高运动耐力,减少急性加重

茶碱类药物:可解除气道平滑肌痉挛,在治疗慢阻肺中应用广泛。缓释型或控释型茶碱每日口服1~2次可以使人体达到稳定的血浆浓度,对治疗慢阻肺有一定的效果。使用时需注意吸烟、饮酒、服用抗惊厥药和利福平等可引起肝脏酶受损并缩短茶碱的半衰期,老龄、持续发热、心力衰竭和肝功能损害较重者,以及同时应用西咪替丁、大环内酯类药物(红霉素等)、氟喹诺酮类药物(环丙沙星等)和口服避孕药等均可增加茶碱的血药浓度。

(2)激素。长期有规律地吸入激素适用于FEV₁占预计值百分比<50%(Ⅲ级和Ⅳ级)且有临床症状及反复加重的慢阻肺患者。吸入激素和β₂-受体激动剂联合应用较分别单用的效果好。目前已有氟替卡松/沙美特罗、布地奈德/福莫特罗两种联合制剂。FEV₁占预计值百分比<60%的患者有规律地吸入

激素和长效β₂-受体激动剂联合制剂，能改善其症状和肺功能，提高生命质量，减少急性加重频率。不推荐对慢阻肺患者采用长期口服激素及单一吸入激素治疗。

（3）磷酸二酯酶-4（PDE-4）抑制剂。PDE-4抑制剂具有减轻炎症的作用。该类药物中罗氟司特已在某些国家被批准使用，每日口服罗氟司特1次虽无直接舒张支气管的作用，但能够改善应用沙美特罗或噻托溴铵治疗的患者的FEV_1。

（4）其他药物。①祛痰药：常用药物有盐酸氨溴索、乙酰半胱氨酸等，有利于气道引流通畅，改善通气功能；②抗氧化剂：应用抗氧化剂（N-乙酰半胱氨酸、羧甲司坦等）可降低疾病反复加重的频率；③免疫调节剂：该类药物对降低慢阻肺急性加重的严重程度可能具有一定的作用，但尚未得到确证，不推荐作为常规药物使用；④疫苗：可预防慢阻肺的急性加重；⑤中医治疗：对慢阻肺患者也可应用辨证施治的中医治疗原则，某些中药具有祛痰、支气管舒张和免疫调节等作用，值得深入研究。

与口服药物相比，吸入剂的不良反应小，因此慢阻肺的药物多首选吸入治疗。吸入装置的选择取决于药物种类和患者的能力，而且，患者需要对所选择的吸入装置有充分的了解，使用起来才比较舒适。目前市场上常见的吸入装置包括压力定量吸入器（pMDIs）、多剂量干粉准纳器（DPIs）和雾化器。pMDIs有带储雾罐和不带储雾罐两种；DPIs包括都保、蝶式吸入器和蝶式准纳器。不同的吸入装置各有其优点和缺点。pMDIs要求有良好的协调技术，如果pMDIs带储雾罐，则携带不方便；呼吸触发吸入装置可能需要较高的吸气流速，肺功能受限的患者使用有一定的难度；湿化雾化器笨重，价格昂贵且效率低，只有当患者不能使用掌式药物吸入装置时，才选用。吸入药物治疗的疗效有赖于气雾装置的正确操作，因此，患者需选择适宜的装置和正确使用吸入装置。

6. 疗程

和高血压、糖尿病一样，慢阻肺是一种慢性病，因此需要长期用药。一些慢阻肺患者只在症状加重时才用药，症状好转，即自行停药。事实上，停止用药后,气道内药物的浓度下降,症状又会出现,病情反复反而加速肺功能的恶化,急性加重越来越快,症状越来越重,严重时可导致呼吸衰竭。

7. 随访

慢阻肺是一种进展性疾病,因此需要定期随访。内容:①疾病进展情况,项目包括肺功能检查、血气分析、胸部CT、血细胞比容测定、呼吸肌功能检测、心肺运动试验、肺心病与心力衰竭相关的指标。②药物和其他治疗措施的使用情况及其疗效与安全性,内容包括各种药物的剂量、治疗方案、吸入技巧的掌握情况以及目前治疗方案的有效性和药物的不良反应。③急性加重情况,包括发作频率、严重程度、可能的诱因。④合并症情况,如是否合并出现肺癌、肺结核、睡眠呼吸暂停综合征等。

8. 自我监测方法

慢阻肺患者可以通过一些问卷、量表(如表1-1-2和表1-1-5)进行自我评估,有助于医生确立治疗方案、评估药物疗效以及识别慢阻肺稳定期和急性加重期。

表1-1-5　慢阻肺评估测试(CAT)问卷

从不咳嗽	0 1 2 3 4 5	总是在咳嗽
一点痰也没有	0 1 2 3 4 5	有很多痰
没有任何胸闷的感觉	0 1 2 3 4 5	有很严重的胸闷感觉
爬坡或上1层楼时没有气喘的感觉	0 1 2 3 4 5	爬坡或上1层楼时,严重感觉气喘不过来
在家里能够做任何事情	0 1 2 3 4 5	在家里做任何事情都很受影响
尽管有肺部疾病,但对外出很有信心	0 1 2 3 4 5	由于有肺部疾病,对离开家一点信心也没有
睡眠质量非常好	0 1 2 3 4 5	由于有肺部疾病,睡眠质量相当差
精力旺盛	0 1 2 3 4 5	一点精力都没有

注:数字0~5表示严重程度,请标记最能反映你当前情况的选项,在方格中打"×",每个问题只能标记1个选项。

9. 慢阻肺急性加重的识别及自我处理流程

慢阻肺急性加重期是指患者呼吸道症状的急性恶化导致需要额外治疗。在发病过程中,短期内咳嗽、咳痰、气短和(或)喘息加重,痰量增多,呈脓性或黏液脓性,可伴有发热等炎症明显加重的表现。

警告标志包括气喘加重,咳嗽更加频繁,从事日常活动时体力不支,食欲不振,痰量有变化,痰的颜色改变,需要吸入急救药物的频率比平常高。

一旦出现慢阻肺的急性加重,患者需及时调整用药并至呼吸病专科就诊,慢阻肺急性加重的自我处理流程见图1-1-3。

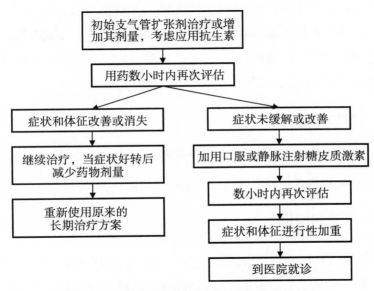

图1-1-3　慢阻肺急性加重的自我处理流程

（钦光跃）

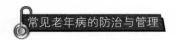

第二节　老年肺炎的防治与管理

一、定　义

老年肺炎,此处指老年社区获得性肺炎,即65岁及以上的人群发生的肺炎。社区获得性肺炎(community acquired pneumonia,CAP)是指在医院外罹患的感染性肺实质(含肺泡壁,即广义上的肺间质)炎症,包括具有明确潜伏期的病原体感染在患者入院后于潜伏期内发病的肺炎。

二、危险因素

研究显示,吸烟合并2种及以上慢性基础疾病(如慢阻肺和高血压等)以及低白蛋白血症是老年肺炎发病的独立危险因素。

三、常见病原体

《中国成人社区获得性肺炎诊断和治疗指南(2016年版)》提出对于老年患者(年龄≥65岁),常见感染的病原体为肺炎链球菌、流感嗜血杆菌、肺炎克雷伯菌等肠杆菌,肺炎衣原体,流感病毒,呼吸道合胞病毒,卡他莫拉菌,厌氧菌等。其中,肺炎链球菌是老年肺炎的主要病原体。

有多项研究显示鲍曼不动杆菌、铜绿假单胞菌、真菌等感染也占了一定的比例。并且,肺炎链球菌感染在逐渐减少,而肺炎支原体等不典型病原体感染在不断增加。同时,老年肺炎病原体的另一个特点是混合感染增多,以非典型病原体合并细菌感染为主,而肺炎支原体是最多见的混合感染病原体。

四、临床表现

老年肺炎于冬春季节多发，发病多与受凉、烟酒、进食呛咳等有关，由于有基础疾病的存在，其症状往往不明显。

1. 全身症状

老年肺炎患者的体温正常或不升高的情况达40%～50%，即使发热，也大多数表现为轻中度发热，表现为高热的患者很少。

2. 呼吸道症状

呼吸急促是老年肺炎的一个敏感指标，应予以重视。只有半数的患者有咳嗽和咳痰，常表现为咳嗽无力，痰多为白色黏痰或黄脓痰，少数患者表现为咳铁锈色痰及痰中少量带鲜红色血。

3. 非呼吸道症状

与青中年肺炎患者相比，老年患者更多地表现为循环、神经、消化等系统的症状，如恶心、食欲不振、腹胀、腹泻、胸闷、心律不齐、尿频、尿失禁、脱水、情绪异常等，很容易发生漏诊和误诊。

4. 肺部体征

肺部体征主要表现为干湿啰音及呼吸音降低。

5. 实验室检查

老年肺炎外周血常规指标值多不升高，白细胞数升高仅占半数或更低，半数患者表现为中性粒细胞数升高。因此，白细胞数不是判定肺炎轻重程度的依据。而有研究提示多数老年肺炎患者有C反应蛋白水平升高，并且随着肺炎好转，C反应蛋白水平逐渐下降，提示在临床工作中重视老年患者C反应蛋白的检查，帮助尽早进行抗感染治疗。

6. 影像学检查

X线胸片或(和)胸部CT检查多呈小片状或斑片状影，少数呈大片状、网状影。多为单侧病变，也有双侧病变。还有少部分表现为肺脓肿，同时少数患者可伴有胸腔积液、肺不张等。

五、诊断标准

社区获得性肺炎诊断标准［即《中国成人社区获得性肺炎诊断和治疗指南》(2016年版)］内容摘要如下所示。

（1）社区发病。

（2）肺炎相关性临床表现：①新近出现的咳嗽、咳痰或原有呼吸道疾病症状加重，伴或不伴脓痰、胸痛、呼吸困难及咯血；②发热；③肺实变体征和（或）闻及湿性啰音；④外周血白细胞数＞$10×10^9$/L 或＜$4×10^9$/L，伴或不伴细胞核左移。

（3）胸部影像学检查显示新近出现的斑片状浸润影、叶或段实变影、磨玻璃影或间质性改变，伴或不伴胸腔积液。

符合（1）（3）及（2）中的任何一项，并排除肺结核、肺部肿瘤、非感染性肺间质性疾病、肺水肿、肺不张、肺栓塞、肺嗜酸性粒细胞浸润症及肺血管炎等后，可建立临床诊断。

六、治疗要点

（一）抗生素

1. 药物选择

对于既往体健、无基础疾病的轻中度感染的老年患者，推荐青霉素静脉滴注，半合成广谱青霉素氨苄西林或哌拉西林静脉滴注；新型大环内酯类抗生素阿奇霉素静脉滴注；半合成青霉素与β-内酰胺酶抑制剂复合制剂静脉滴注，如氨苄西林/舒巴坦、阿莫西林/棒酸、哌拉西林/他唑巴坦等。

对于伴有基础疾病的轻中度感染的老年患者，可考虑选择：半合成青霉素与β-内酰胺酶抑制剂复合制剂、第2代头孢菌素如头孢呋辛静脉滴注；头孢克洛；喹诺酮类抗生素（氧氟沙星、环丙沙星、左氧氟沙星）等。

对于高龄老年患者、重症肺炎及同时伴有多种基础疾病的患者，应及时选择对革兰阳性球菌、革兰阴性杆菌均有较强作用的广谱高效抗生素：第3代或第4代头孢菌素，如头孢他啶、头孢曲松、头孢噻肟、头孢吡肟；新型碳青霉烯类抗生素,如亚胺培南、美罗培南;β-内酰胺类抗生素与喹诺酮类抗生素或氨基糖苷类抗生素联合用药等。

合并基础疾病患者及老年患者需评估产超广谱β-内酰胺酶(extended-spectrum β-lactamase,ESBL)肠杆菌科菌的危险因素,有产ESBL耐药菌感染高风险的患者可按经验选择头霉素类、哌拉西林/他唑巴坦、头孢哌酮/舒巴坦、厄他培南或其他碳青霉烯类。相关危险因素包括有产ESBL肠杆菌定植或感染史、前期曾使用3代头孢菌素、有反复或长期住院史、有留置医疗器械以及肾脏替代治疗等。

门诊患者一般不进行病原学检查,临床医生同时要根据当地的流行病学来制定合理的抗菌治疗方案。

老年人的脏器功能减退,在治疗时需关注各脏器的功能,避免发生副作用。肾脏排泄功能降低导致药物半衰期延长,治疗时应根据年龄和肌酐清除率等情况适当调整药物剂量。

2. 用药时间

一般可于退热2~3d、主要呼吸道症状明显改善、外周血炎症指标逐渐下降后停用抗感染治疗的药物,但疗程应视病情严重程度、缓解速度、并发症以及不同病原体而异,不必以肺部阴影吸收程度作为停用抗菌药物的指征。合并基础疾病患者可根据病情适当延长抗菌药物的用药时间,但需警惕长期应用抗生素导致的二重感染。

3. 抗菌药物的序贯疗法和降阶梯治疗

对重症老年肺炎患者,治疗初期予以静脉给药,待血流动力学稳定、临床症状及体征明显改善后可改为口服治疗。静脉用药时间一般为3~5d,依据抗菌谱、疗效、安全性及费用等方面将静脉给药改成同类,或抗菌谱相近,或对致病原敏感的制剂口服给药。研究显示,肺炎患者采用序贯疗法和降阶梯治疗是安全、有效的。

(二) 营养支持治疗

老年肺炎虽然以抗生素治疗为主,但仍需配合其他对症、支持等综合治疗以提高治愈率。

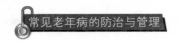

1. 营养支持

饮食应以高蛋白、高维生素为主,根据病情必要时输注氨基酸、白蛋白及血浆等,可能有利于营养不良的老年肺炎患者的康复。

2. 痰液引流

治疗上应避免过多使用利尿药、镇咳药等,保持呼吸道通畅。可采用经口入气管吸痰法、化痰药物雾化吸入法、盐酸氨溴索注射液静脉给药等治疗方法以促进痰液引流。

3. 积极治疗基础疾病,及时处理并发症

纠正酸碱失调和水、电解质紊乱。老年患者的心肺储备能力下降,易导致呼吸衰竭、心力衰竭,治疗的同时需兼顾其心肺功能。

七、基层医院(包括社区医院)管理和自我管理

(一) 老年肺炎的基层医院(包括社区医院)管理

1. 正确判断严重程度,及时转诊

(1) CURB-65评分。CURB-65评分(C:意识障碍;U:尿素;R:呼吸频率;B:血压;65:年龄)具有简洁、敏感度高、易于临床操作等优点,适合门诊医生对患者病情的严重程度做出快速判断。

可使用CURB-65评分作为判断CAP患者是否需要住院治疗的标准。评分0~1分:原则上门诊治疗即可;2分:建议住院或在严格随访下的院外治疗;3~5分:应住院治疗。

但任何评分系统都应结合患者的年龄、基础疾病、社会经济状况、胃肠功能及治疗依从性等进行综合判断。

(2) CURB-age评分。CURB-65评分用于成人CAP患者病情严重程度评估有其优势,但由于老年患者有其特殊性,有研究提出CURB-65评分会低估老年患者CAP病情的严重程度,故提出CURB-age评分用于评估老年CAP患者病情的严重程度。

CURB-age评分标准:①意识障碍,为1分;②血尿素浓度>7mmol/L,为1分,血尿素浓度>11mmol/L,为2分;③呼吸频率>30次/分,为1分;④收缩压

＜90mmHg或舒张压＜60mmHg,为1分;⑤年龄≥65岁,为1分,年龄≥85岁,为2分。

研究显示,CURB-age评分对老年CAP患者早期病死率及病情严重程度有较好的临床评估价值,可在临床上使用。

2. 治疗后随访

需对患者密切随访直至肺部影像学提示病灶已经完全被吸收。

3. 预防接种

（1）肺炎球菌疫苗。预防接种肺炎球菌疫苗可减少特定人群罹患肺炎的风险。目前应用的肺炎球菌疫苗包括肺炎球菌多糖疫苗（pneumococcal polysaccharide vaccine, PPV）和肺炎球菌结合疫苗（pneumococcal conjugate vaccine, PCV）。

中国已上市23价肺炎球菌多糖疫苗(PPV23),可有效预防侵袭性肺炎链球菌的感染。PPV23建议接种人群:①年龄≥65岁者;②年龄＜65岁,但伴有慢性肺部疾病、慢性心血管疾病、糖尿病、慢性肾功能衰竭、肾病综合征、慢性肝病(包括肝硬化)、酒精中毒、耳蜗移植、脑脊液漏、免疫功能低下、无脾(器质性或功能性)者;③长期居住于养老院或其他医疗机构者;④吸烟者。建议肌肉或皮下注射1剂,通常不建议在免疫功能正常者中开展复种,但可在年龄＜65岁并伴有慢性肾功能衰竭、肾病综合征、无脾(器质性或功能性)及免疫功能受损者中开展复种,2剂PPV23之间至少间隔5年,首次接种年龄≥65岁者无须复种。

13价肺炎球菌结合疫苗(PCV13)可覆盖中国70%～80%的肺炎链球菌血清型,有良好的免疫原性,但目前中国还未上市。

（2）流感疫苗。流感疫苗可预防流感发生或减轻流感的相关症状,对流感病毒性肺炎和流感继发细菌性肺炎有一定的预防作用,建议每年在流感季接种1剂,联合应用肺炎球菌疫苗和流感疫苗可降低老年患者的病死率。

4. 健康教育

健康教育包括加强心理教育,鼓励患者并树立患者战胜疾病的信心;调整饮食结构;适宜锻炼;注意居室卫生;干预治疗等。这些措施有助于提高治愈率,改善生活和生命质量。

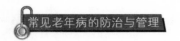

（二）老年肺炎的自我管理

1. 注意日常起居

戒烟，避免酗酒，保证充足营养，保持口腔健康，有助于预防肺炎的发生。保持良好的手卫生习惯，有咳嗽、喷嚏等呼吸道症状时戴口罩或用纸巾、肘部衣物遮挡口鼻，有助于减少呼吸道感染病原体播散。

2. 预防吸入性肺炎

吸入性肺炎是指食物、口咽分泌物、胃内容物等被吸入到喉部和下呼吸道所引起的肺部感染性病变，不包括吸入无菌胃液所致的肺化学性炎症。吸入性肺炎多由隐性误吸引起。

诊断吸入性肺炎时应注意以下几点：①有无吸入的危险因素（如脑血管病等各种原因所致的意识障碍、吞咽困难、牙周疾病或口腔卫生状况差等）；②胸部影像学显示病灶是否以上叶后段、下叶背段或后基底段为主，呈坠积样特点。

吸入性肺炎多为厌氧菌、革兰阴性菌及金黄色葡萄球菌感染，治疗应覆盖以上病原体，并根据患者病情的严重程度选择阿莫西林/克拉维酸钾、氨苄西林/舒巴坦、莫西沙星、碳青霉烯类等具有抗厌氧菌活性的药物，或联合应用甲硝唑、克林霉素。

研究提示，老年患者吸入性肺炎与患者年龄、意识障碍、体位不当、胃食管反流、吞咽困难、基础疾病、反复吸痰、鼻饲饮食和义齿等因素有关，需要采取针对性的措施以加强患者的气道管理，这对提高患者的治疗效果、预防吸入性肺炎有重要作用。

对于有误吸危险因素的老年患者需要加强护理，减少吸入性肺炎的发生：①长期卧床者若无禁忌证，应把床头抬高35°～40°，并采用适当的进食体位；②保持口腔卫生，减少口咽部的细菌定植；③少食多餐，餐后半小时内避免平卧，对严重吞咽困难和已发生误吸的老年患者，应权衡利弊，留置胃管给予鼻饲饮食；④停用或少用抗精神病药物、抗组胺药物和抗胆碱能药物。

（杨珺超）

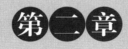

老年心脑血管疾病的防治与管理

第一节　老年高血压的防治与管理

一、定义与流行状况

（一）定　义

依据《中国高血压防治指南》(2010年修订版)标准,在未使用降压药物的情况下,非同日3次测量血压,收缩压(SBP)≥140mmHg和(或)舒张压(DBP)≥90mmHg,为高血压;SBP≥140mmHg和DBP＜90mmHg,为单纯性收缩期高血压。年龄≥60岁,且符合上述标准,为老年高血压或老年单纯性收缩期高血压。老年高血压人群中,一部分患者是在青、中年时期就患有高血压;一部分患者则是在进入老年期以后患病。

（二）老年高血压的流行状况

高血压是老年人最常见的慢性心血管病,也是老年心脑血管疾病最主要的危险因素之一。心肌梗死、脑卒中、心力衰竭及慢性肾功能不全是其主要的并发症。

高血压患病率随年龄增长而增高。美国第三次国家健康与营养调查(NHANES-Ⅲ)年龄组高血压患者病率情况为9.0%(30～39岁组)、66.0%(70～79岁组)、72.0%(≥80岁组)。中国1991年调查结果显示,年龄组高血压患病率为8.2%(35～44岁组)、41.9%(65～74岁组)、51.2%(≥75岁组)。根据中国2002年调查数据,18岁以上成人的高血压患病率为18.8%,而60岁及以上老年人的高血压患病率为49.0%。

二、病　因

老年高血压与其他高血压一样,病因至今未明,但目前认为与下列因素有关。

（一）遗传因素

本病可能是多基因遗传病,30%～50%的高血压患者有遗传背景。

（二）精神和环境因素

长期的精神紧张、激动、焦虑,噪声或其他不良环境刺激等因素均有可能使交感神经活性增强,小动脉收缩,从而使血压升高。

（三）肾素-血管紧张素-醛固酮系统平衡失调

其中,血管紧张素Ⅱ活性增加,使小动脉血管收缩;醛固酮分泌增加,使体内水、钠潴留。两者均可使血压上升。

（四）肥胖和胰岛素抵抗

肥胖者常伴胰岛素抵抗和交感神经活性增高。胰岛素抵抗可使细胞内钠、钙浓度增高,交感神经活性增强,体内水、钠潴留及减少血管内皮NO(一氧化氮,舒血管物质)产生等,促进高血压的发生。

（五）钠过多

体内钠的平衡是与钠的摄入和内分泌、肾功能对钠的调节有关。体内钠过多时,血容量增加,血压升高。

三、危险因素

（一）遗传因素

家族中父母有高血压史,其子女患高血压的概率增加。

（二）年　龄

不论性别,随着年龄增长,高血压的患病率增高。老年人由于动脉硬化,单纯性收缩期高血压的患病率增高。

（三）高钠低钾饮食

饮食中长期保持高钠低钾的摄入方式,特别是对盐敏感的个体,容易诱发高血压。

（四）精神因素

长期的心理压力,如紧张、焦虑、抑郁,或工作压力、重大精神创伤等会增加交感神经活性,促使血压升高。

(五) 超重和肥胖

体重指数,即 $BMI(kg/m^2)=$ 体重(kg)/[身高(m)]²,与高血压患病率密切相关,$BMI \geqslant 24kg/m^2$ 者的高血压发生风险是体重指数正常者的3～4倍。腰围增大者(男性≥90cm,女性≥85cm)的高血压发生风险是腰围正常者的4倍。

(六) 吸烟与酗酒

吸烟时烟碱可使心脏的应激性增强,心率增快,外周血管收缩、痉挛,血压升高。有调查研究显示,吸烟者的高血压和急性心肌梗死发生率较不吸烟者高8～10倍。酗酒者的高血压患病率较不饮酒者高2倍以上,长期饮酒者血液儿茶酚胺(收缩血管物质)水平增高,外周血管阻力增加,血压升高。

(七) 缺乏运动

多项研究表明,缺乏体力活动是高血压的独立危险因素。长期有规律的运动锻炼,可以降低血液儿茶酚胺的水平,降低交感神经的活性,改善血管顺应性,预防高血压或降低高血压的发生概率。

四、临床表现

(一) 成人高血压的临床表现

1. 症状

多数高血压起病缓慢,一般缺乏特殊临床症状。常见的症状有头晕、头痛、疲劳、心悸等。多数症状可自行缓解,在紧张或劳累后加重;也可以出现视物模糊、鼻衄等较重的症状。

2. 恶性或急进型高血压

高血压患者中有少数病情急剧发展,舒张压≥130mmHg,并有头痛,视力低下,眼底出血、渗出及视乳头水肿,肾功能损害突出,持续性蛋白尿、血尿及管型尿,病情进展迅速,如不及时进行有效降压治疗,则预后极差。

3. 并发症

有高血压危象,高血压脑病,脑血管病(脑出血、脑血栓形成、腔隙性脑梗死、短暂性脑缺血发作),心力衰竭,肾功能衰竭等。

（二）老年高血压的临床表现

1. 单纯性收缩期高血压多

老年人的单纯性收缩期高血压约占高血压的60%；国外有资料显示：单纯性收缩期高血压60岁以上者达65%，70岁以上者占90%。与舒张压相比，收缩压升高与心、脑、肾等重要器官损害的关系更为密切。

2. 脉压差（收缩压与舒张压之差）增大

老年人的脉压差可达50～100mmHg，老年人的脉压差水平与总死亡率和心血管事件的发生率密切相关，也与脑卒中的发生率密切相关。

3. 血压波动大

血压易随情绪、季节变化出现明显波动，增加降压治疗难度和影响降压治疗的依从性。

4. "晨峰"高血压增多及昼夜血压节律异常

老年高血压患者的夜间血压下降幅度＜10%或＞20%（超勺型），甚至血压曲线为反勺型，使心、脑、肾等重要器官损害的危险性显著增加。

5. 容易发生体位性低血压和餐后低血压

体位性低血压指卧位改变为直立体位3min内，收缩压下降≥20mmHg或舒张压下降≥10mmHg，同时伴有头晕、眼花等不适。部分高龄老年人可发生餐后低血压。两者均易使老年人发生跌倒而引起骨折、颅内血肿等严重外伤。

6. 并发症及合并症多

常伴发动脉粥样硬化性疾病，如冠心病、脑血管病、外周血管病、缺血性肾病及血脂异常、糖尿病、老年痴呆等，增加心血管病的死亡率。

五、诊　断

（一）老年高血压的诊断标准

老年高血压的诊断标准与成人高血压的诊断标准一致，国内主要参考《中国高血压防治指南》（2010年修订版）。

1. 按血压水平分类

该分类适用于18岁以上的男性和女性。一般需要非同日测量2～3次来判断血压升高及其分级,尤其是对于轻中度血压升高。表2-1-1为血压水平分类。

表2-1-1　血压水平分类

分类	收缩压(mmHg)	舒张压(mmHg)	收缩压和舒张压的关系
正常血压	<120	<80	和
正常高值	120～139	80～89	和(或)
高血压	≥140	≥90	和(或)
1级高血压(轻度)	<140～159	<90～99	和(或)
2级高血压(中度)	160～179	100～109	和(或)
3级高血压(重度)	≥180	≥110	和(或)
单纯收缩期高血压	≥140	<90	和

2. 按心血管危险分层

高血压的血压水平是影响心血管事件发生和预后的独立危险因素,但并非是唯一的决定因素。大部分高血压患者还有高血压以外的心血管危险因素,因此,高血压的诊断和治疗不能只根据血压水平进行,必须进行心血管风险的评估和危险分层。进行高血压心血管危险分层,有利于确定降压的治疗时机,优化降压治疗方案,确立合适的血压控制目标和实施对危险因素的综合管理。

(1) 心血管危险分层。根据血压、心血管危险因素、靶器官损害、临床并发症和糖尿病,分为低危、中危、高危和很高危四个层次。表2-1-2为心血管危险分层。

表2-1-2　心血管危险分层

其他危险因素和病史	血压		
	1级高血压	2级高血压	3级高血压
无	低危	中危	高危
1～2个其他危险因素	中危	中危	很高危
≥3个其他危险因素,或靶器官损害	高危	高危	很高危
临床并发症或糖尿病	很高危	很高危	很高危

（2）心血管危险因素。心血管危险因素包括以下内容。

◆ 高血压（1～3级）。

◆ 年龄：男性＞55岁；女性＞65岁。

◆ 吸烟。

◆ 糖耐量受损（2h血糖为7.8～11.0mmol/L）和（或）空腹血糖异常（6.1～6.9mmol/L）。

◆ 血脂异常：血清总胆固醇≥5.7mmol/L或低密度脂蛋白胆固醇＞3.3mmol/L，或高密度脂蛋白胆固醇＜1.0mmol/L。

◆ 早发心血管病家族史（一级亲属发病年龄＜50岁）。

◆ 腹型肥胖（腰围：男性≥90cm；女性≥85cm）或肥胖（BMI≥28kg/m²）。

◆ 高同型半胱氨酸血症（＞10μmol/L）。

（3）靶器官损害。靶器官损害是指由高血压引起相关器官病变或功能的改变，包括以下内容。

◆ 心电图左心室肥厚，或超声心动图左心室质量指数（男性≥125g/m²，女性≥120g/m²）。

◆ 颈动脉超声中层厚度≥0.9mm或有动脉粥样斑块。

◆ 颈–股动脉脉搏速度≥12m/s（选择使用）。

◆ 踝/臂血压指数＜0.9（选择使用）。

◆ 估算的肾小球滤过率降低［＜60ml/(min·1.73m²)］或血清肌酐含量轻度升高（男性为115～133μmol/L；女性为107～124μmol/L）。

◆ 微量白蛋白尿：排出量为（30～300）mg/24h或白蛋白/肌酐的比值≥30mg/gCr。

（4）伴临床疾病。与影响高血压心血管风险相关的疾病，包括以下内容。

◆ 脑血管病：脑出血；缺血性脑卒中；短暂性脑缺血发作。

◆ 心脏疾病：心肌梗死；心绞痛；冠状动脉血运重建；慢性心力衰竭。

◆ 肾脏疾病：糖尿病肾病；肾功能受损；血肌酐浓度，男性＞133μmol/L，女性＞124μmol/L；蛋白尿排出量＞300mg/24h。

◆ 外周血管疾病。

◆ 视网膜病变:出血或渗出,视乳头水肿。

◆ 糖尿病:空腹血糖浓度≥7.0mmol/L;餐后血糖浓度≥11.0mmol/L;糖化血红蛋白(HbA1c)水平≥6.5%。

(二) 老年高血压的诊断

(1) 病史(高血压症状)及家族史(高血压家族史)。

(2) 正确的血压测量(诊室)。

老年高血压的诊断应建立在2次以上就诊、测定3次以上血压的基础上,以排除血压的生理性变异或其他因素的影响。

初次评估时,应测量双侧上肢的血压,以血压较高的一侧作为诊断和随访的重点。

应同时测定患者站立后3min的血压,以了解是否合并体位性低血压。

血压的测量方法如下。

◆ 测血压前应休息5min以上,双脚着地,静坐在有椅背的椅子上,上臂位于心脏水平。

◆ 室内温度不宜过低或过高,理想室温为21℃左右。

◆ 血压测量前,被测者精神放松,排空膀胱,不饮酒、茶、咖啡等饮料,不吸烟。

◆ 选择定期校准的水银柱血压计,或者经过验证的电子血压计,使用成人标准规格的袖带(袖带气囊长22～26cm、宽12cm)。

◆ 测量坐位时的上臂血压时,上臂应置于心脏水平。

◆ 以柯氏音第1音和第5音(消失音)确定收缩压和舒张压的水平。连续测量2次,每次至少间隔1～2min,若2次测量结果差别比较大(5mmHg以上),应再次测量。

◆ 首诊时要分别测量左、右上臂血压,以后通常测量较高读数一侧的上臂血压。

◆ 在测量血压的同时,应测定脉率。

(3) 排除继发性高血压、白大褂性高血压及假性高血压,鉴别隐匿性高血压和盐敏感性高血压。

①继发性高血压。继发性高血压是指因某些疾病,如实质性肾脏疾病、肾血管病(肾动脉狭窄)、原发性醛固酮增多症、嗜铬细胞瘤和睡眠呼吸暂停综合征等引起的血压增高。继发性高血压在降压治疗的同时,必须治疗原发性疾病,否则很难取得较好的疗效。

②白大褂性高血压。应该注意辨别白大褂效应及白大褂性高血压(即诊室高血压),其发生率为15%～25%。这在老年人及高龄老年人中更常见。诊疗中,诊室血压常明显高于家庭自测血压,必要时可进行24h动态血压监测,以作鉴别。

③假性高血压。假性高血压是指用袖带法测得的血压值高于动脉内测压值的现象。也可采用Osier方法鉴别假性高血压,先触及老年人肱动脉或桡动脉,再用袖式血压计测肱动脉血压,然后将气袖加压至超过收缩压10～20mmHg。此时若能触及肱动脉或桡动脉搏动者,则呈Osier征阳性,提示老年人有显著的动脉硬化。

④隐匿性高血压。现有研究已发现老年高血压患者中,部分存在血压昼夜节律异常,诊室血压不高而24h动态血压监测异常。目前认为:当此类患者诊室测量诊断为高血压时,轻中度靶器官损害已存在,故认为确实患有高血压,将其称之为隐匿性高血压。

⑤盐敏感性高血压。盐敏感性只是个体对钠离子增加或减少时的一种血压反应,在这种现象背后所反映的是机体对钠代谢的状况。目前常采用急性静脉盐水负荷试验测定盐敏感性。凡平均动脉压于生理盐水输注前至注后2h末较基础状态升高,与口服呋塞米后2h末较服前下降之和不低于10mmHg者,即为盐敏感者。

(4)评估靶器官损害。进行必要的血液生化(钾、钠、血糖、血脂、同型半胱氨酸、肌酐、尿酸等),尿液分析(尿常规、尿白蛋白定量等),心电图,超声心动图,24h动态血压,颈动脉及下肢动脉血管超声,头颅CT或MRI等检测,以正确评估靶器官的损害。

六、防治要点

（一）治疗策略：按低危、中危、高危及很高危分层决策治疗

参照《中国高血压防治指南》（2010年修订版）治疗策略，应全面评估患者的总体风险，并在危险分层的基础上做出治疗决策。

（1）很高危：立即开始对高血压及并存的危险因素和临床情况进行综合治疗。

（2）高危：立即开始对高血压及并存的危险因素和临床情况进行药物治疗。

（3）中危：先对血压及其他危险因素进行为期数周的观察，评估靶器官的损害情况，然后，决定是否以及何时开始药物治疗。

（4）低危：要进行较长时间的观察，反复测量血压，尽可能进行24h动态血压监测，评估靶器官的损害情况，再决定是否以及何时开始药物治疗。

（二）非药物治疗（生活方式干预）

非药物治疗主要指生活方式干预，即去除不利于身体和心理健康的行为和习惯。它不仅可以预防或延迟高血压的发生，还可以降低血压，提高降压药物的疗效，从而降低心血管的风险。具体内容简述如下。

1. 减少钠盐摄入

过多摄入钠盐能显著增加高血压的发病风险，而钾盐则可对抗钠盐升高血压的作用。中国各地居民的钠盐摄入量均显著超过目前世界卫生组织所推荐的每日应少于6g的量，大部分地区达到每人每日12～15g，而钾盐的摄入量则严重不足。因此，所有的高血压患者均应尽可能减少钠盐的摄入量，而增加食物中钾盐的摄入量。有观点认为将每日钠盐摄入量控制在6g以下，估计可降低收缩压2～8mmHg。

2. 控制体重

超重和肥胖是导致血压升高的重要危险因素之一，而以腹围增大为特征的中心性肥胖还会进一步增加高血压等心血管与代谢性疾病的风险，重视降低超重的体重，有利于降低较高的血压水平。有观点认为体重每减少10kg，估

33

计可降低收缩压5～20mmHg。

3. 减轻精神压力，保持心理平衡

长期的心理压力会引起心理应激反应，过量的负性心理反应会显著增加心血管病的患病风险。建议此类患者寻求专业的心理医生进行心理辅导或心理治疗，以预防和缓解心理压力以及纠正病态心理。

4. 不吸烟

吸烟是心血管疾病的主要危险因素之一。长期吸烟可致血管内皮损害，显著增加高血压患者伴发动脉粥样硬化性疾病的风险。被动吸烟也会显著增加心血管疾病的患病风险。在任何年龄戒烟均能获益。

5. 限制饮酒

长期大量饮酒可致血压升高，限制饮酒量则可显著降低高血压的发病风险。不提倡高血压患者饮酒，如饮酒，应少量。白酒、葡萄酒（或米酒）与啤酒的量应分别少于50ml、100ml和300ml。

6. 体育运动

体育运动可增加能量消耗，而长期、规律的体育锻炼则有重要的治疗作用，包括降低血压、改善糖代谢等。有研究显示每周多天进行每次至少30min的有氧运动，可降低收缩压4～10mmHg。

（三）药物治疗

高血压降压药物治疗参照《中国高血压防治指南》（2010年修订版）降压药物应用基本原则和联合治疗方案，一定要在医生的指导下进行。

1. 降压治疗的四项原则

（1）小剂量。降压药物初始治疗时通常应用较小的有效剂量，根据需要，逐步增加剂量。降压药物需要长期应用或终身应用。

（2）尽量应用长效药物。尽可能使用每天1次能持续24h降压作用的长效药物，能有效控制晚间血压和晨峰血压，更能有效地预防心脑血管并发症的发生。

（3）联合用药。在低剂量单药治疗疗效不满意时，可以采用小剂量的两种或多种降压药物联合治疗，以增加降压效果但又不增加药物的不良反应。

也可应用小剂量复方固定制剂。

（4）个体化。根据个体的血压、病情、个人意愿和对药物的耐受性，选择合适的降压药物。

2. 降压药物

（1）钙拮抗剂（calcium antagonist，CCB）：二氢吡啶类CCB有氨氯地平，左旋氨氯地平，硝苯地平（缓释片、控释片），非洛地平缓释片，拉西地平，尼卡地平等。

（2）利尿剂：氢氯噻嗪、吲哒帕胺、呋塞米、氨苯蝶啶、螺内酯等。

（3）β-受体阻滞剂：比索洛尔，美托洛尔（平片、缓释片），阿替洛尔，普萘洛尔，卡维地洛，阿罗洛尔等。

（4）血管紧张素转化酶抑制剂（angiotensin converting enzyme inhibitor，ACEI）：卡托普利、依那普利、贝那普利、赖诺普利、雷米普利、福辛普利、西拉普利、培哚普利等。

（5）血管紧张素Ⅱ受体阻滞剂（angiotensin receptor blocker，ARB）：氯沙坦、缬沙坦、厄贝沙坦、替米沙坦、坎地沙坦、奥美沙坦等。

（6）α-受体阻滞剂：多沙唑嗪、哌唑嗪、特拉唑嗪等。

（7）复方制剂：复方利血平、珍菊降压片、复方利血平氨苯蝶啶片、氯沙坦钾/氢氯噻嗪、缬沙坦/氢氯噻嗪、厄贝沙坦/氢氯噻嗪、氨氯地平/缬沙坦、培哚普利/吲达帕胺等。

3. 降压药的联合应用

（1）优先推荐：二氢吡啶类CCB＋ARB；二氢吡啶类CCB＋ACEI；ARB＋噻嗪类利尿剂；ACEI＋噻嗪类利尿剂；二氢吡啶类CCB＋噻嗪类利尿剂；二氢吡啶类CCB＋β-受体阻滞剂。

（2）一般推荐：利尿剂＋β-受体阻滞剂；α-受体阻滞剂＋β-受体阻滞剂；二氢吡啶类CCB＋保钾利尿剂；噻嗪类利尿剂＋保钾利尿剂。

（3）不常规推荐：ACEI＋β-受体阻滞剂；ARB＋β-受体阻滞剂；ACEI＋ARB；中枢作用药＋β-受体阻滞剂。

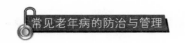

4. 老年高血压的启动治疗时间

2014年美国成人高血压治疗指南认为,由于缺乏证据证明血压低于140/90mmHg比低于150/90mmHg更能保护患者免于伤害,因此不推荐对60岁以上的人群使用更低的阈值,建议将收缩压≥150mmHg、舒张压≥90mmHg作为老年高血压患者起始药物治疗的血压值。

5. 老年高血压病的降压目标值

(1) 对于一般的高血压患者,应将血压(收缩压/舒张压)降至140/90mmHg以下;对于65岁及以上老年人的收缩压应控制在150mmHg以下,如能耐受,还可进一步降低。

(2) 对于伴有肾脏疾病、糖尿病或病情稳定的冠心病高血压患者治疗更宜个体化,一般可以将血压降至130/80mmHg以下,脑卒中后的高血压患者的一般血压目标低于140/90mmHg。

(3) 对于舒张压低于60mmHg的冠心病患者,应在密切监测血压的情况下逐渐实现降压达标。

6. 老年高血压的达标时间

一项荟萃分析纳入18项研究,共4186例高血压患者。研究结果表明:在降压治疗开始的第1周,即可达疗效的50%;大部分的降压幅度来自治疗后的前4周。老年高血压情况类似,因此,当治疗4周后血压还不能达标,应考虑改进治疗方案。

七、老年高血压的基层(社区)医院管理

(一) 计 划

制定关于老年高血压社区人群的防治及管理的中长期规划。

(二) 社区老年高血压的健康教育

健康教育的重点是老年高血压的定义;老年高血压的危害性;老年高血压的危险因素;老年高血压的非药物防治和药物防治;老年高血压的自我管理。

(三) 社区老年高血压人群的检出

①建立健康档案;②社区体检;③社区医院门诊;④社区高血压流行病学

调查；⑤家庭自测血压等；⑥高血压易患人群主要包括正常高值血压人群、超重和肥胖人群、酗酒人群、高盐饮食人群。

（四）　建立健康档案及评估风险

建立社区老年高血压人群的健康档案，对老年高血压个体进行风险评估。

（五）　有条件的社区卫生服务机构可开设高血压专科门诊

对老年高血压患者进行随访。

（六）　社区老年高血压的规范管理

根据《中国高血压防治指南》（2010年修订版），高血压的社区规范化管理建议将高血压患者分为一级、二级、三级管理（见表2-1-3）。

（七）　社区老年高血压的防治及管理效果评估

1. 社区老年高血压患病总人数估算

患病总人数＝社区常住总成人口数×老年高血压患病率［社区老年高血压人群普查、社区抽样调查或选用中国（我省）近期老年高血压患病率］。

2. 社区老年高血压管理率

$$社区老年高血压管理率＝\frac{社区卫生服务机构已管理的老年高血压人数}{社区老年高血压总人数}$$

×100%。

3. 社区老年高血压知晓率

$$社区老年高血压知晓率＝\frac{社区老年人知道自己患有高血压的人数}{社区老年高血压总人数}×100\%。$$

4. 社区老年高血压治疗率

$$社区老年高血压治疗率＝\frac{社区已服降压药的老年高血压人数}{社区老年高血压总人数}×100\%。$$

5. 社区老年高血压控制率

$$社区老年高血压控制率＝\frac{社区血压达标的老年人高血压人数}{社区老年高血压总人数}×100\%。$$

6. 社区管理老年高血压人群控制率

社区管理老年高血压人群控制率＝

$$\frac{社区接受管理的血压达标的老年高血压人数}{社区接受管理的老年高血压人数}×100\%。$$

以上多项统计指标可在社区老年高血压管理前后比较,也可逐年统计比较。

表2-1-3 社区高血压分级管理内容

项目	一级管理	二级管理	三级管理
管理对象	低危患者	中危患者	高危、很高危患者
建立健康档案	立即	立即	立即
非药物治疗	立即开始	立即开始	立即开始
药物治疗(初诊者)	可随访观察3个月,血压仍不低于140/90mmHg,即开始药物治疗	随访观察1个月,血压仍不低于140/90mmHg,即开始药物治疗	立即开始药物治疗
血压未达标或不稳定,随访测血压	3周1次	2周1次	1周1次
血压达标且稳定后,常规随访测血压	3个月1次	2个月1次	1个月1次
测BMI、腰围	2年1次	1年1次	6个月1次
检测血脂*	4年1次	2年1次	1年1次
检测血糖*	4年1次	2年1次	1年1次
检测尿常规▲	4年1次	2年1次	1年1次
检测肾功能▲	4年1次	2年1次	1年1次
心电图检查	4年1次	2年1次	1年1次
眼底检查	选做	选做	选做
超声心动图检查	选做	选做	选做
转诊	必要时	必要时	必要时

注:表格摘自《中国高血压防治指南》(2010年修订版)。★表示如伴有血脂、血糖异常且同时在进行调脂、降糖治疗时,应缩短随访检测的间隔时间。▲表示如伴有尿检或肾功能异常且同时在进行干预时,应缩短随访检测的间隔时间。

(八) 老年高血压危急状况的识别

当老年高血压患者的收缩压>180mmHg或舒张压>140mmHg,同时伴有头痛、头晕、恶心、呕吐、视力障碍、意识模糊、抽搐或昏迷等,应考虑是否有高血压危象、高血压脑病或脑卒中可能,需尽快转上级医院诊治。

八、老年高血压患者的自我管理

（一）家庭血压测量

开始测量前至少安静休息5min以上。

选择经过验证的电子血压计，测量坐位时的上臂血压，上臂应置于与心脏同一水平的位置。按电子血压计说明书要求绑好袖带，测定收缩压、舒张压水平和脉率。一般建议每天早晨和晚上测量血压，每次2～3遍，取平均值，并记录。血压控制平稳者，可每周只测一天的血压。

（二）高血压的非药物治疗

老年高血压的非药物治疗的重点应该是饮食中低钠（高钾）摄入，平衡心理，适当运动。有不良嗜好的高血压老年人，尽可能做到戒烟、限酒。体重超重的老年人可适当控制饮食，根据自身体质条件适当增加运动量。

（三）老年高血压患者的降压治疗

（1）降压药选择。对于老年高血压的降压药物的选择要结合血压水平、靶器官损害程度和个体对降压药的耐受性，在心血管专科医生的指导下进行，选择平稳、有效、安全、不良反应少、服用方便的降压药物，并且要经过一段时间的使用、调整，才能最后确定适合于老年个体使用的降压药物。

（2）联合用药。当一种降压药物的常规剂量不能理想控制血压时，有可能会选择两种或两种以上的降压药物进行联合使用。此时，更应该在心血管专科医生的指导下进行选择，并经过一定时间的使用和调整，最后确定长期的治疗方案。

（3）老年高血压的目标值。老年高血压患者的血压应降至150/90mmHg以下，如能耐受，则可降至140/90mmHg以下；80岁以上的高龄老年人的降压目标为血压降至150/90mmHg以下。目前尚不清楚老年高血压降至140/90mmHg以下是否有更大获益。

（4）定期门诊。

（5）疗程。高血压是一种终身性疾病，原则上需要终身服药。

（6）治疗方案的调整。对于老年高血压治疗，如出现下列情况，应在心血管专科医生的指导下,及时调整治疗方案,并严密观察在调整降压药后的血压改变情况。

①部分老年人在降压药物治疗一段时间(有的可能是数年)后,按照原有的治疗方案,血压出现偏低或过高。

②部分老年高血压患者的血压易受环境因素影响,例如在夏季的暑热天,在使用原有降压药物的基础上,出现血压偏低;在寒冬,在使用原有降压药物的基础上,出现血压过高。

③因为较长时期受心理因素或某些疾病因素的影响,在使用原有降压药物的基础上,血压有较大的波动。

(7)关于短期停用降压药。少数患轻度高血压的老年人,在夏季的暑热天,即使采用小剂量降压治疗,血压也会过低,有可能可以短期停药,但在停药期间应严密观察血压改变。秋凉后,应根据血压升高的程度,逐步恢复降压药物的使用。根据国外的有关研究,有些停药老年人会出现晨峰高血压,这样的老年人还是不宜停用降压药的。

(8)降压治疗与舒张压。对收缩压高、舒张压低的单纯性收缩期高血压患者的治疗有一定的难度,如何处理,没有明确的证据。建议:当舒张压<60mmHg,而收缩压<150mmHg时,可观察,暂不用药治疗;如收缩压为150～179mmHg,可谨慎用小剂量降压药治疗;如收缩压≥180mmHg,可用小剂量降压药治疗。

(9)降压治疗与症状。老年高血压一部分是由中年期发病带入至老年期,一部分是老年期发病。中年期发病的高血压老年人,因为病程长,其一般症状多不明显,除非血压很高,但血压对症状影响不大,所以不能用症状来决定治疗与否。老年期发病的高血压老年人,开始可能在血压高时会有症状,但时间长了,症状也会慢慢减轻,因此也不能用症状来决定治疗与否。决定治疗与否,应该是看测定的血压高低,而并非症状。

(10)做好血压测量记录和每天用药记录。

表2-1-4可供高血压患者进行自我管理和医生在今后调整治疗方案时参考。

表2-1-4　血压测量记录表

日期		血压测量记录			当天使用降压药的用药记录
月	日	6:00—8:00	12:00—14:00	20:00—22:00	

（11）同时伴有血脂异常和糖尿病的处理。血脂异常,特别是高低密度脂蛋白血症和糖尿病会明显增加心脑血管病的患病风险和死亡率。因此,在积极治疗高血压的同时,应积极治疗血脂异常和糖尿病。

（谢海宝）

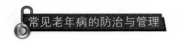

第二节　老年冠心病的防治与管理

一、定　义

冠心病是冠状动脉粥样硬化性心脏病的简称,是指因冠状动脉狭窄、供血不足而引起的心肌功能障碍和(或)器质性病变,故又称缺血性心脏病。冠状动脉狭窄绝大多数由动脉粥样硬化引起。因此,冠心病也称为冠状动脉粥样硬化性心脏病,少数是为单纯的冠状动脉痉挛、冠状动脉炎症或其他病变所致。本节主要讨论冠状动脉粥样硬化性心脏病(以下简称冠心病)的防治与管理。

冠心病是中老年人主要的心血管疾病之一。老年冠心病患者是指在中年患病后进入老年期及在老年期以后患病的两部分群体。

老年冠心病的防治基本与中年期患病的防治相似,但是由于年龄因素的影响,其发病、临床表现、治疗、预后等方面有其自身的特点,在防治过程中应予以必要的重视。

二、流行病学状况

根据1999年世界卫生组织MONICA调查方案的统计资料,中国35～64岁冠心病发病率最高为108.7/(10万)(山东青岛男性),明显低于欧美国家[平均约400/(10万)];当时中国冠心病标化死亡率为48/(10万),明显低于美国[201/(10万)]和英国[279/(10万)]。但近年来中国冠心病的发病率和死亡率呈明显上升趋势。

20世纪末,发达国家冠心病的发病率呈下降趋势,英国牛津地区首发或再发心肌梗死按世界人口标化,1994年在低于65岁人群中是273/(10万)

（男），66/（10万）（女），与1966—1967年相比，冠状动脉事件发生率在30~69岁年龄组中，男性降低33％，女性降低8％。根据1985—1992年MONICA登记资料，在法国一个地区的冠心病猝死标化发病率在35~64岁人群中，男性由62/（10万）降至48/（10万），女性由59/（10万）降至36/（10万）。

中国冠心病的发病率存在着明显的地区差别，北方省市普遍高于南方省市，冠心病的发病率总体呈逐渐上升趋势，1984—1993年北京地区急性冠心病标化发病率的年平均增长率为2.3％。北京地区心血管患者群监测（MONICA研究）发现急性冠心病发病率在1984年为62/（10万），在1997年为112/（10万），增长了0.8倍。广州地区1992年急性心肌梗死住院病例较1984年增加117.6％，显示逐年有较大幅度的上升。《中国心血管病报告2014》概要指出：随着人口老龄化及城镇化进程的加速，中国心血管病危险因素的流行趋势呈明显上升态势，导致了心血管病的发病患者数持续增加。今后10年，心血管病患者数仍将快速增长，急性心肌梗死（acute myocardial infarction，AMI）死亡率总体亦呈现上升态势。农村地区从2005年开始，AMI死亡率呈现快速上升趋势。与2012年相比，2013年农村地区的AMI死亡率明显升高，AMI死亡率大幅超过城市的平均水平。

冠心病发病率及死亡率随年龄增加而增高。北京中关村地区按MONICA方案调查急性冠心病事件男、女发病率。在45~55岁人群中每10万人里分别有53.8人和12.1人，而在65~74岁人群中每10万人里分别有457.8人和204.0人，分别增加了7.5倍和15.9倍。急性冠心病事件的男、女死亡率在45~55岁人群中分别为40.0％和50.0％，而在65~74岁人群中分别为62.5％和75.0％。

三、病因和发病机制

冠状动脉粥样硬化形成的起始因素是动脉内膜的损伤。长期的血脂代谢异常、高血压、糖尿病、吸烟、肥胖、高同型半胱氨酸血症等，以及血流冲击，甚至可能包括某些病毒等微生物感染，均可致动脉内膜损伤，继而诱导多种炎症细胞因子如肿瘤坏死因子-α（TNF-α）、白介素-6（IL-6）等产生，并进一步刺激内皮分泌黏附因子，使血循环中的单核细胞进入内皮。LDL颗粒较小，容易透过内皮进入内膜下,在多种氧化物作用下被氧化成氧化 LDL(Ox-LDL)。Ox-LDL 是炎性分子的强力诱导剂,也可诱导单核细胞黏附到内皮,刺激内皮细胞表达单核细胞趋化蛋白-1(MCP-1),促进更多的循环单核细胞聚集。循环单核细胞进入内皮,并演变为巨噬细胞。巨噬细胞通过清道夫受体摄取大量 Ox-LDL 后形成泡沫细胞。巨噬细胞还表达平滑肌细胞生长因子、血小板衍化生长因子等,诱导平滑肌细胞从动脉中膜迁移到内膜,细胞功能也由收缩型演变为分泌型,分泌大量的胶原和弹性蛋白等基质分子,促使脂肪条向纤维斑块发展。这种平滑肌细胞表面也存在清道夫受体,也可以过度摄取脂蛋白、脂质从而演变为泡沫细胞,与巨噬细胞源性泡沫细胞相互作用,以致形成成熟的动脉粥样硬化斑块。

四、危险因素

1. 年龄

冠心病是老年人的多发病,心肌梗死和冠心病猝死率与年龄成正比。随着年龄增长,还可能会存在多种危险因素叠加及相互作用。

2. 性别

通常,男性比女性患冠心病的风险更大。但绝经后妇女的风险显著增加,这与雌激素水平降低有关。

3. 家族史

不同人群、不同定义的家族史研究均发现一级亲属中有冠心病(coronary atherosclerotic heart disease, CHD)早发(60 岁以前)的个体发生冠心病的风险增加 2～10 倍,且亲属的 CHD 发生越早,该个体罹患冠心病的风险越高。

4. 吸烟

吸烟可引起血管收缩,一氧化碳会损伤动脉血管内膜,使其更容易发生动脉粥样硬化。与不吸烟者比较,吸烟者的冠心病的发病率与死亡率分别增加 2～6 倍,且与每日的吸烟量呈正比。

5. 高血压

高血压是冠心病发病的独立危险因素。Framingham 研究表明,冠心病发病与血压水平呈线性相关。国外多项研究起始是认为舒张压水平与日后发生冠心病的风险呈明显正相关,以后的研究证明收缩压升高对冠心病的影响与舒张压的相似。

6. 高胆固醇

国内外众多研究表明,血中胆固醇过高伴有低密度脂蛋白胆固醇(LDL-C)过高,或高密度脂蛋白胆固醇(HDL-C)过低,可以增加动脉粥样硬化斑块形成的风险。

长期以来对老年人血脂异常与冠心病的关系存有争议,但近年来越来越多的研究显示,血脂异常是老年冠心病进展和再发冠状动脉事件的独立预测因子。根据Framingham研究资料,虽然70岁以上老年男性血浆TC水平不能预测冠心病发生的风险,但当女性直至90岁时,血浆TC水平仍可预测冠心病发生的风险。血浆高HDL-C水平在任何年龄段均与心血管病死亡率呈负相关性。对于80岁以上的老年人,其TC/HDL-C比仍可预测冠心病发生的风险。近有研究表明,直至高龄,高胆固醇伴有心血管疾病或糖尿病的患者仍可在调脂治疗中获益。

7. 糖尿病

糖尿病可显著增加冠心病发生的风险。Framingham研究是对5209名36~62岁对象每2年随访1次,20年后无论男女,在不同年龄组的心血管发病率上糖尿病组的心血管发病率高于非糖尿病组的。

8. 肥胖

体重增加往往与其他危险因素相关,如高血压、血脂异常、糖尿病。

9. 缺乏体育活动

缺乏锻炼与冠心病发生相关,并可影响其他的危险因素。

10. 精神心理压力

长时间的精神压力或A型性格可能会引起交感神经活性增强,增加心血管应激,导致血管内皮损伤及血小板聚集,加重冠心病的致病风险。

某些冠心病危险因素之间互相关联,通常会有多个同时存在。例如,代谢综合征包括了高血压、血脂异常、胰岛素抵抗和腹部脂肪增加,会使冠心病发生的风险进一步加大。

有时没有上述冠心病危险因素时也会发生冠心病。这可能与其他一些因素有关,如C反应蛋白、同型半胱氨酸、纤维蛋白原、脂蛋白等。

五、临床类型

1979年世界卫生组织将冠心病分为五型。

（1）隐匿型或无症状性冠心病：无症状,但有心肌缺血的心电图改变或放射性核素心肌显像改变,心肌无缺血性坏死的组织形态学改变。

（2）心绞痛：有发作性胸骨后疼痛,为一时心肌供血不足所引起,心肌多无缺血性坏死的组织形态学改变。

（3）心肌梗死：症状严重,由冠状动脉阻塞、心肌急性缺血性坏死所引起。

（4）缺血性心肌病：长期心肌缺血所导致的心肌逐渐纤维化,表现为心脏增大、心力衰竭和（或）心律失常。

（5）猝死：突发心脏骤停而死亡,多为心脏局部发生电生理紊乱而引起严重心律失常所致。

近10多年来临床上提出的两种综合征分类如下。

（1）急性冠状动脉综合征：包括不稳定型心绞痛、非ST段抬高型心肌梗死（NSTEMI）和ST段抬高型心肌梗死（STEMI）。

（2）慢性心肌缺血综合征：包括隐匿型冠心病、稳定型心绞痛和缺血性心肌病。

六、临床表现

（一）隐匿型或无症状性冠心病

患者有由冠状动脉狭窄引起心肌缺血的客观证据,但从无心肌缺血的症状；患者曾患心肌梗死,现有心肌缺血但无心绞痛症状；患者有心肌缺血发作,但有些有症状,有些无症状。

无症状性心肌缺血发生的机制尚不清楚,可能与体内内源性内啡肽产生过多、某些糖尿病患者伴有自主神经疾病等因素有关；老年冠心病是与其病程长、产生侧支循环有关。

（二）心绞痛

典型的心绞痛发作是突然发生在胸骨上、中段胸骨后压榨性、闷胀性或窒息性疼痛，也可波及大部分心前区，可放射至左肩、左上臂前内侧，达无名指和小指。偶可伴有濒死的恐惧感觉，重者还可有出汗。疼痛一般历时 1～5min，很少超过 15min；休息或含硝酸甘油片后 1～2min（很少超过 5min）内消失。常在人劳累、情绪激动、受寒、饱食、吸烟时发生。

不典型的心绞痛可发生在胸骨下段、左心前区或上腹部，放射至颈、下颌、左肩胛部或右前胸，疼痛可很轻或仅有左前胸不适的发闷感。

心绞痛根据临床特点又可分为三大类。

1. 劳力性心绞痛

劳力性心绞痛是由运动或因心肌耗氧量增加诱发的心绞痛，又可分为 3 种类型。

（1）稳定型劳力性心绞痛：病情 1～3 个月内相对稳定，即每日、每周疼痛发作次数大致相同，诱发疼痛的劳力或情绪激动程度大致相似，疼痛持续时间及应用硝酸甘油后疼痛缓解时间相仿。

（2）初发型劳力性心绞痛：以前从未发生过心绞痛或心肌梗死，心绞痛病程在 1～2 个月内；或以前有过稳定型劳力性心绞痛，但已有数月未发生心绞痛而再发生者，也归属此类。

（3）恶化型劳力性心绞痛：原有稳定型劳力性心绞痛的患者，在 1 个月内心绞痛的发作频度突然增加，持续时间延长且程度加重。

2. 自发性心绞痛

（1）卧位性心绞痛：在休息或熟睡时发生的心绞痛，其发作时间较长，症状较重，硝酸甘油的作用不明显，或仅能暂时缓解，预后甚差，可发展为急性心肌梗死或严重心律失常而致死。

（2）变异性心绞痛：无明显诱因，几乎完全在静息时发生，发作常呈周期性，多在午夜至上午 8 时期间发生，发作时心电图显示相关导联 ST 段暂时性抬高。已有充分资料证明，本型心绞痛是在冠状动脉狭窄的基础上由冠状动脉痉挛所致。

（3）中间综合征：心肌缺血引起的心绞痛，历时较长，30min～1h，常在休息或睡眠中发生，临床上无心肌坏死的证据。但本型心绞痛常是心肌梗死的前奏。

（4）梗死后心绞痛：在心肌梗死后不久或数周后发生的心绞痛，预示易发生梗死扩展。

3. 混合性心绞痛

混合性心绞痛即劳力性心绞痛与自发性心绞痛并存。

急性冠状动脉综合征中的不稳定型心绞痛是指介于稳定型劳力性心绞痛和急性心肌梗死之间的一种临床状态，包括除稳定型劳力性心绞痛外的初发型、恶化型劳力性心绞痛和各型自发性心绞痛。

（三）心肌梗死

梗死发生前常有前驱症状，如静息和轻微体力活动时发作的心绞痛，伴有明显的胸部不适和疲惫。急性心肌梗死时疼痛部位与以前心绞痛的部位一致，但疼痛持续更久、更重，休息和硝酸甘油不能缓解。有时候表现为上腹部疼痛，容易与腹部疾病混淆。伴有低热，烦躁不安，多汗和冷汗，恶心，呕吐，心悸，头晕，极度乏力，呼吸困难，濒死感，持续30min以上，长达数小时或数天。严重时可伴有低血压、休克、致命性心律失常和心力衰竭。

（四）缺血性心肌病

1. 心脏增大

患者有心绞痛或心肌梗死病史，常伴有高血压，心脏逐渐增大，先以左心室增大或伴肥厚为主，以后可扩展至全心增大。

2. 心力衰竭

老年人普遍存在心肌顺应性下降，严重者可引起舒张功能不全，这些是心脏本身的增龄表现。当心肌缺血时，左心功能先开始下降，左心室扩大，除舒张功能外，其收缩功能也衰竭，最后，右心功能也发生衰竭。

3. 心律失常

可出现各种心律失常，如期前收缩、房颤、病窦综合征、房室传导阻滞及束支传导阻滞等,且一旦出现,常持续存在,这些表现是与年龄相关的心肌退行性变化过程,与心肌缺血未必相关。

(五) 猝 死

猝死指自然发生的突然死亡。世界卫生组织定义发病后6h内死亡为猝死。现多数学者定义发病后1h内死亡为猝死。

(六) 老年冠心病的临床特征

(1) 老年冠心病患者病程长,常因慢性反复心肌缺血导致侧支循环形成。部分患者可表现为无症状心肌缺血或症状不典型,容易造成诊断延误。

(2) 老年冠心病患者的不稳定型心绞痛和严重心绞痛较常见,既往有心肌梗死病史的患者较多,常常合并有不同程度的心功能不全。

(3) 老年人往往还合并有高血压、糖尿病、慢性阻塞性肺部疾病、外周血管疾病和肾功能不全等,病情更为复杂。

七、冠心病的诊断及检查方法

1. 病史

心绞痛发作史:典型或不典型心绞痛发作及其频率、程度、持续时间和硝酸甘油对其的疗效等。

2. 危险因素

高血压、糖尿病、血脂异常、吸烟、肥胖史等。

3. 家族史

有近亲早期发生冠心病家族史。

4. 体征

血压、心率、心律、心音、心界等有异常。

5. 实验室检查

进行血脂、血糖、尿酸、同型半胱氨酸、肌钙蛋白[如肌钙蛋白T(cTnT)、肌钙蛋白I(cTnI]等检测,能及时发现部分冠心病的危险因素,从而进行防治。对临床上有急性表现或怀疑有心肌梗死者做肌钙蛋白测定,以明确有无心肌损伤的情况。

6. 心电图

有些冠心病患者有缺血性ST-T改变或动态缺血性ST-T改变(心绞痛发作时或心脏负荷增加时);对急性心肌梗死,特别是ST段抬高型心肌梗死具有早期的诊断价值,并可作为梗死区定位;可发现或诊断陈旧性心肌梗死。

7. 心电图运动负荷试验

对评估能耐受运动负荷试验的患者进行心电图运动负荷试验,如结果为阳性,则对冠心病有一定的诊断价值,特别是男性患者。

8. 24h动态心电图检测

24h动态心电图检测是一种可以长时间连续记录并分析在活动和安静状态下心电图变化的方法。该方法可以记录患者在日常生活状态下的心电图的变化,如各种心律失常等。12导联同步动态心电图有助于发现一过性心肌缺血导致的ST-T变化。

9. 超声心动图

可以进行心脏形态、结构、室壁运动以及左心室功能等检查。对室壁瘤、心腔内血栓、心脏破裂、乳头肌功能等有重要的诊断价值。超声心动图运动负荷试验有助于诊断心肌缺血。

10. 放射性核素心肌显像

可以用来检测静息及负荷时心肌的血供情况。检查过程中也可以利用运动或药物刺激的方法使心脏负荷增加,然后通过静脉注入极少量的放射性核素,如同位素锝(^{99m}Tc)或同位素铊(^{201}TI)等,应用特殊的照相设备如单光子发射计算机断层显像或正电子发射断层显像得到心脏的三维图像,并显示心肌缺血区域。

11. 冠状动脉CT造影

多层螺旋CT心脏和冠状动脉成像是一项无创、低危、快速的检查方法,已逐渐成为一种重要的冠心病早期筛查和随访手段。其适用于:①不典型胸痛症状的患者,心电图运动负荷试验或核素心肌灌注等辅助检查不能确诊者;②冠心病低风险患者的诊断;③可疑冠心病,但不能进行冠状动脉造影者;④冠心病搭桥术后的随访。

12. 冠状动脉造影及血管内成像技术

冠状动脉造影及血管内成像技术是目前冠心病诊断的"金标准",可以明确冠状动脉有无狭窄,狭窄的部位、程度、范围等,并可据此指导进一步的治疗。冠状动脉造影的主要指征:①对不稳定型心绞痛或内科治疗下心绞痛仍较重者,要明确动脉病变的情况以考虑经皮冠状动脉介入治疗或冠状动脉旁路移植手术;②不典型胸痛或其他需要进一步确诊冠状动脉病变者;③病情危重(如心室颤动等)不能排除由心肌缺血引起者。血管内超声检查可以明确冠状动脉内的管壁形态及狭窄程度,对区别稳定和不稳定斑块等有一定的帮助。

八、防治要点

(一) 一般治疗

遵循健康的生活方式,戒烟、限酒、合理饮食、劳逸有度,减轻心理压力和进行适当的运动锻炼。

(二) 控制危险因素

积极治疗高血压、血脂异常和糖尿病等对冠心病发病和预后有重大影响的疾病;肥胖老年人要在专业人员的指导下,适当控制体重。

(三) 药物治疗

1. 稳定型心绞痛

可应用硝酸甘油类制剂、β-受体阻滞剂、钙拮抗剂、代谢类药物、抗血小板制剂、调脂类药物及证明有疗效的中医药等进行治疗。

2. 急性冠状动脉综合征

急性冠状动脉综合征包括不稳定型心绞痛、非ST段抬高型心肌梗死(NSTEMI)和ST段抬高型心肌梗死(STEMI)。不稳定型心绞痛是一种严重的临床病症,有随时发展为急性心肌梗死的可能,绝大部分患者应尽早住院进行抗心肌缺血治疗和冠状动脉造影以明确冠状动脉的情况,必要时行血运重建。行心电图和心肌酶谱、肌钙蛋白的监测,以排除心肌梗死的可能。对于不稳定型心绞痛、非ST段抬高型心肌梗死和ST段抬高型心肌梗死治疗应用的药物有硝酸甘油类制剂、β-受体阻滞剂、钙拮抗剂、血管紧张素转化酶抑制剂、抗血小板制剂、抗凝类制剂、溶栓类制剂及他汀类药物等。

3. 硝酸甘油类制剂

硝酸甘油类制剂主要是通过扩张外周血管,减轻心脏后负荷,降低心肌耗氧量以缓解心绞痛。制剂有硝酸甘油片、硝酸异山梨醇酯片、单硝酸异山梨醇酯片等。心绞痛发作时,可舌下含用硝酸甘油片0.3～0.6mg,1～2min起效。平时口服多采用长效制剂如单硝酸异山梨醇酯片,20mg每日2次或30～50mg每日1次。硝酸甘油类制剂还有喷雾剂或贴剂,可以根据病情选择应用。

4. β-受体阻滞剂

β-受体阻滞剂通过降低心肌收缩力、心率和血压,减少心肌耗氧量;同时延长心脏舒张期而增加冠状动脉及其侧支的血供和灌注,从而减少和缓解心肌缺血的发作。常用制剂有美托洛尔,12.5～25.0mg,每日2次或缓释制剂47.5mg每日1次;比索洛尔,2.5～5.0mg,每日1次。对老年冠心病伴有明显心动过缓、房室传导阻滞及低血压的患者,应禁忌或谨慎使用本制剂;对同时使用硝酸甘油类制剂的老年患者,应用β-受体阻滞剂时,应从小剂量开始逐渐加量,以避免体位性低血压的发生;用药时应注意个体差异,在长期应用β-受体阻滞剂后要停用时应先逐渐减量。

5. 钙拮抗剂

通过抑制钙离子进入细胞内,抑制心肌收缩,降低心肌耗氧量;同时扩张冠状动脉和外周血管,改善心肌供血和减轻心脏后负荷,减少心肌缺血性发作。常用制剂有硝苯地平缓释片20mg,每日1～2次;硝苯地平控释片30mg,每日1～2次;非洛地平片5mg,每日1～2次;氨氯地平片5mg,每日1～2次等。对合并高血压或自发性心绞痛者可酌情选用。

6. 血管紧张素转化酶抑制剂(ACEI)

其通过阻断肾素-血管紧张素系统而发挥保护心血管的作用。ACEI显著减少冠心病高危患者的心血管死亡、非致命性心肌梗死和脑卒中,并使全因死亡率降低。常用的ACEI有培哚普利、雷米普利、依那普利、贝那普利、福辛普利等。对于不能耐受ACEI的冠心病合并心功能不全患者,可考虑应用血管

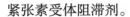

紧张素受体阻滞剂。

7. 抗凝类制剂

非ST段抬高的急性冠状动脉综合征(包括不稳定型心绞痛和非ST段抬高型心肌梗死)可采用抗凝治疗,根据病情应用肝素静脉推注及静脉滴注,或低分子肝素皮下注射。肝素静脉推注或静脉滴注需要定时测定活化部分凝血活酶时间以调整后续的治疗剂量。

8. 抗血小板制剂

小剂量阿司匹林(乙酰水杨酸)的剂量为75～150mg,每日1次;其他常用的抗血小板制剂有氯吡格雷,常规剂量为每日75mg(1片)。

对于急性冠状动脉综合征使用阿司匹林的起始剂量为300mg,以后每日以75～100mg长期维持。急性冠状动脉综合征不稳定型心绞痛或非ST段抬高型心肌梗死如采用保守治疗,在应用阿司匹林的基础上氯吡格雷的负荷剂量为300mg,以后每日75mg,植入药物支架者至少持续服用12个月。

ST段抬高型心肌梗死者要立即嚼服阿司匹林300mg,长期维持的剂量为75～100mg/d。在使用阿司匹林的基础上,口服氯吡格雷的负荷量为300mg,以后75mg/d,行经皮冠状动脉介入治疗(percutaneous coronary intervention,PCI)患者至少服用12个月。

冠状动脉血运重建术后双联抗血小板治疗(阿司匹林与氯吡格雷)是预防支架围手术期及术后血栓事件的常规方法。推荐:①如无禁忌证,PCI后长期维持阿司匹林75～150mg/d。如有阿司匹林禁忌者可以氯吡格雷75mg/d替代长期维持。②接受金属裸支架置入的非急性冠状动脉综合征患者术后合用氯吡格雷75mg/d进行双联抗血小板治疗至少1个月,最好持续12个月;接受药物洗脱支架置入的患者术后双联抗血小板治疗12个月,急性冠状动脉综合征患者应用氯吡格雷持续12个月。③急性冠状动脉综合征或接受PCI患者也可用替格瑞洛负荷量180mg,以后90mg,每日2次替代氯吡格雷,尤其是对氯吡格雷抵抗或有主干、分叉等复杂病变的PCI患者。

《急性冠状动脉综合征非血运重建患者的抗血小板治疗的中国专家共识(2009)》指出,考虑到老年患者消化道等出血风险可能增大,建议阿司匹林的剂量不大于100mg,急性冠状动脉综合征抗血小板负荷剂量可酌情减少或不用。《稳定型冠心病口服抗血小板药物治疗中国专家共识(2016)》指出,高龄患者(≥75岁)抗血小板治疗的剂量应根据体重和肌酐清除率进行调整。长期使用抗血小板治疗的高龄患者应选择最低的有效剂量以降低出血风险,建议阿司匹林剂量不超过100mg/d,氯吡格雷为75mg/d,如需负荷量,可酌情调整。而普拉格雷和替格瑞洛在75岁以上老年人中使用时需谨慎。

9. 溶栓类制剂

在不具备PCI条件的医院或因各种原因使首次医疗接触至PCI时间明显延迟时,对有适应证的ST段抬高心肌梗死患者,静脉内溶栓仍是较好的选择。对发病3h内的患者,溶栓治疗的即刻疗效与直接PCI基本相似。但年龄≥75岁的老年患者是溶栓治疗的相对禁忌证。常用的溶栓类制剂有阿替普酶、瑞替普酶、替奈普酶、尿激酶、重组人尿激酶原等,根据病情选用。

进行抗血小板、抗凝、溶栓治疗时,均存在一定的出血风险,除年龄≥75岁的老年患者是溶栓治疗的相对禁忌证外,还有冠心病患者,特别是高龄患者,肝肾功能减退,药物代谢发生改变,患病病程长,同时合并有多种疾病,使用多种药物,病情更为复杂,并有可能对抗血小板药物等存在明显的个体差异。因而在进行上述治疗时应充分评估获益/出血的风险,严密监测,积极做好防范。

10. 他汀类药物

除调脂作用外,他汀类药物还具有抗炎,改善内皮功能,抑制血小板聚集,使不稳定斑块(易破裂出血、形成血栓)趋向稳定斑块的多效性等作用。因此,所有无禁忌证的冠心病患者应尽早开始他汀类药物治疗,且无须考虑胆固醇的水平。急性冠状动脉综合征患者应在入院24h内测定空腹血脂的水平。如无禁忌证,无论基线低密度脂蛋白胆固醇(LDL-C)水平如何,对于所有患者(包括PCI术后)均应尽早给予他汀类药物治疗,使LDL-C<1.8mmol/L(70mg/dl)。LDL-C达标后,维持长期治疗,有利于冠心病的二级预防。常用的他汀类药物有辛伐他汀、阿托伐他汀、瑞舒伐他汀、氟伐他汀、普伐他汀等,可根据病情选用。

对老年人使用他汀类药物治疗的注意点如下。

（1）老年人慢性病多，用药多，肝肾功能减退，容易发生药物的相互作用。虽然大规模临床试验尚未见有老年人在他汀类药物治疗后有不良反应增多的证据，但还是需要重视。部分他汀类药物如辛伐他汀、洛伐他汀、阿托伐他汀，经肝脏CYP 3A4代谢，与CYP 3A4抑制剂联合应用时可增加不良反应发生的风险，甚至增加横纹肌溶解等严重不良反应的风险。常见的CYP 3A4抑制剂有大环内酯类抗生素（如红霉素类、克拉霉素），吡咯类抗真菌药（如萘法唑酮、伊曲康唑），利福平，贝特类（尤其是吉非贝齐），环孢素，他莫昔芬，胺碘酮，华法林，硝苯地平，维拉帕米，地尔硫䓬，卡维地洛，西咪替丁，质子泵抑制剂，HIV蛋白酶抑制剂等。大量饮用西柚汁、酗酒等也可能增加他汀类药物不良反应的风险。

（2）使用他汀类药物前后应充分评估老年人在他汀类药物治疗中的获益/风险，应用时宜从小剂量开始，逐步调整剂量，避免他汀类药物的不利影响。

（3）年龄不应成为高龄老年人（年龄≥80岁）使用他汀类药物的障碍。应结合生理年龄、肝肾功能、伴随疾病、合并用药的情况等进行评估，制定适合个体的治疗方案。

（4）老年人在他汀类药物治疗的过程中，应对其监测肝肾功能、磷酸肌酸激酶，观察可能的不良反应。

（四）介入治疗

经皮冠状动脉介入治疗（percutaneous coronary intervention，PCI）作为冠心病治疗的重要手段之一在不断发展。开始时仅限于球囊成形术，称为经皮腔内冠状动脉腔成形术（percutaneous transluminal coronary angioplasty，PT-CA），而现在PCI还包括了其他解除冠状动脉狭窄的新技术，例如斑块销蚀技术（斑块旋切术、旋磨术、激光血管成形术）及冠状动脉内支架置入术等。

1. 慢性稳定型冠心病

PCI主要应用于在有效药物治疗的基础上仍有症状的患者以及有明确较大范围心肌缺血证据的患者。

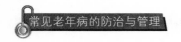

2. 非ST段抬高急性冠状动脉综合征

非ST段抬高急性冠状动脉综合征包括不稳定型心绞痛和非ST段抬高型心肌梗死。对中高危以上的非ST段抬高急性冠状动脉综合征患者行PCI,应首先进行危险分层(常用的方法有TIMI危险积分和GRACE预测积分),执行合理规范的术前、术中用药和恰当的PCI策略,危险度越高的患者越应越早行PCI。

3. 急性ST段抬高型心肌梗死(STEMI)

以PCI为代表的再灌注治疗能有效降低STEMI的总体死亡率。但总体死亡率降低的获益仍取决于以下因素:患者的发病时间、梗死部位及心功能状况所构成的总体危险度、患者的年龄及合并疾病情况、患者的用药情况、医生经验及导管室人员的熟练配合程度以及进门–球囊(door to balloon)的扩张时间。所以,合理、有效地使用PCI是STEMI再灌注治疗的关键。

4. 老年患者的PCI

年龄超过75岁是PCI并发症风险增加的主要因素之一。老年人的冠状动脉病理形态学改变以及临床状况更为复杂,随着年龄增加,出现不良事件的风险逐渐增加。对老年患者进行PCI的可行性虽然已经明确,但需要进行PCI的老年患者的临床情况往往较为复杂,其常有心肌梗死病史,或者有较低的LVEF值(超声心动图)以及存在心力衰竭,此外还常合并存在多种疾病,如肾功能衰竭、脑卒中、肿瘤等,因此,风险较高。

对老年患者进行PCI的成功率和再狭窄的发生率虽然和非老年患者相似,但是在住院期间心血管事件的发生率、远期死亡率、与PCI相关的血管并发症和出血事件的发生率却明显增高。

对老年稳定型冠心病患者进行PCI的适应证参照稳定型冠心病PCI的适应证,但要注意老年患者病情的复杂性,衡量利弊及与其他治疗方式相比较而言的疗效差异从而进行综合评估,决定是否行PCI。老年患者PCI并发症的发生风险较非老年患者高,应采取相应措施预防并发症的发生。

对65岁或以上的急性冠状动脉综合征患者早期行PCI与早期保守治疗相比,6个月内的心肌梗死和死亡的绝对风险率下降了4.8%。而对于年龄为75岁或以上的患者,风险率下降了10.8%,提示75岁或以上老年人早期进行

PCI的获益可能更大。对老年患者有选择性地进行早期PCI,其生存率可以获得显著的改善。因此,年龄不能单独作为早期PCI的禁忌证。

应和非老年患者一样对老年患者的各种合理的急性期处理和长期治疗的收益/风险进行评估。与非老年患者相比,老年患者的围手术期风险增加。但是,在PCI策略的整体获益程度方面,老年患者与非老年患者相比这方面至少是相当的,甚至获益程度可能更大,但在行PCI前应采取相应措施来预防并发症的发生。

老年患者急性ST段抬高型心肌梗死的再灌注策略与非老年患者相似,在再灌注时间窗内应积极寻求再灌注治疗,尤其是直接PCI。在时间窗以内,没有PCI条件医院的患者,如有溶栓禁忌,应转到有PCI条件的医院进行PCI。年龄>75岁且伴有ST段抬高或者新出现的左束支传导阻滞的心肌梗死患者,如果在心肌梗死36h内出现心源性休克,没有PCI的禁忌证,那么可以在休克出现的18h内行直接PCI。新出现的房室传导阻滞患者虽不在时间窗以内,但仍可行直接PCI。

(五) 冠状动脉旁路移植术

冠状动脉旁路移植术(coronaty artery bypass grafting, CABG)是通过在狭窄的冠状动脉近端及远端之间建立一条通道,供血给狭窄的冠状动脉血管远端,从而改善缺血、缺氧,是当前治疗冠心病严重心肌缺血的一种常用手术方法。

中国《冠状动脉旁路移植术技术指南》(2006)中列出的适应证为药物治疗不能缓解或频发心绞痛的患者;冠状动脉造影证实左主干病变或有严重三支病变的患者,对有一到二支病变,狭窄严重或在重要位置,或不能进行介入治疗的患者,即使心绞痛症状不明显,但如合并左心功能不全(EF<50.0%),也应进行手术治疗;介入性治疗失败或CABG后发生再狭窄的患者;心肌梗死后心肌破裂、心包填塞、室间隔穿孔、乳头肌断裂引起二尖瓣严重关闭不全的患者,应行急诊手术或在全身情况稳定后进行手术;对于室壁瘤形成,可行单纯切除或同时行搭桥术;大面积陈旧性心肌梗死患者即使无心绞痛症状及左心功能不全(EF<40.0%),如有较多的存活心肌,也应进行手术治疗;不稳定

型或变异型心绞痛,冠状动脉三支病变明确,经内科积极治疗,症状不能缓解,应行急诊手术,心肌梗死发生6h内行PCI治疗困难者亦应争取做手术。

九、基层医院(包括社区医院)管理

1. 防治计划

制订基层(社区)医院冠心病防治近期及远期计划。

2. 健康教育要点

冠心病的危害、防治意义、危险因素、高危人群、主要的临床症状、三级预防方法及要点等。

3. 高危人群的检出

门诊,基层(社区)体检,建立患者的健康档案,基层医院或社区医院流行病学调查等。

4. 专科门诊

有条件者建立冠心病专科门诊,建立专病患者的健康档案,联系相关上级医院的专家定期进行专家门诊等。

5. 随访

建立定期随访(或电话随访)制度,督促冠心病重点人群(如行PCI或CABG等后的患者)建立健康的生活方式、改善心理状态、定期就诊、提高主要治疗药物应用的依从性等。

6. 专病危急状况的识别及应急管理

通过培训,相关医务人员熟练掌握冠心病的危急状况识别,如不稳定型心绞痛、心肌梗死等;建立有效的双向转诊制度,以便将患者及时转诊,缩短发病与首诊时间。

十、冠心病患者的自我管理

1. 重视对于冠心病危险因素的控制

危险因素分两类,一类是无法控制的,如性别、年龄、家族史等;另一类是可以控制的。假如您还没有被诊断为冠心病,控制危险因素可以降低冠心病的发病可能,是一级预防,也称为治未病。对于已经确诊为冠心病的患者来说,控制危险因素仍然可以减缓疾病的发展而有所收益,特别是高血压、血脂异常和糖尿病患者。

2. 重视症状管理

冠心病确诊后要自我监测典型和不典型的心绞痛发作的情况,包括发作次数、程度、持续时间和用药情况等,尽可能保存记录,并定期监测心率(或脉率)、心律和血压。

3. 重视治疗的依从性

冠心病是一种慢性病,难以治愈,但是经过积极治疗,完全可以使病情得到缓解或控制。因此,冠心病患者需要经历长期的治疗过程,要按时复诊,按医嘱定时服药,了解自身常用药物的作用和不良反应,应用他汀类药物要监测血液血脂、肝肾功能、磷酸肌酸激酶,提高药物治疗的依从性。

4. 重视急救管理

冠心病患者要随身携带急救药品,如心绞痛时含用的硝酸甘油片等。伴有高血压者要备带必要的降压药,疾病发作时能识别并正确自救。患者家属要学习冠心病急救的常用知识,如如何取药、吸氧、呼叫救护车等。

5. 重视诱因管理

冠心病心绞痛和心肌梗死的发生常和劳累、气候变化、寒冷、情绪激动、精神紧张、饱食、失血、感染、脱水等诱发因素有关。因此,老年冠心病患者不要做力不从心的事情;学会调整心态,保持情绪稳定;气候变化时,注意保暖;避免暴饮暴食;感染时尽早就医;腹泻脱水时,及时补液。

6. 冠状动脉粥样硬化和冠状动脉粥样硬化性心脏病

冠状动脉粥样硬化是指经过冠状动脉CT造影或冠状动脉(导管)造影检查,确诊冠状动脉有粥样硬化病变,但程度较轻,血管腔仅轻度或轻中度狭窄,患者的临床症状不明显,称为冠状动脉粥样硬化;如果冠状动脉粥样硬化病变使血管腔有重度或严重狭窄(70%或以上),造成心肌明显缺血,心肌结构及功能发生变化,临床上出现心绞痛等症状(少数可无症状),则称为冠状动脉粥样硬化性心脏病。冠状动脉粥样硬化同样需要积极治疗,包括应用他汀类和抗血小板药物。如果不治疗，那么有可能今后会发展为冠心病。另外，动脉粥样硬化斑块稳定与否与狭窄程度不成正比，也就是说，如果存在不稳定斑块，虽然血管腔狭窄还不严重，那不稳定斑块仍然有破裂出血而形成血栓的危险。

（屈百鸣　谢海宝）

第三节 老年血脂异常的防治与管理

一、定 义

脂质是指人体内中性脂肪(甘油三酯)和类脂(固醇及其酯、磷脂、糖脂等)。甘油三酯参与体内能量代谢和能量储存;胆固醇是体内主要的固醇,它既是细胞膜及血浆脂蛋白的重要组成成分,也是类固醇激素、胆汁酸和维生素D的前体。

血脂主要是指血浆中的甘油三酯(TG)和总胆固醇(TC)(包括游离胆固醇和胆固醇酯)。血浆中的甘油三酯和胆固醇都是疏水性物质,必须与磷脂和蛋白质(脂蛋白)结合才能融入血液中被运送。因此,血脂异常实际上是血浆脂蛋白异常。与甘油三酯和胆固醇结合的蛋白质称为载脂蛋白(Apo)。目前发现的载脂蛋白有20余种,如ApoAⅠ、ApoAⅡ、ApoB(分为B100和B48,主要为B100)、ApoCⅡ、ApoCⅢ等。

血浆脂蛋白用超速离心法分类,按密度自低到高可分为乳糜微粒(CM)、极低密度脂蛋白(VLDL)、中间密度脂蛋白(ILDL)、低密度脂蛋白(LDL)和高密度脂蛋白(HDL)。各类脂蛋白的物理和化学组成不一样(表2-3-1)。临床上测定的血脂指标包括总胆固醇(TC)、甘油三酯(TG)、低密度脂蛋白胆固醇(LDL-C)和高密度脂蛋白胆固醇(HDL-C)。

LDL-C或HDL-C不等于是LDL或HDL,但是LDL-C或HDL-C是LDL或HDL的主要成分,一般情况下可对应反映LDL或HDL的水平。

表2-3-1 血浆脂蛋白物理和化学特性

脂蛋白	密度 (g/L)	分子大小 (nm)	化学组成（%）				主要载脂蛋白
			蛋白质	胆固醇	甘油三酯	磷脂	
乳糜微粒	＜0.960	80.0～500.0	1	4	95	5	B48,AⅠ
极低密度脂蛋白	0.960～1.006	25.0～80.0	10	15	60	15	B100,E,CⅢ
低密度脂蛋白	1.006～1.063	20.0～25.0	20	50	5	25	B100
高密度脂蛋白	1.063～1.210	6.5～9.5	45	25	5	25	AⅠ,AⅡ

血脂是人体内重要的代谢物质,在人体内保持一定的水平。当某些指标(如TC、LDL-C、TG)超过正常水平或某些指标(如HDL-C)低于正常水平时,就会给人体带来危害,特别是心脑血管发生动脉粥样硬化性等病变。《中国成人血脂异常防治指南(2016年修订版)》制定的中国人群血脂合适水平和异常分层标准已经发布(表2-3-2),老年血脂异常判断也参照该标准。

以往将TC、LDL-C、TG水平增高称为高脂血症,以后多项研究证明过低的HDL-C水平也是动脉粥样硬化疾病的致病因素,因而统称为血脂异常。

血脂异常是指血脂TC、LDL-C、TG水平超过合适水平或HDL-C处于降低水平。

表2-3-2 中国人群血脂合适水平和异常分层标准

单位:mmol/L(mg/dl)

分层	TC	LDL-C	HDL-C	非HDL-C	TG
理想水平		＜2.6(100)		＜3.4(130)	
合适水平	＜5.2(200)	＜3.4(130)		＜4.1(160)	＜1.7(150)
边缘水平	≥5.2(200)且＜6.2(240)	≥3.4(130)且＜4.1(160)		≥4.1(160)且＜4.9(190)	≥1.7(150)且＜2.3(200)
升高	≥6.2(240)	≥4.1(160)		≥4.9(190)	≥2.3(200)
降低			＜1.0(40)		

注:非HDL-C=TC-HDL-C。

二、流行病学状况

近30年来,中国人群的血脂水平逐步升高,血脂异常的患病率明显增加。2010年对中国31个省市90395名18岁及以上的成人的流行病学调查显示,血清TC水平在18～44、45～59和60岁及以上组分别为(3.86±1.03)mmol/L、(4.29±1.11)mmol/L和(4.33±1.09)mmol/L;与2002年比较,中国成人血清中TC、TG和LDL-C水平分别上升了0.23mmol/L、0.23mmol/L和0.28mmol/L。2012年全国调查结果显示,中国成人高TC血症的患病率为4.9%,血清TC水平的平均值为4.50mmol/L;高TG血症患病率为13.1%,TG水平的平均值为1.19mmol/L;低HDL-C血症患病率为33.9%,HDL-C水平的平均值为1.19mmol/L。中国血脂异常的总体患病率高达40.4%,较2002年有大幅度的上升。

欧美国家报道女性TC和LDL-C水平在60岁达高峰,而男性于50岁左右即达高峰,70岁后开始下降;国人的研究结果显示中国达峰年龄较欧美国家推迟10年左右。与欧美国家相比,中国老年人的TC、LDL-C和TG水平低于西方人群,以轻中度增高为主。

心血管病已成为中国城市和乡村人群的第一位死亡原因。中国心血管病的特点是脑卒中高发而冠心病发病率较低,但近20多年来冠心病的发病率和死亡率逐步上升。中国的队列研究表明血清TC水平或LDL-C水平升高是冠心病和缺血性脑卒中的独立危险因素之一。

长期以来对老年人血脂异常与冠心病的关系存有争议,但近年来越来越多的研究显示,血脂异常是老年冠心病进展和再发冠状动脉事件的独立预测因子。根据Framingham的研究资料,虽然70岁以上老年男性血浆TC水平不能预测冠心病的风险,但在女性直至90岁时,血浆TC水平仍可预测冠心病的风险。血浆高HDL-C水平在任何年龄段均与心血管病死亡率呈负相关性,80岁以上的老年人的TC/HDL-C的比值仍可预测冠心病事件的风险。近有研究表明,高龄高胆固醇伴有心血管疾病或糖尿病的患者仍可在调脂治疗中获益。

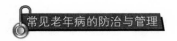

三、病　因

（一）继发性血脂异常

继发性血脂异常指由某些系统性疾病或药物引起的血脂异常。最常见的疾病有代谢综合征、糖尿病、肾病综合征、甲状腺功能减退等。引起血脂异常的常见药物包括利尿剂、糖皮质激素、非心脏选择性β-受体阻滞剂、口服避孕药等。

（二）原发性血脂异常

部分是由不良生活方式，如高能量、高糖、高脂、高胆固醇饮食和过度饮酒等所致；部分与单基因或多基因缺陷有关，已知的基因异常包括LDL受体基因突变、ApoE基因突变、ApoB100基因缺陷、脂蛋白脂酶（LPL）和ApoC Ⅱ基因异常等，如家族性高胆固醇血症、多基因家族性高胆固醇血症、家族性乳糜微粒血症等。

与年龄相关的血脂谱改变和体内脂质转运与代谢上某些环节变化相关。体内肝细胞表面LDL受体数量随年龄增长而逐渐减少，使肝内LDL-C分解代谢率下降，血循环中LDL-C水平升高。此外，老年人自肠道吸收的胆固醇量增加，或自胆汁中排泄胆固醇量减少，肝脏内胆固醇储量增加，通过反馈机制进一步抑制LDL受体的表达。老年期体内的脂肪组织增多或胰岛素抵抗等因素加速体内的脂解作用，为肝脏合成极低密度脂蛋白（VLDL）提供更多的游离脂肪酸，常表现为高胰岛素血症、糖耐量降低和高甘油三酯血症。

四、血脂异常致动脉粥样硬化的作用及机理

正常的血脂代谢不会引起动脉粥样硬化病变，但在血脂异常的情况下，过多或异常的血脂蛋白可直接作用于动脉血管内皮，使内皮受损，诱导多种炎症细胞因子如肿瘤坏死因子-α（TNF-α）、白介素-6（IL-6）等产生，并进一步刺激内皮分泌黏附因子，使血循环中的单核细胞进入内皮。LDL颗粒较小，容易透过内皮而进入内膜下，在多种氧化物作用下被氧化成氧化LDL（Ox-LDL），Ox-LDL是炎性分子的强力诱导剂，也可诱导单核细胞黏附到内皮，刺

激内皮细胞表达单核细胞趋化蛋白-1(MCP-1),促进更多的循环单核细胞聚集而进入内皮,并演变为巨噬细胞,巨噬细胞通过清道夫受体摄取大量Ox-LDL后形成泡沫细胞。巨噬细胞还表达平滑肌细胞生长因子、血小板衍化生长因子等,诱导平滑肌细胞从动脉中膜迁移到内膜,细胞功能也由收缩型演变为分泌型,分泌大量胶原和弹性蛋白等基质分子,促使脂肪条向纤维斑块发展。这种平滑肌细胞表面也存在清道夫受体,也可以过度摄取脂蛋白、脂质从而演变为泡沫细胞,与巨噬细胞源性泡沫细胞相互作用,以致形成成熟的动脉粥样硬化斑块。

五、影响血脂异常的因素

(一) 遗传因素

有血脂异常家族史者的后代患血脂异常的概率增加,特别是有单基因或多基因缺陷的血脂异常有明显的遗传倾向,如家族性高胆固醇血症等。

(二) 环境因素

1. 肥胖

肥胖者随着体重增加,其体内的血清总胆固醇、低密度脂蛋白胆固醇、甘油三酯和载脂蛋白B水平升高,HDL-C及载脂蛋白AⅠ水平降低。肥胖促进肝脏载脂蛋白B的合成,使LDL-C生成增加。肥胖使全身胆固醇合成增加,肝内胆固醇池扩大,抑制肝内LDL受体合成和表达,使肝内LDL-C分解代谢率下降。

2. 饮食

一般来说,饮食中的脂质可直接影响血清脂质及脂蛋白,长期食用以饱和脂肪酸(牛油、奶油、猪油)为主的食物,可以升高血清总胆固醇和低密度脂蛋白的水平;食用以不饱和脂肪酸(橄榄油、菜籽油、玉米油等)为主的食物,可以降低血清总胆固醇和低密度脂蛋白的水平。但是,由于受遗传和代谢的影响,饮食中胆固醇摄入对血脂的影响存在明显的个体差异。有研究显示控制胆固醇摄入,会提高人体对胆固醇的吸收率,还会使体内胆固醇合成增加,排泄率减少。有的人的胆固醇摄入量高,不但会降低胆固醇的吸收率,还反馈性抑制胆固醇在体内合成,增加排泄率。所以,饮食与血脂的关系是复杂的,需要根据个体状况加以分析。

3. 茶和咖啡

茶含有茶多酚,长期饮茶可以降低血清总胆固醇水平。在动物实验中茶和茶多酚可以降低动物体重,降低血清甘油三酯和胆固醇水平,降低肝细胞内的胆固醇水平。咖啡对血清胆固醇影响的报道结果各异,但长期饮用大量咖啡,报道结果倾向于会增加血清总胆固醇的水平。

4. 饮酒

中等量饮酒(每天摄入乙醇量:男性为 20～30g,女性为 10～20g)可提高血清 HDL-C 的水平;即使少量饮酒,也会使 TG 血症患者的血清 TG 水平进一步升高。饮酒对心血管事件的影响尚无确切的证据。

5. 吸烟

有研究显示长期吸烟者每天的吸烟量与血清总胆固醇、低密度脂蛋白胆固醇和甘油三酯水平的增加量呈正比,而与高密度脂蛋白胆固醇的水平呈反比。戒烟可改善这种状况。也有研究显示吸烟可增加血脂对冠心病的影响,削弱高密度脂蛋白胆固醇对冠心病的保护作用。

6. 运动

运动锻炼可以降低血清总胆固醇、低密度脂蛋白胆固醇和甘油三酯的水平,提高高密度脂蛋白胆固醇的水平,但是不同的运动项目、不同的运动强度的效果也存在差异。一般认为持续的中等强度的有氧运动对改善血脂水平有效,但老年人往往存在多种慢性疾病,包括动脉粥样硬化性疾病。因此,在运动锻炼前一定要咨询专业的医务人员做好评估,选择既适合自己的体质状况又有效的运动项目和运动强度,将安全性放在首位。

7. 激素

更年期妇女容易发生血脂异常,采用雌激素替代治疗后,血清高密度脂蛋白胆固醇水平升高,总胆固醇、低密度脂蛋白胆固醇和甘油三酯水平降低;老年男性血清睾酮水平下降,血清高密度脂蛋白胆固醇水平降低,极低密度脂蛋白胆固醇及低密度脂蛋白胆固醇水平升高。

8. 药物

利尿剂：长期使用氢氯噻嗪可使血清总胆固醇和甘油三酯水平升高；呋塞米可使高密度脂蛋白胆固醇水平降低。β-受体阻滞剂：非选择性β-受体阻滞剂如（普萘洛尔）和选择性β-受体阻滞剂（如美托洛尔、阿替洛尔等），一般在服用2周时，可使甘油三酯水平升高、高密度脂蛋白胆固醇水平降低；服用1年时，还会使血清总胆固醇和低密度脂蛋白胆固醇水平也升高。

六、临床表现

一般性的血脂异常并无明显症状，往往在体检或血液生化检查时被发现。长期明显的血脂异常会引起动脉粥样硬化性心脑血管疾病或外周动脉血管粥样硬化性病变。当这些病变出现症状时，进一步检查其病因时会发现血脂异常是其致病的因素之一。某些遗传性家族性血脂异常（如家族性高胆固醇血症）患者，其上眼睑内侧皮肤有黄色疣、跟腱、手或足背伸侧肌腱、膝部、股直肌和肩三角肌肌腱有圆形、卵圆形黄色瘤，与皮肤粘连，该类患者年轻时可患有冠心病。

明显的高甘油三酯血症可引起急性胰腺炎。

七、诊　断

（一）血脂检查人群

1. 重点人群

（1）已患有动脉粥样硬化性疾病者，如冠心病、缺血性脑血管病、外周动脉粥样硬化者等。

（2）有高血压、糖尿病、肥胖、吸烟史者。

（3）有早发（指一级直系亲属男性在55岁前或女性在65岁前）冠心病、缺血性脑血管病家族史者。

（4）有遗传性血脂异常家族史者。

（5）有黄色疣或黄色瘤者。

2. 建议进行血脂检查人群

（1）40岁以上男性。

（2）绝经后女性。

（二）血脂异常的诊断标准

鉴于目前老年人群的研究数据缺乏，诊断主要依据《中国成人血脂异常防治指南（2016年修订版）》制定的中国人群血脂合适水平和异常分层标准（表2-3-2）。凡是TC、LDL-C、TG水平超过合适水平，或HDL-C水平低于降低水平，均可诊断为血脂异常。

（三）血脂异常的临床简易分类

血脂异常有多种分类方法，包括世界卫生组织（WHO）分类、病因分类和临床简易分类等。其中以临床简易分类更为实用（表2-3-3）。

表2-3-3　血脂异常的临床简易分类

分型	TC	TG	HDL-C	相当于WHO表型
高TC血症	增高			Ⅱa型
高TG血症		增高		Ⅳ、Ⅰ型
混合型高脂血症	增高	增高		Ⅱb、Ⅲ、Ⅳ、Ⅴ型
低HDL-C血症			降低	

八、调脂治疗

（一）治疗原则

（1）大量临床研究证实LDL-C升高是动脉粥样硬化性心血管疾病（atherosclerosis cardio-vascular disease，ASCVD）发生、发展的关键，降低LDL-C水平可以稳定、延缓或改善动脉粥样硬化性病变。因此，LDL-C为调脂治疗的首要干预靶点；高TG血症患者体内升高的残粒脂蛋白水平很可能具有致动脉粥样硬化的作用。故，非HDL-C为次要干预靶点。

（2）临床上是否启动调脂药物治疗，需要对个体进行ASCVD风险程度评估，并根据风险程度设定调脂治疗的目标值。LDL-C基线较高且治疗后仍不能达到目标值者，其LDL-C值至少降低50%。极高危患者LDL-C基线值低于目标值时,LDL-C值仍应在原来基础上降低30%左右。

（3）调脂治疗药物首选他汀类药物。根据中国的人群特点,他汀类药物剂量推荐从中等强度开始,以后根据疗效和个体耐受情况调整,必要时,也可选择与其他调脂药物联合使用。中国人群中他汀类最大剂量的治疗获益及安全性尚未得到确定,而越来越多的研究表明,高强度他汀类药物治疗伴随着更高的肌病发生率及肝酶水平上升风险,在中国人群中更为突出。

（二）总体心血管病危险评估

LDL-C或TC水平对动脉粥样硬化性心血管疾病（ASCVD）的发病危险具有独立的预测作用。而个体发生ASCVD危险,取决于LDL-C或TC水平与其他多个危险因素交互作用的结果。评价ASCVD的总体危险,有助于血脂异常患者确定调脂治疗的决策,也有助于临床医生针对有多个危险因素的患者制定出个体化的治疗决策（图2-3-1）。

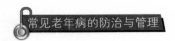

符合下列任意条件者,可直接列为高危或极高危人群

极高危:ASCVD患者

高危:(1) LDL-C水平≥4.9mmol/L或TC水平≥7.2mmol/L的患者

(2) 糖尿病患者(LDL-C水平在1.8～4.9mmol/L或TC水平在
3.1～7.2mmol/L且年龄≥40岁)

对不符合者,评估ASCVD的10年发病危险

危险因素(个)		血脂水平分层(mmol/L)		
		3.1≤TC水平<4.1 或 1.8≤LDL-C水平 <2.6	4.1≤TC水平<5.2 或 2.6≤LDL-C水平 <3.4	5.2≤TC水平<7.2 或 3.4≤LDL-C水平 <4.9
有高血压	0～1	低危(<5%)	低危(<5%)	低危(<5%)
	2	低危(<5%)	低危(<5%)	中危(5%～9%)
	3	低危(<5%)	中危(5%～9%)	中危(5%～9%)
无高血压	0	低危(<5%)	低危(<5%)	低危(<5%)
	1	低危(<5%)	中危(5%～9%)	中危(5%～9%)
	2	中危(5%～9%)	高危(≥10%)	高危(≥10%)
	3	高危(≥10%)	高危(≥10%)	高危(≥10%)

ASCVD 10年发病危险为中危,且年龄<55岁者,评估余生危险

将具有以下任意2项及以上危险因素者,定义为ASCVD高危人群

● 收缩压≥160mmHg或舒张压≥100mmHg

● 非HDL-C水平≥5.2mmol/L(200mg/dl)

● HDL-C水平<1.0mmol/L(40mg/dl)

● 体重指数(BMI)≥28kg/m²

● 吸烟

图2-3-1 ASCVD总体发病危险评估流程图

[摘自《中国成人血脂异常防治指南(2016年修订版)》]

（三）调脂治疗的目标值

虽然各国指南对设定调脂治疗的目标值有不同看法，但新近发表的中国血脂防治指南认为设立调脂治疗的目标值，有利于改善血脂异常患者治疗的依从性，有利于医生更加准确地评价治疗方法的有效性。不同ASCVD危险分层LDL-C和非HDL-C治疗达标值见表2-3-4。

表2-3-4 不同ASCVD危险分层LDL-C和非HDL-C治疗达标值

单位：mmol/L

危险分层	LDL-C水平	非HDL-C水平
低/中危	<3.4	<4.1
高危	<2.6	<3.4
极高危	<1.8	<2.6

目前尚无对80岁以上的高龄老年人开展他汀类药物治疗靶目标的随机对照研究，故对高龄老年人开展他汀类药物治疗的靶目标不做特别推荐。调脂治疗前，应结合高龄老年人的全身状况、肝肾功能、获益/风险等进行综合评估，制定个体化治疗方案，且起始剂量不宜太大。

（四）调脂的非药物治疗

（1）血脂异常与饮食和生活方式有着密切的关系。因此，合理饮食和改善生活方式是治疗血脂异常的基础。在满足每日营养和总能量需要的基础上，脂肪摄入量不应超过总能量的30%，一般人群中饱和脂肪酸的摄入量不超过10%，在高胆固醇血症患者中不超过7%。高TG血症患者更应减少每日脂肪的摄入量。

（2）改善生活方式，如超重者适当控制体重、适量运动，戒烟、限酒在血脂异常防治中不管是否进行药物治疗都非常重要，因而应该引起重视。

（五）调脂药物

1. 主要降低胆固醇水平的药物

此类药物降低胆固醇的主要作用机制是抑制肝细胞内胆固醇的合成，加速LDL分解代谢或减少肠道对胆固醇的吸收。

（1）他汀类药物：能够抑制胆固醇在肝内合成，并加速血清LDL分解代谢,常用的药物有阿托伐他汀、瑞舒伐他汀、洛伐他汀、辛伐他汀、普伐他汀、氟伐他汀、匹伐他汀和血脂康等。大量临床研究表明,他汀类药物可逆转冠状动脉粥样硬化斑块,降低心血管事件的发生率,降低心血管病的死亡率和总死亡率。众多他汀类药物临床试验老年亚组的分析和部分针对老年人设计的随机对照临床试验证实,他汀类药物治疗能降低老年人心脑血管事件发生及死亡的风险。但目前尚缺乏80岁以上高龄老年人使用他汀类药物防治心脑血管疾病的临床试验证据。

国内他汀类药物起始剂量推荐从中等强度开始,以后根据疗效及个体耐受性进行调整。中等强度剂量是指可降低血清LDL-C水平25%～50%,每日应用剂量:阿托伐他汀10～20mg,瑞舒伐他汀5～10mg,洛伐他汀40mg,辛伐他汀20～40mg,普伐他汀40mg,氟伐他汀80mg,匹伐他汀2～4mg,血脂康1.2g。高强度剂量是指可降低血清LDL-C水平50%以上,每日应用剂量:阿托伐他汀40～80mg,瑞舒伐他汀20mg。

绝大多数人对他汀类药物耐受性良好,不良反应多见于大剂量他汀类药物治疗者。他汀类药物的不良反应主要是肝功能异常及肌病(肌痛、肌炎和横纹肌溶解),常需监测血清肝功能和肌酸激酶。长期服用他汀类药物有增加新发糖尿病的风险,但发生率低,对心血管病总体获益远大于新增糖尿病的风险。他汀类药物治疗可引起认知功能异常,但多为一过性,发生概率极低。

(2)胆固醇吸收抑制剂:该类制剂主要是抑制肠道内胆固醇吸收,目前应用的药物有依折麦布,每日剂量为10mg,有较好的耐受性和安全性,可以与他汀类药物联用。

(3)其他降胆固醇药物:通过非受体途径促进LDL消除的普罗布考;胆酸螯合剂考来烯胺;中药与红曲的复方制剂脂必泰和甘蔗蜡中提纯的有效成分多廿烷醇等。

2. 主要降低TG水平的药物

(1)贝特类:主要通过激活过氧化物酶体增殖物激活受体α(PPARα)和脂蛋白脂酶(LPL)而降低血清TG水平和提高HDL-C水平。常用的制剂有微粒化非诺贝特(0.16～0.20g/d)、吉非贝齐(每次0.6g,2次/日)、苯扎贝特(每次

0.2g，3次/日）等。临床研究荟萃分析结果显示，对于高 TG 伴有低 HDL-C 血症患者，贝特类药物能降低其 10% 左右的心血管事件发生率。贝特类的不良反应有肝酶水平升高、肌病和肾毒性等，应在治疗过程中加强监测。

（2）鱼油制剂：为 n-3 脂肪酸，常用于治疗高 TG 血症。常用剂量为每次 0.5～1.0g，每天 3 次。不良反应少见，少数病例可出现转氨酶或肌酸激酶水平轻度升高，偶有出血倾向。早期临床研究显示，鱼油制剂可降低心血管事件发生率，但未被随后的多项临床试验所证实。

（3）烟酸类：其调脂作用与抑制脂肪组织内的甘油酯酶活性，减少游离脂肪酸进入肝脏，从而减少肝脏内 VLDL 的合成有关。早期临床试验荟萃分析结果发现，烟酸无论是单用还是与其他调脂药物联用均可改善心血管预后，减少心血管事件和冠状动脉事件。近年一项大型研究通过对 25673 例高危心血管病患者进行随机对照临床试验，经过近 4 年的随访，结果显示：烟酸/拉罗皮兰（laropiprant，可减少潮红的前列腺素 D_2 受体拮抗剂）复方缓释剂联合他汀类药物治疗并没有比单用他汀类药物治疗具有更多的心血管获益。该制剂也因而退出欧美多国的调脂药物市场。

3. 新型调脂药物

（1）洛美他派（lomitapide）：一种微粒体甘油三酯转移蛋白抑制剂。该药驻留在内质网的腔内，直接与甘油三酯转移蛋白结合并抑制其活性，阻止肠上皮细胞和肝细胞内载脂蛋白 B 的组装和分泌，抑制乳糜微粒和 VLDL 的合成，从而使血浆 LDL-C 水平降低。2012 年 12 月，该药由美国食品药品监督管理局批准上市，主要用于治疗纯合子型家族性高胆固醇血症，可使 LDL-C 水平降低 40%。该药的不良反应的发生率较高，不良反应主要是肝脏毒性（肝酶水平升高和脂肪变性）。

（2）米泊美生（mipomersen）：首个载脂蛋白 B 合成抑制剂，作用机制是以人载脂蛋白 B100 信使核糖核酸为靶点转录反义寡聚核苷酸，能与 Apo B-100 蛋白 mRNA 的编码区互补配对，抑制 Apo B100 的翻译合成，从而降低 LDL-C 的水平。该药为注射剂，2013 年 1 月由美国食品药品监督管理局批准上市，主要用于治疗纯合子型家族性高胆固醇血症。该药的不良反应主要为肝毒性

（肝酶水平升高和脂肪变性）及注射局部反应。

（3）evolocumab 与 alirocumab：前蛋白转化酶枯草溶菌素 9（PCSK9）抑制剂。PCSK9 是由肝脏分泌的一种丝氨酸蛋白酶，它被分泌至细胞外，可以迅速地与肝细胞 LDL 受体结合并使其降解，从而减少其对血清 LDL-C 的清除率。抑制 PCSK9，可促进血清 LDL-C 发挥清除作用。evolocumab 与 alirocumab 均为 PCSK9 单克隆抗体注射剂，2015 年先后获得欧盟医管局和美国食品药品监督管理局批准上市。初步临床研究结果显示，其可以显著降低血清 LDL-C 的水平，减少心血管事件的发生率。至今尚未发现与治疗确切相关的严重或致命的不良反应。

由于上述新型调脂药物在国外上市时间短，国内尚未上市，缺乏老年人临床研究数据，故尚不能确定老年人和年轻人对该类药物的耐受性、安全性是否存在差异，因而尚有待今后进行进一步的研究和观察。

（六）老年调脂药物的治疗注意点

（1）老年人的慢性病多，用药多，肝肾功能减退，容易发生药物的相互作用，虽然大规模临床试验尚未见有老年人调脂药物治疗的不良反应发生率增加的证据，但是尚需重视。部分他汀类药物如辛伐他汀、洛伐他汀、阿托伐他汀经肝脏 CYP 3A4 代谢，与 CYP 3A4 抑制剂联合应用时可增加不良反应发生的风险，甚至有增加横纹肌溶解等严重不良反应的风险，常见的 CYP 3A4 抑制剂有大环内酯类抗生素（如红霉素类、克拉霉素），吡咯类抗真菌药（如奈法唑酮、伊曲康唑），利福平，贝特类（尤其是吉非贝齐），环孢素，他莫昔芬，胺碘酮，华法林，硝苯地平，维拉帕米，地尔硫草，卡维地洛，西咪替丁，质子泵抑制剂，HIV 蛋白酶抑制剂等。大量饮用西柚汁、酗酒等也可能增加他汀类药物发生肌病的风险。

（2）使用调脂药物前后应充分评估老年人调脂治疗的获益/风险，应用时宜从小剂量开始，逐步调整剂量，避免调脂药物的不利影响。

（3）年龄不应成为高龄（≥80 岁）老年人使用他汀类药物的障碍。应结合老年人的生理年龄、肝肾功能、伴随疾病、合并用药情况等进行评估，制定适合个体的治疗方案。

（4）老年人在调脂药物治疗过程中，应定期监测肝肾功能、肌酸激酶，并观察可能的不良反应。

九、血脂异常的基层（社区）医院管理和自我管理

（一）基层（社区）医院管理

1. 计划

制订社区血脂异常防治及管理的中长期规划。

2. 社区血脂异常的健康教育

健康教育的重点是血脂异常的高患病率、心脑血管病的严重危害性、易患人群、危险因素、防治要点。

3. 社区血脂异常人群的检出

（1）通过社区卫生服务机构日常工作来发现血脂异常人群，例如：①建立健康档案；②社区体检；③社区医院门诊；④社区血脂异常流行病学调查。

（2）血脂异常易患人群及高危人群：①40岁以上的男性；②绝经后的女性；③已患有动脉粥样硬化性疾病者，如冠心病、缺血性脑血管病、外周动脉粥样硬化性疾病等；④有高血压、糖尿病、肥胖、吸烟史者；⑤有早发（指一级直系亲属男性在55岁前或女性在65岁前）冠心病、缺血性脑血管病家族史者；⑥有遗传性血脂异常家族史者；⑦有黄色疣或黄色瘤者。

4. 建立健康档案

对社区老年人血脂异常人群建立健康档案。

5. 有条件的社区卫生服务机构可开设血脂异常专科门诊

对血脂异常的老年患者进行随访和指导。

（二）自我管理

（1）血液生化检查发现血脂异常，在确定诊断前，应间隔2～4周再复查1次，验血前几天不暴饮暴食，不饮酒，特别是甘油三酯水平受验血前几天的饮食影响较大。

（2）了解血脂异常的危害性，结合自身状况，请专科医生对自己进行总体心血管病危险性的评估，提高自我防范意识。

（3）根据一级预防（即有血脂异常，但还没有动脉粥样硬化性疾病）或二级预防（有血脂异常，同时有动脉粥样硬化性疾病）确定自己调脂治疗的目标值，在专科医生的指导下进行调脂治疗（包括非药物治疗和药物治疗）。

（4）已经有动脉粥样硬化性病变者应用他汀类调脂药物时，除观察血脂水平（LDL-C）是否有降低到目标值外，更重要的是要观察动脉粥样硬化斑块的动态变化。

（5）调脂治疗过程中定期检查血脂、肝肾功能、肌酸激酶，以判断血脂是否达标，以及是否有药物的不良反应。

（谢海宝）

第四节　老年缓慢性心律失常的防治与管理

心脏有节律地跳动,是由于心脏本身有一种特殊的心肌纤维,其具有自动节律性兴奋的能力,这种心肌纤维来自心脏起搏传导系统。心脏起搏传导系统包括窦房结、房室结、希氏束、左右束支和浦肯野纤维。窦房结是心脏的正常起搏点,位于右心房壁内,由P细胞(起搏细胞)、移行细胞和心肌细胞组成,还包含有胶原纤维、结缔组织和神经细胞的分支,受交感和副交感神经的双重支配。窦房结内的P细胞发生的兴奋通过移行细胞传至心房肌,使心房收缩,同时心房肌的兴奋下传至房室结。房室结位于房间隔下部,由过渡区、结区、结希区3部分组成。过渡区细胞4期自动除极速率最高;结区由相互连接的无自律性的小细胞束组成;结希区细胞直接与希氏束相连,有较低的自律性,兴奋在房室结内传导缓慢,房室结也受交感和副交感神经的双重支配。希氏束进入室间隔分成左右束支,分别沿心室内膜下行,最后以其细小分支即浦肯野纤维分布于心室肌,兴奋再经希氏束、左右束支、浦肯野纤维传至心室从而引起心室收缩。

正常心脏以窦房结的自律性最高,故窦房结被称为最高起搏点,而其他具有自律性的心肌细胞,其舒张期自动除极未达到阈电位前,已被窦房结下传的兴奋所激动,因而被称为潜在起搏点。

房室传导系统各部分的传导速度不等,其中房室结的传导速度最慢,浦肯野纤维的最快。兴奋沿心肌细胞长轴传导的速度快,但易发生传导障碍;而垂直于心肌细胞长轴的冲动传导慢,但传导性能可靠,不易发生传导障碍,这种现象称为各向异性传导。

心脏起搏传导系统随年龄增加而发生变化,在老年人中以退行性改变为主,严重时发生临床病理过程,同时也受到心脏疾病本身和来自机体其他脏器病理过程的影响。

心律失常是指心脏兴奋的频率、节律、起源部位、传导速度或激动次序的异常。

心律失常按照发生时心率的快慢可分为缓慢性心律失常和快速性心律失常,也可见两种心律失常同时存在或交替出现。

一、缓慢性心律失常的机制、病因和流行病学状况

老年人的心脏起搏传导系统的起搏细胞和传导细胞随着年龄的增加而衰退减少,代之以弹力纤维和胶原纤维组织,以及脂肪浸润和钙化。其病变范围可为传导系统中的一部分或全部。这些改变是多数老年人缓慢性心律失常发生的病理基础。

老年人的心脏起搏传导系统病变主要是退行性病变所致,部分也可能与自身免疫性疾病、淀粉沉积或胶原结缔组织疾病有关。常见病因还包括甲状腺疾病、心肌炎、心肌手术后继发的心肌损伤、胶原性血管疾病、风湿性心脏病、心肌病、神经肌肉疾病和白喉等。

老年人的心脏起搏传导系统病变少数呈急性发作,见于急性心肌梗死和急性心肌炎。急性心肌梗死导致的窦房结或房室结病变多数呈短暂可逆,急性心肌炎引起的窦房结或房室结病变多数或部分可恢复。药物中毒、电解质平衡紊乱以及一些药物(如β-肾上腺素能阻滞药、洋地黄类、钙拮抗剂、抗心律失常药物及碳酸锂等)可加剧窦房结和房室结的功能不全。

每百万人口中每年有150～200人由于病态窦房结综合征(sick sinus syndrome, SSS)而需行永久性人工心脏起搏治疗,占所有需行人工心脏起搏治疗总数的40%～60%,其中20%～50%的患者是由于同时并发三度或高度房室传导阻滞(atrioventricular block, AVB)而需行人工心脏起搏治疗。一度AVB偶可见于正常人中,在中青年人中AVB的发生率为0.65%～1.10%,50岁以上者的发病率更高一些,为1.3%。

二、缓慢性心律失常的分类

缓慢性心律失常按其发生的部位分为窦房结病变、房室结病变以及束支病变。

（一）窦房结功能异常

老年人发生窦房结功能异常很常见，但由于无明显的临床表现而常被忽视。窦房结病变主要是病态窦房结综合征和部分非病态窦房结综合征的窦房结功能异常。

病态窦房结综合征是窦房结及其周围组织慢性病理性病变导致窦房结起搏功能和（或）窦房传导功能障碍，从而引发多种心律失常和临床症状的一组综合征。病态窦房结综合征发生时，除窦房结的病理改变外，还可合并心房、房室结及心脏全传导系统的病理改变。多数患者在40岁以上出现症状，60～70岁患者最多见。临床上往往起病隐匿，常伴有头晕、乏力、胸闷等症状，严重者伴有晕厥甚至猝死，轻者也可无症状。大多数病态窦房结综合征的病程发展缓慢，从出现症状到症状严重时间可长达5～10年或更长。随着人口年龄老化，病态窦房结综合征的发病率明显上升。

病态窦房结综合征的产生除了与窦房结及其周围组织本身的病变有关外，也与支配窦房结的自主神经系统异常有关。因此，临床上也有将窦房结功能异常分为结内病变和结外病变两大类，结内病变和结外病变常有重叠。结外病变常见的是自主神经系统异常，包括颈动脉窦综合征和血管迷走神经综合征，也可与脑干部位的血管运动中枢的异常有关。

病态窦房结综合征根据其发生的部位及心电图表现，可分为窦性心动过缓、窦性停搏或窦房传导阻滞、慢-快综合征、双结病变、全传导系统病变等几种类型。

1. 窦房结功能异常的表现

（1）窦性心动过缓。

正常的窦性心律通常为60～100次/分，若静息心率低于60次/分，可判断为窦性心动过缓，可见于正常人，尤其是体育锻炼和体力劳动者的睡眠状态，由迷走神经张力过高引起,属生理情况。窦性心律受多种因素影响,如迷走与交感神经、体位、情绪、体力活动、体温、代谢与药物等,心外疾病和心脏病变亦可影响窦性心律的频率。窦性心动过缓也见于下壁心肌梗死的早期,常常是暂时的。

如有严重窦性心动过缓(静息心率低于40~50次/分或睡眠时低于30次/分),或有相关症状的老年人要考虑病态窦房结综合征的可能,需进一步检查或动态观察以明确诊断。

窦性心动过缓还包括窦房结变时功能不全,活动时心动过缓伴随头晕、乏力等症状。

严重窦性心动过缓还可加重原有心脏病的症状,引起心力衰竭、心绞痛。此外,心排出量过低时还严重影响肾脏等的灌注而致尿少、浮肿、腹胀,严重者可出现氮质血症。心率低于50次/分的老年患者,尤其是年龄在80岁以上者的心力衰竭的发生率明显升高,植入生理性心脏起搏器可纠正部分心动过缓引起的心力衰竭。对心动过缓合并心功能不全的老年患者行双心室(三腔)起搏或许是更好的选择。

心率持续而显著减慢还易产生室性异位节律。显著窦性心动过缓的老年患者,当电解质紊乱、QT间期延长时或应用致心律失常药物时容易产生尖端扭转型室速,这是一种严重的致命性心律失常,应予以积极防治。

(2)窦性停搏或窦房传导阻滞。

窦性停搏又称窦性静止、窦性间歇、窦性暂停等,是指窦房结在一个或多个心动周期中不产生兴奋,以致不能激动心房或整个心脏。

老年人窦性停搏主要由窦房结本身的损害引起,也可继发于急性缺血/缺氧、高钾血症、各种情况的中毒(最常见于抗心律失常药物等过量或中毒),也可见于各种迷走神经刺激等。濒死性停搏即为各种疾病晚期的临终前表现。

窦房传导阻滞是指窦房结及其周围组织病变导致窦房结兴奋传导至心房的窦房障碍,窦性P波的长间歇与基本窦性心律的PP间期往往有倍数关系。

二度Ⅰ型窦房传导阻滞的特点是在长PP间期之后的PP间期逐渐缩短,又突然出现长PP间期,呈"渐短突长"的特点,上述现象周而复始地出现。二度

Ⅱ型甚至高度窦房传导阻滞的特点为无窦性P波的长间期是基本窦性心律PP间期的整倍数。有时鉴别窦性停搏与窦房传导阻滞有一定的困难，但两者的处理方法类似。

频发的窦性停搏或窦房传导阻滞是一种严重的心律失常，是窦房结功能衰竭的表现，过长时间的窦性停搏可使患者出现晕眩、黑矇或短暂的意识障碍，严重者发生阿-斯氏综合征甚至猝死。

（3）慢-快综合征。

慢-快综合征：部分窦房结功能异常患者可合并房性心动过速、心房扑动、心房颤动等短阵室上性快速性心律失常发作，又称慢-快综合征。当快速性心律失常发作时，心率可突然加速达100次/分以上，持续时间长短不一，而当心动过速突然终止后可有心脏暂停伴或不伴晕厥发作。注意需与不伴窦房结功能异常的阵发性心房颤动/心房扑动患者转复窦性心律过程中的窦性停搏的慢-快综合征区别。慢-快综合征合并心房颤动或心房扑动的患者的脑卒中和系统栓塞的发生率增加，合并房性心动过速患者的脑卒中发生率亦可能增加。

（4）双结病变。

在窦房结功能异常（显著的窦性心动过缓、窦房传导阻滞或窦性静止）基础上如交界性逸搏出现较迟（时间≥2s）或交界性逸搏心率缓慢（<35次/分）或伴房室传导阻滞，则提示双结病变，表明病变累及窦房结和房室结。老年人双结病变的发生率明显高于中青年人，提示老年患者病变广泛、病情严重。双结病变是由窦房结向房室结缓慢发展的传导系统退行性纤维化所致。有研究结果表明，初次诊断病态窦房结综合征的患者，4年后伴发房室传导阻滞的概率为4.5%，10年后的概率为8.5%。

（5）全传导系统病变。

如窦房结病变伴有房室或束支传导阻滞，提示全传导系统病变。

2. 窦房结功能异常的诊断

窦房结功能异常可根据心电图、动态心电图、心电监护记录结合临床症状的相关性做出诊断，注意需排除药物及全身其他脏器功能的影响。因此，需同时做甲状腺功能、心肌损伤标记物、电解质等生化检查，必要时需行血气分析以及脑钠肽、心脏超声等检查来了解心脏的结构与功能。对于晕厥常规检查原因不明者,建议植入心律失常捕获器;经食管电生理或心内电生理检查可以了解窦房结恢复时间和窦房传导时间以及房室结的传导功能;阿托品试验可以有助于区别由迷走神经张力过高引起的窦性心动过缓;运动试验有助于窦房结病变时功能不全的诊断;倾斜试验有助于血管迷走晕厥及窦房结功能异常的诊断。

3. 窦房结功能异常的治疗

对于无症状或症状轻微的窦房结功能异常(无合并房室结或束支病变)者不需要治疗。慢性窦房结功能异常有一个相对良性的过程,无论是药物治疗还是心脏起搏器治疗并不能改变其预后,因此治疗的目的通常是改善症状。

对于症状性窦房结功能异常首先是处理病因和解除诱因,如停用能引起心率变缓的胺碘酮、β-受体阻滞剂等抗心律失常药物,解除迷走神经刺激因素等;应立即处理有血流动力学影响的显著急性窦房结功能异常者,可予静脉注射阿托品0.5～2.0mg(注意老年男性患者常合并前列腺疾病,阿托品可导致一过性排尿困难、尿潴留;老年患者应用阿托品时有较高的一过性精神异常发生率),或异丙肾上腺素0.5～1.0mg加在5%葡萄糖注射液200～300ml内缓慢静滴,或异丙肾上腺素1mg(2ml)加生理盐水48ml从而至总量50ml,$0.01～0.20\mu g/(min \cdot kg)$微泵静脉注射,必要时(尤其是合并快速性心律失常)可使用临时起搏器。对于反复发作、不能去除病因的症状性窦房结功能异常患者,推荐植入心脏起搏器治疗。

推荐窦房结病变起搏器植入的指征如下。

(1) 明确由于心动过缓引起的症状(Ⅰ,B)。

(2) 起搏器可用于有证据显示晕厥是由于窦性停搏和(或)房室传导阻滞引起的40岁以上的血管迷走性晕厥患者(Ⅱa,B)。

(3) 起搏器可用于有晕厥病史并且窦性停搏或窦房传导阻滞或房室传导阻滞长间歇大于6s的无症状窦性停搏或房室传导阻滞患者(Ⅱa,C)。

(4) 证据不明确,症状可能由于心动过缓引起(Ⅱb,C)。

(5) 无症状性心动过缓或病因可逆患者为非起搏器植入的指征(Ⅲ,C)。

（二）房室传导阻滞

心脏电激动传导过程中，发生在心房和心室之间的电激动传导异常，称为房室传导阻滞，可导致心律失常，使心脏不能正常收缩和泵血。房室传导阻滞可发生在房室结、希氏束以及束支等不同的部位。根据阻滞程度的不同，可分为一度、二度和三度房室传导阻滞。三种类型的房室传导阻滞的临床表现、预后和治疗有所不同。

1. 房室传导阻滞的病因

老年人房室传导阻滞大多为获得性，老年人获得性房室传导阻滞可以继发于各种原因引起的心肌普遍纤维化，引起获得性房室传导阻滞。

（1）相对年轻的老年患者的房室传导阻滞以各种原因的心肌炎症最常见，如风湿性、病毒性心肌炎和其他感染。

（2）相对年老的老年患者的房室传导阻滞的原因为特发性传导系统纤维化、退行性变化（即老化），如Lev病。

（3）冠心病尤其是下壁心肌梗死患者发生房室传导阻滞的可能性较大，大多行血运重建或数天后可恢复。

（4）迷走神经兴奋，常表现为短暂性房室传导阻滞。

（5）药物（如地高辛、胺碘酮、心律平等）的不良反应可能导致心率减慢，多数房室传导阻滞在停药后消失。

（6）高钾血症、尿毒症等。

（7）器质性心脏病，如冠心病、风湿性心脏病及心肌病。

（8）外伤、心脏外科手术或介入手术及导管消融时误伤以及放化疗造成的房室传导组织损伤可引起房室传导阻滞。

（9）肌强直性营养不良、肌营养不良症、Kearns-Sayre综合征、Friedreichis共济失调等神经肌肉疾病和浸润性疾病（如淀粉样变性、肉瘤样病、血色素沉着病、类癌瘤以及结缔组织疾病等）都可导致房室传导阻滞。

老年完全性房室传导阻滞患者多数为获得性的，其阻滞部位70%～90%位于希氏束远端，15%～20%位于希氏束内，16%～20%位于房室结内。高度房室传导阻滞患者的阻滞点和完全性房室传导阻滞的一样，可以是在房室传导系统的任一部位。其后果是可以发展为完全性房室传导阻滞,或伴有严重症状的心动过缓。Lev病的特征为传导系统缓慢进行性纤维化,导致束支进行性传导阻滞。

2. 房室传导阻滞的临床表现

(1)一度房室传导阻滞是指从心房到心室的电激动传导速度减慢,心电图表现为PR间期延长超过0.20s,但是每个心房激动都能传导至心室。

(2)二度房室传导阻滞又分为Ⅰ型(文氏或称莫氏Ⅰ型)和Ⅱ型(莫氏Ⅱ型)。二度Ⅰ型房室传导阻滞是最常见的二度房室传导阻滞类型,是指从心房到心室的传导时间逐渐延长,直到有一个心房的激动不能传递到心室。二度Ⅱ型房室传导阻滞,是指心房的激动突然阻滞不能下传至心室,心电图表现为QRS波群有间期性脱漏。

(3)三度房室传导阻滞又称完全性房室传导阻滞,是指全部的心房激动都不能传导至心室,其特征为心房与心室的活动各自独立、互不相干,且心房率快于心室率。

一度房室传导阻滞的患者通常无症状。二度Ⅰ型房室传导阻滞的患者可以无症状,也可有心悸、心搏暂停感、头晕及胸闷等症状。三度房室传导阻滞的患者的症状与心室率的快慢和伴随疾病相关,患者可无症状或感头晕、心悸、疲倦、乏力、头晕、晕厥、心绞痛等,如并发心力衰竭时会有胸闷、气促及活动受限;重者可有晕厥、抽搐,即阿-斯综合征发作甚至猝死,听诊心率慢而有规则,30~50次/分,有大炮音等。

以上三种类型的房室传导阻滞可以随着病情的进展发生转化。当一度、二度房室传导阻滞突然进展为三度房室传导阻滞时,因心室率突然减慢导致脑缺血,患者可能出现意识丧失、抽搐,严重者可猝死。只有二度Ⅰ型房室传导阻滞者较少发展为三度房室传导阻滞者。

3. 房室传导阻滞的治疗与预后

房室传导阻滞的治疗和预后取决于许多因素,包括病因、心功能状态、阻滞程度、阻滞持续时间和阻滞部位。必须根据患者的具体情况,进行细致分析,综合判断,并制定适当的治疗方案,其中主要是人工心脏起搏器的适应证选择。一般说来，发生于一些急性和可逆情况下的房室传导阻滞，大多在原发病因消退或被去除后，便可逐渐自行恢复正常的房室传导，很少发展为完全性房室传导阻滞，也很少引发晕厥。因此，其治疗主要针对导致房室传导阻滞的原因进行。而对于原发性传导系统退化性变、扩张型心肌病，以及其他一些慢性器质性心脏病所致的房室传导阻滞，房室传导系统已发生不可逆的器质性改变，阻滞常是持久或永久性的，阻滞部位大多在希-浦系统内。

一度房室传导阻滞患者的预后较好。大约有4%的患者发展为完全性房室传导阻滞，而约68%的患者仅为轻度的PR间期延长。二度房室传导阻滞患者部分可以发展为完全性或三度房室传导阻滞。植入永久性起搏器的患者的寿命与正常人群的基本相同。

严重的二度Ⅱ型和三度房室传导阻滞可使心室率显著减慢，当患者伴有明显的症状（如晕厥、意识丧失、阿-斯综合征发作）时，需要植入起搏器治疗，以免发生长时间心脏停搏，导致生命危险。对于间歇发生的心动过缓，注意保存自发房室传导阻滞的证据。发生房室传导阻滞时对于出现晕厥等慢性血流动力学障碍的患者，可予心脏临时起搏紧急处理或异丙肾上腺素 0.5～1.0mg 加在5%葡萄糖注射液200～300ml内缓慢静滴，或异丙肾上腺素 1mg(2ml)加生理盐水48ml从而至总量50ml，0.01～0.20μg/(min·kg)微泵静脉注射。

植入永久性起搏器的适应证包括以下内容。

①获得性三度或二度Ⅱ型房室传导阻滞无论有无症状（Ⅰ，C）。

②有与症状相关的二度Ⅰ型房室传导阻滞或心内电生理检查阻滞位于希氏束内或希氏束下（Ⅱa，C）。

③不推荐用于病因可逆的房室传导阻滞（Ⅲ，C）。

④对于伴有窦性心律房室传导阻滞患者起搏器应当首选双腔起搏器植入，以避免起搏综合征，提高生活质量（Ⅱa，A）。

⑤永久性房颤伴房室传导阻滞推荐频率应答心室起搏（Ⅰ，C）。

⑥对于伴有心功能不全的房室传导阻滞，推荐三腔起搏。

⑦对于间歇或者阵发的三度或者二度房室传导阻滞（包括房颤缓慢心室传导），可予起搏器植入治疗。

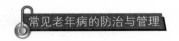

（三）束支传导阻滞

心室内传导阻滞指希氏束分叉以下的传导阻滞，一般分为左右束支及左束支前和后分支传导阻滞。老年人束支传导阻滞病因部分与房室传导阻滞类似，有各种疾病，包括内在的退行性变化，伴或不伴心脏疾病，但不受迷走神经和β-受体阻滞剂的影响。右束支传导阻滞可见于健康者，但在前壁心肌梗死时右束支传导阻滞的出现提示有实质性损害。在结节病患者中，新出现的右束支传导阻滞可能提示有进行性心脏受损。虽然发生右束支传导阻滞时QRS波群形态是畸形的，但不影响心肌梗死的诊断。暂时性右束支传导阻滞可发生于肺梗死后。

左束支传导阻滞曾被认为总是病理性的，但现在观点认为左束支传导阻滞也可能为良性。左束支传导阻滞无特殊治疗，有可能发展为心脏完全阻滞，但除非PR间期延长，预防性安装起搏器无益。对于冠心病患者，新出现左束支传导阻滞需警惕急性心肌梗死，对于症状明显或可疑心肌梗死的患者建议行急诊冠状动脉造影检查。

1. 束支传导阻滞的临床表现

束支传导阻滞、分支阻滞及非特异性室内阻滞通常不会引起心律失常，常无症状，不需治疗，但常有不良的预后意义。心脏听诊无特异性发现，当发生双束支或三束支传导阻滞时由于其传导阻滞以下部位心肌的起搏（逸搏）节律极低，会引起晕厥甚至猝死。部分左束支传导阻滞患者可出现左心室的收缩不同步，导致心力衰竭。

束支传导阻滞的心电图特征如下。

（1）右束支传导阻滞：QRS波群时限＞0.12s，Ⅰ导联S联波增宽，V_1导联呈rSR型，V_5、V_6导联R波窄高，S波宽，T波与QRS波群主波方向相反。

（2）左束支传导阻滞：QRS波群时限＞0.12s，V_1、V_2导联呈rS或QS波，Ⅰ导联及V_5、V_6导联R波增宽，有切迹，T波与QRS波群主波方向相反。

束支传导阻滞或双束支传导阻滞的患者，大多数有器质性心脏病的基础。慢性双束支传导阻滞常常可以发展为三支阻滞，每年有5%～10%的患者发展为完全性房室传导阻滞。无症状的双分支阻滞患者行电生理检查时，可发现希氏束-心室(his bundle-ventricle,H-V)延长,大约每年有2%的患者可以发展为完全性房室传导阻滞。

2. 束支传导阻滞的治疗

以下情况应考虑起搏器植入治疗。

(1) 束支传导阻滞有不明原因晕厥和电生理异常者。晕厥的束支传导阻滞患者的HV≥70ms,心房递增起搏或药理试验诱发二度或三度希-普传导阻滞(Ⅰ,B)。

(2) 对于有或无症状的交替束支传导阻滞患者,建议植入心脏起搏器(Ⅰ,C)。

(3) 对于不确定诊断的不明原因晕厥伴束支传导阻滞患者,可以考虑选择的起搏器治疗(Ⅱb,B)。

(4) 对于左束支传导阻滞伴心功能不全患者,建议心脏再同步化起搏治疗。

三、基层医院(包括社区医院)管理

参阅本章第五节。

四、自我管理

参阅本章第五节。

(屈百鸣)

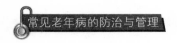

第五节 老年快速性心律失常的防治与管理

一、快速性心律失常的机制

快速性心律失常的发生机制包括激动形成异常和激动传导异常,复杂的心律失常如房颤、多形室速也可能有这两种机制混合存在。

(一)激动形成异常

具有自律性的窦房结、房室结等心肌细胞出现自主神经系统的兴奋性改变,或其本身的病变可导致心动过速或期前收缩(早搏)。原先无自律性的心房、心室等心肌细胞也可以在病理状态下出现异常自律性,如心肌变性或膜电位改变、心肌缺血、炎症、电解质紊乱、儿茶酚胺增多等均可导致心肌自律性增高而出现早搏、心动过速等快速性心律失常。自律性心律失常不能被电生理检查诱发和终止。

心房、心室与希氏束-浦肯野纤维等的膜电位触发电活动也可引起激动或反复激动,构成快速性心律失常。可见于遗传性心律失常、心肌缺血再灌注、低钾、药物中毒或特异性反应以及儿茶酚胺浓度增高等情况。触发电活动的心律失常可被心脏电生理检查诱发,而难以被电生理检查终止。

(二)激动传导异常(折返)

折返是快速性心律失常的常见机制。产生折返的基本条件是传导异常,包括①心脏两个部位或多个部位的传导性和不应期各不相同;②这些部位相互连接形成一个闭合环,其中一条通道发生单向阻滞,另一条通道传导缓慢,当激动沿缓慢通道传至原先阻滞的通道时,原先阻滞的通道的心肌已脱离不应期,产生激动,这就完成了1次折返激动。如果激动在环内反复循环,则会产生持续而快速的心律失常,如束支折返性室性心动过速。快速性心律失常可以被心脏电生理检查诱发和终止,如阵发性室上性心动过速、I型心房扑动等束支折返性室速和一些瘢痕性心律失常。

二、快速性心律失常的分类

快速性心律失常按发生的部位可以笼统分为室上性快速性心律失常和室性快速性心律失常,将单个发生的心律失常称之为早搏(期前收缩),将连续3个以上早搏出现称之为心动过速,出现连续节律和形态极不规则连线的快速性心律失常为心房颤动和心室颤动。室上性快速性心律失常发生后经希氏束-浦肯野系统激动心室,室上性快速性心律失常的QRS波形态通常同窦性心律的窄QRS波相同,而室性快速性心律失常表现为宽大畸形QRS波的宽QRS波心律失常。但当心室内的传导存在差异传导(相对的功能性传导阻滞)或原有心室内传导阻滞以及室上性心律失常经预激旁路下传至心室时,也可表现为宽QRS波心律失常。大多数早搏产生时与其后出现的正常激动之间可形成一个长的间歇,将其称之为代偿周期,但也有无代偿周期的早搏,为插入性早搏。过早出现的房性早搏由于处于房室结的不应期而不能下传至心室,称之为房性早搏未下传。近年,随着心律失常导管消融术的兴起,快速性心律失常有精确的定位分型,如房性心律失常分为局灶起源心律失常,大折返性心律失常,左心房起源、右心房起源和临近的静脉起源心律失常等;室性心律失常也分为右心室起源心律失常、左心室起源心律失常、流出道起源心律失常、乳头肌起源心律失常等。

三、快速性心律失常的诊治

根据不同类型心律失常对血流动力学的影响、是否有潜在致命性可能、症状以及预后来决定其诊治策略。

(一)室上性快速性心律失常

室上性快速性心律失常可以分为窦性心动过速、房性早搏、房性心动过速、阵发性室上性心动过速、心房扑动和心房颤动,以及房室交界性早搏、房室交界性心动过速等。

室上性快速性心律失常心电图多呈窄 QRS 波表现,通常无致命威胁(特殊情况如预激伴房颤等除外),一般对血流动力学的影响小,但一些心室率较快的室上性快速性心律失常也可有明显的血流动力学改变,部分持续的室上性快速性心律失常可导致心律失常性心肌病和心力衰竭。老年人的房扑、房颤会增加脑卒中和系统栓塞的风险。室上性快速性心律失常患者的症状差异很大,从无症状、症状轻微到胸闷、气急、大汗、晕厥,与心室率快慢有一定的关系。

1. 窦性心动过速

成人窦性心律的频率超过 100 次/分,称为窦性心动过速。窦性心动过速可见于饮酒、咖啡、茶或体力活动及情绪激动时。一些机体的病理状态,如发热、甲状腺功能亢进、贫血、心力衰竭、缺氧,以及应用肾上腺素、阿托品等药物也可引起窦性心动过速。窦性心动过速的频率大多在 100 次/分左右,偶可高达 200 次/分。刺激迷走神经可以使其频率逐渐减慢,停止刺激后可又加速至原先水平。窦性心动过速的治疗主要是针对病因和诱发因素,如治疗心力衰竭、纠正贫血、抗甲状腺功能亢进治疗等。必要时可用β-受体阻滞剂或非二氢吡啶类钙拮抗剂(如地尔硫䓬、维拉帕米)等减慢窦性心律,合并慢性心功能不全时可用β-受体阻滞剂和(或)依伐布雷定减慢窦性心律,通常从小剂量开始,逐渐增加至目标剂量。

2. 房性早搏

房性早搏、房性心动过速、心房颤动和部分心房扑动是老年人增龄性心律失常的表现,几乎在所有老年人中可见到,与老年人心房肌退行性变化、纤维化及心房顺应性降低有关,高血压、心肌肥厚、瓣膜反流、肺动脉高压、心功能不全、心房扩大等加速了这种蜕变的进程,还与甲状腺功能亢进,交感神经兴奋,缺血缺氧,遗传因素,睡眠,药物,饮酒、咖啡、浓茶,肥胖,剧烈运动或缺乏锻炼等诸多因素有关。这些房性心律失常如果没有症状,就无须进行抗心律失常治疗。针对其上游因素的治疗与控制,可延缓房性心律失常的进展。如高血压、心肌肥厚、心功能不全的 ACEI 治疗和戒酒、减重、控制睡眠呼吸暂停、控制甲状腺功能亢进等措施可起到改善房性心律失常的作用。

房性早搏患者可无明显症状,一般不需要进行药物治疗,对于轻度心悸不适可予以情绪疏导、适量镇静剂治疗或有效的中医药治疗。房性早搏如症状明显,可用β-受体阻滞剂或非二氢吡啶类钙拮抗剂(如地尔硫䓬、维拉帕米)以及普罗帕酮等药物治疗。老年人长期应用胺碘酮后易出现甲状腺功能问题(多数表现为甲状腺功能减退,部分表现为甲状腺功能亢进),因此,长期应用应慎重。部分老年患者的房性早搏可进展为房性心动过速或心房颤动。

3. 房性心动过速(房速)

房性心动过速(房速)是指心房局灶激动起源、以快速规律的心房电活动为特征的心动过速,以区别心房内大折返的心房扑动和频率不固定的心房颤动,不包括窦性心动过速(窦速)和阵发性室上性心动过速。

器质性心脏病患者或老年人房速的发病概率较大,而大多数房速发生于心脏结构正常或轻度心房扩大、舒张功能减退的人群中。房速的发生机制可以是自律性、触发性和折返性,与心房肌的电生理特性改变和(或)心房肌退化、变性,心房结构改变等有关。情绪、应激、失眠、咖啡、浓茶、酗酒、炎症、中毒以及甲亢、心力衰竭、瓣膜病、高血压等都可以是房速的诱因和病因学基础。

无症状性房速在中老年人中有较高的发生率,症状性房速第1次发病年龄多为10~39岁,性别与发病无关。绝大多数房速可自行缓解,持续性房速比较少见,约占室上速的5%~10%,接受电生理检查的成人患者中,房速占5%~15%。在动态心电图检查中,非持续性房速非常常见,尤其是老年人中,约25%可见非持续性房速。

房速的频率通常为130~250次/分,但可低至100次/分或高至300次/分。自律性房速(automatic atrial tachycardia,AAT)的频率一般为150~180次/分,可因活动、体位改变、深呼吸、吞咽动作、情绪改变、自主神经张力等变化而发生改变。房速也可以是心房局灶性微折返,即心房内折返性心动过速(intra-atrial reentrant tachycardia,IART),IART的频率通常是固定的。

临床上房速根据其持续时间可分为以下几种。①非持续性房速:3个或3个以上快速心房异位搏动连续发生,持续时间<30s;②阵发性房速:发作时间>30s,可持续数分钟、数小时甚至数日;③无休止性房速:可呈反复发作性或持续发作性,前者长时间记录心电图的表现,多数节律为房速心率,房速可被窦性心律所分隔,后者的房速持续发作,每次心电图记录或持续长时间描记心电图的记录均为房速心率。

房速的临床表现:大多数患者无自觉症状,或有心悸、胸痛、头晕、乏力等轻微症状,少数会出现呼吸困难、晕厥、心力衰竭、心绞痛、肺水肿、血压下降等严重症状,无休止性房速可导致心脏扩大、气急、腹胀、浮肿、肝脾肿大等左、右心的衰竭表现。房速症状的产生主要取决于房速的频率、持续的时间和有无基础心脏病等。

房速的预后取决于原有的器质性心脏病基础,无器质性心脏病的房速通常预后良好,但无休止性房速可引起心动过速性心肌病和心力衰竭,当房速被控制后,心动过速性心肌病可逐渐缓解,绝大多数患者的心功能可恢复正常或接近正常。

对于房性心动过速是否会增加脑卒中风险尚无定论,部分老年患者可能并存隐匿性阵发性房颤,多次或长程动态心电图有助于发现隐匿性阵发性房颤。

(1)房速的诊断与鉴别诊断。

房速的P'波与窦性P波明显不同,P'P'间期可见等电位线,诊断起来一般并不困难。

(2)房速的发生机制。

房速按其发生机制可分为AAT、IART和触发活动所致的房速。3种房速类型的确切鉴别诊断依靠电生理学检查,如能记录到心动过速发作和终止的情况,则有助于AAT和IART的鉴别,触发活动所致的房速在临床上很难做出诊断。

AAT:多呈短暂或持续发作,也可呈无休止型。动态心电图监测发现多达1/4以上的老年人在夜间睡眠和窦性心动过缓时可发生短暂反复的AAT。AAT的心电图特点:①AAT的频率一般在100~180次/分;②诱发房速的房性早搏形态与其后心动过速的P'波形态一致;③可有"温醒现象",即心动过速开始发作时频率逐渐增加,数个心动周期后频率达到稳定;④每个P'波之后跟随出现一QRS波群，P'R间期正常或延长；⑤QRS波群时间形态正常，也可因室内差传呈RBBB型或LBBB型；⑥房室传导多为1:1，也可呈房室比例传导。AAT的电生理检查具有以下特点：①程序电刺激不能诱发或终止心动过速；②异丙肾上腺素可诱发心动过速或使心动过速频率增加，普萘洛尔可终止发作；③单相动作电位记录不能在发现后除极。

IART：多呈阵发性发作，很少呈无休止型。IART的心电图特点：①诱发心动过速的房性早搏P'R间期常延长；②突发突止，无"温醒现象"和"冷却现象"；③诱发心动过速的房性早搏形态与其后心动过速的P'波形态多不一致。IART的电生理检查具有以下特点：①程序刺激可诱发或终止心动过速；②诱发心动过速的房性早搏的联律间期与其后第一个心动过速间期成反比；③多数病例的心动过速可被腺苷、维拉帕米终止。

对于触发活动所致的房速，体表心电图很难对其做出确切诊断，一般认为洋地黄过量引起的房速、部分多源性房速可能由于触发活动所致，钙拮抗剂对此类房速有效。其电生理检查特点为：①心房刺激可诱发心动过速；②心动过速发作之前，单相动作电位记录可发现延迟后除极；③程序刺激可终止心动过速；④超速起搏不引起"拖带"，但可终止心动过速。

房速有时需与窦速、房扑及其他类型的PSVT鉴别。

某些起源于界嵴上部的房速的P'波形态与窦性P波相近，需与窦速鉴别。如发作呈突发突止，可排除窦速。AAT起始时可有"温醒现象"，但AAT的"温醒现象"发生较快，通过3～4个心动周期频率即可达到稳定，而窦速的加速或减速较缓慢，需30s到数分钟才能使频率稳定；静滴异丙肾上腺素时，AAT的频率可加快，但P'波形态无改变，而窦速的激动起源点可沿界嵴发生移动，P波形态可发生变化。

有时房速的P'波与其之前的T波重叠，分辨困难，需与PSVT区别。有"温醒现象"和"冷却现象"时，提示有房速；PSVT的RP'间期固定，若RP'间期不固定，则支持房速；心动过速终止若以P波结束，则是PSVT的可能性大；按压颈动脉窦，静注腺苷、维拉帕米等抑制房室结传导，若发生二度房室传导阻滞，而心动过速继续维持，可排除旁道参与的心动过速。

该方法也可用于鉴别房扑困难时。房扑时,房室传导比例发生改变,F波显露,易于房扑诊断。

(3) 房速的定位诊断。

房速可起源于左右心房的不同部位。心电图房速的定位对于病因与机制分析、指导治疗,尤其是导管消融术前、术后评估与术中定位指导有着重要意义。右心房起源的房速可分布于界嵴、右心耳、三尖瓣环、冠状静脉窦口、上腔静脉等处。起源于左心房的房速最常见的部位为肺静脉(包括肺静脉前庭),其次为左心耳、二尖瓣环、左心房下部等。房速也可起源于房间隔和冠状静脉窦。V_1和aVL导联是鉴别左右心房起源的房速中最有价值的导联。V_1导联P′波正向诊断左心房异位灶的敏感性为93%,特异性为88%,阳性预测准确性为87%,阴性预测准确性为94%。V_1导联P′波负向提示有右心房异位灶。aVL导联P′波正向诊断右心房异位灶敏感性为88%,特异性为79%,阳性预测准确性为83%,阴性预测准确性为85%。左心房房速食管导联记录的P′波先于V_1导联,标测到的右心房电位先于左心房电位,右心房房速则与上述顺序刚好相反。左心房不同部位起源的房速体表心电图有一定的特点,但不完全可靠,诊断正确率为70%～80%。房速的确切定位有赖于电生理检查和心内膜标测。

(4) 房速的治疗策略。

对于无症状的房速可不干预或仅进行对因(包括上游治疗)治疗,是否采用抗凝治疗尚无循证医学证据。症状性房速可根据临床情况予以分别处理。

急性发作的终止:按压颈动脉窦等刺激迷走神经的方法能抑制房室结传导,但不能终止心动过速。β-受体阻滞剂和维拉帕米对AAT和触发活动所致的房速可能有效,腺苷类对IART和触发活动所致的房速常有效,对AAT无效,ⅠC类抗心律失常药物普罗帕酮可终止房速发作,对顽固性病例可试用Ⅲ类抗心律失常药物。食管调搏或直流电复律对IART所致的房速可能有效,对AAT无效。食管调搏对触发活动的房速无效。

(5) 反复发作或长程持续房速的治疗。

对长期服用药物预防房速复发的疗效不够满意。ACC/AHA/ESC室上速治疗指南推荐β-受体阻滞剂和钙拮抗剂作为一线药物,其不良反应相对较少,

ⅠA类、ⅠC类和Ⅲ类抗心律失常药物作为二线药物。奎尼丁、普鲁卡因胺有效率不超过10%～20%,有时反可引起心房频率加快。ⅠC类抗心律失常药物中的普罗帕酮、氟卡尼的疗效相对较高。Ⅲ类抗心律失常药物中的索他洛尔、胺碘酮的疗效优于Ⅰ类抗心律失常药物,胺碘酮对AAT的疗效较好,但长期服用时常因不良反应而停药。

（6）导管消融术。

不论是何种发生机制的房速,消融其局灶起源点均可使其得到根治。临床资料荟萃分析表明,导管消融治疗房速的成功率为70%～100%,复发率为0～33%。由于药物预防复发的疗效较差,对房速频繁发作或持续,对影响心功能或症状明显的患者,可建议行导管消融术治疗。

房室交界性早搏、房室交界性心动过速的机制和治疗多与房性早搏及房性心动过速相似,部分急性发作者可能与心肌炎症、缺血再灌注、中毒等有关,应注意观察和对因处理。

4. 心房颤动

心房颤动是老年人常见的心律失常,房颤时连续性颤动f波每分钟可达380～600次。在老年人中,心房颤动除一部分由于风心病、甲状腺功能亢进、心肌病、急性心肌梗死等器质性心脏病引起的外,大多无明显的原因可找。

房颤的患病率随年龄的增加而升高。40～50岁人群的房颤患病率小于0.50%,而80岁人群的患病率高达5%～15%。近70%房颤患者的年龄在65～85岁之间,中位数年龄为75岁。Framingham研究中对55～94岁无房颤病史人群随访38年,结果显示:55～64岁组男女房颤发病率分别为3.10‰和1.90‰,而85～94岁组男女发病率分别高达38.00‰和31.40‰。中国房颤总患病率为0.77%,标准化后的患病率为0.61%。男性患病率约为0.90%,略高于女性($P=0.013$)。房颤患病率在50～59岁人群中仅为0.50%,在80岁以上的人群中高达7.50%。

脑栓塞(缺血性脑卒中)是由房颤引起的主要栓塞性事件。老年房颤患者栓塞发生率较高,50～59岁患者因房颤所致的脑卒中的发生率为1.5%;而80～89岁者则升高到23.5%,占其年龄段脑卒中的36.0%。

房颤的发生机制很复杂,包括电生理机制(电重构、结构重构),肾素-血管紧张素-醛固酮系统的作用,炎症因子及氧化应激和自主神经系统的作用等。目前较为一致的观点是电生理机制中局灶激动机制与多子波折返机制是参与房颤发生和维持的两种重要机制。

房颤的类型:①首诊房颤(首次被诊断,不论其是否首次发作、有无症状、是何种类型、持续多长时间、有无并发症等);②阵发性房颤(发作后7天内能够自行或经干预后终止的房颤,其发作频率不固定);③持续性房颤(持续时间超过7天的房颤);④长期持续性房颤(持续时间≥1年);⑤永久性房颤(特指医生和患者共同决定放弃恢复或维持窦性心律的一种房颤类型)。

(1)房颤的临床表现与心室率及原发疾病有关,心悸、胸闷和运动耐力下降是房颤最常见的临床症状。器质性心脏病引起的房颤症状较为明显,当心室率>150次/分时,冠心病患者可诱发心绞痛,二尖瓣狭窄患者可发生肺水肿,有心功能损害的患者可发生急性心力衰竭。房颤也可以无症状,常在体检时被发现。

(2)房颤的诊断可依据病史(阵发或持续心悸、原发心脏病史等),体征(心脏听诊心律绝对不规则、心音强弱不等、缺脉等),心电图(房颤发生时,P波消失,代替以阵发或持续f波,绝对不规则的心室RR节律),动态心电图(对阵发性房颤有诊断价值),超声心动图(观察心房、心室结构及大小,左心房附壁血栓,瓣膜状况,心功能等)和某些与房颤相关疾病的辅助检查(甲状腺功能、睡眠呼吸监测等)等。

(3)房颤的治疗目的:①转复新发房颤或阵发性房颤并维持窦性心律;②控制持续性或长期持续性房颤的心室率;③预防血栓栓塞;④预防新发房颤或房颤复发的上游治疗,即针对房颤患者的常见基础疾病,如高血压、冠心病、心力衰竭及高胆固醇血症等进行治疗。

房颤的药物复律治疗适用于新发房颤、阵发性房颤和部分持续性房颤,应用的药物有胺碘酮、普罗帕酮、多非利特和依布利特等。当合并器质性心脏病和心力衰竭时,普罗帕酮等ⅠC类抗心律失常药物则为禁忌,而用胺碘酮复律则相对安全。普罗帕酮口服后2～6h起效,静脉注射后起效更快,不良反应相对少见,包括室内传导阻滞、房扑伴快室率、室性心动过速(室速)、低血压、转复后心动过缓等。普罗帕酮对合并器质性心脏病、心力衰竭或严重阻塞性肺病患者禁用;老年人肝肾功能减退者,使用剂量应适当降低。非二氢吡啶类钙拮抗剂(维拉帕米、地尔硫䓬)和洋地黄类药无转复房颤的作用。

房颤持续时间大于48h的患者在房颤复律前应行抗凝治疗(INR 2.0～3.0)3周,或经食管超声排除左心耳血栓,血流动力学不稳定的患者的紧急电复律可在静脉抗凝后直接进行,复律后抗凝治疗至少持续4周,以预防血栓栓塞事件发生,其后是否继续抗凝治疗需根据房颤脑卒中风险评估来决定。

房颤复律后维持窦性心律的药物有胺碘酮、多非利特、普罗帕酮、β-受体阻滞剂索他洛尔等,可根据不同病情选用。房颤的电复律的成功率高,但操作稍复杂,需要镇静剂或麻醉。电复律可能的并发症包括皮肤灼伤、短暂性心律失常、麻醉所致的低血压和呼吸抑制、肺水肿、心肌损伤等。

(4) 房颤的心室率控制。房颤伴有快而不规则的心室率是引起患者心悸等不适症状的主要原因。过快的心室率使心脏舒张期缩短、充盈量减少、心排出量降低、血压下降、冠状动脉血液灌注量减少而诱发或加重心肌缺血。控制房颤患者心室率的优点是安全、有效,容易被患者接受,药物控制心室率的成功率高。有关临床试验的结果显示,心室率控制和节律控制两种治疗策略对房颤患者的死亡率和脑卒中的影响并无差别。控制心室率是房颤治疗的基本目标之一。目前,心室率控制的目标尚缺乏统一标准,一般认为,对于大多数房颤患者,静息时心室率应控制在60～80次/分,中度活动时心室率应控制在90～115次/分。控制心室率的药物包括β-受体阻滞剂,非二氢吡啶类钙拮抗剂(维拉帕米、地尔硫䓬),洋地黄类药物及抗心律失常药(胺碘酮)等。其中,胺碘酮因具有诸多潜在的器官毒性(肺纤维化、多发性神经病变、光敏感、消化道症状、肝毒性、甲状腺功能紊乱、眼并发症等)及药物相互作用,限制了其在心室率控制中的长期应用价值。当房颤合并预激综合征时,静脉应用β-受体阻滞剂、洋地黄、钙拮抗剂、腺苷及静脉应用胺碘酮可减慢房室结的传导而加快房室旁路的传导,此为禁忌;建议电复律及其后续的旁路导管消融术治疗。普罗帕酮、利多卡因可抑制旁路传导,可以静脉应用。

（5）房颤的抗栓治疗。在进行房颤的抗栓治疗前应对患者进行血栓栓塞危险评估和抗凝出血风险评估。血栓栓塞危险评估可采用 $CHADS_2$ 或 CHA_2DS_2-VASc 评分，CHA_2DS_2-VASc 评分可更准确地预测栓塞事件，尤其是对脑卒中低危患者，具有很好的血栓栓塞预测价值。房颤患者的生存曲线也与 CHA_2DS_2-VASc 评分相关。

CHA_2DS_2-VASc 评分≥2分者需服抗凝药物；评分为1分者，口服抗凝药物或不进行抗栓治疗均可；无危险因素即评分为0分者，不需抗栓治疗。表2-5-1为非瓣膜病性心房颤动患者脑卒中危险 CHA_2DS_2-VASc 评分。

表2-5-1　非瓣膜病性心房颤动患者脑卒中危险 CHA_2DS_2-VASc 评分

危险因素	积分
充血性心力衰竭/左心室功能障碍（C）	1
高血压（H）	1
年龄≥75岁（A）	2
糖尿病（D）	1
脑卒中/短暂性脑缺血发作/血栓栓塞病史（S）	2
血管疾病（V）	1
年龄65～74岁（A）	1
性别，女性（Sc）	1
总积分	10

抗凝治疗时出血危险评估采用 HAS-BLED 评分，评分≤2分者有出血低风险，评分≥3分时提示出血风险增高。但不应将 HAS-BLED 评分增高视为抗凝治疗的禁忌证。评估中，出血和血栓具有很多相同的危险因素，出血风险增高者发生血栓栓塞事件的风险往往也高，这些患者接受抗凝治疗的临床净获益可能更大，对于 HAS-BLED 评分≥3分的患者，应注意筛查并纠正增加出血风险的可逆因素，并在开始抗凝治疗之后加强监测。表2-5-2为 HAS-BLED 评分。

表2-5-2　HAS-BLED评分

危险因素	积分
高血压(H)	1
肝肾功能异常(A)	1或2
脑卒中(S)	1
出血(B)	1
INR易波动(L)	1
老年(如年龄＞65岁)(E)	1
药物或嗜酒(各1分)(D)	1或2
总积分	7、8、9

注:高血压定义为收缩压＞160mmHg;肝功能异常定义为慢性肝病(如肝纤维化)或胆红素高于2倍正常值上限,丙氨酸氨基转移酶高于3倍正常值上限;肾功能异常定义为慢性透析或血清肌酐浓度≥200μmol/L;出血指既往出血史和(或)出血倾向;国际标准化比值(INR)易波动指INR不稳定;药物指合并应用抗血小板药物或非甾体抗炎药。

（6）抗栓药物的选择。①抗血小板药物包括阿司匹林和氯吡格雷。除个别文献指出阿司匹林预防房颤的栓塞事件有效,多数文献支持无效。②口服抗凝药:经典的口服抗凝药华法林可使房颤引起的脑卒中相对风险度降低64%,全因死亡率下降26%。华法林预防房颤所致的栓塞事件的疗效肯定。但该药也存在一定的局限性,即在用药的过程中需要频繁地检测国际标准化比值(INR)来调整剂量,不同个体用药的有效剂量差别大,其作用易受食物及某些药物影响,服用不当会增加出血风险。临床试验证实,抗凝强度为INR 2.0～3.0时,可以有效预防脑卒中事件,且不明显增加脑出血的风险。华法林始用剂量为2.0～3.0mg/d,2～4d起效,5～7d达治疗高峰。因此,在开始治疗时应每周监测INR,抗凝强度稳定后,即连续3次INR均在治疗窗(2.0～3.0)内,则每月复查,华法林剂量根据INR检测值调整。因为缺乏循证医学证据,国人服用华法林的抗凝强度(INR)一直参考欧美国家的建议。但有研究提示,亚裔人群服用华法林而导致颅内出血的风险可能较白种人高。日本房颤指南建议年龄在70岁以上的患者的INR在1.6～2.6。

新的抗凝药物(NOAC)有达比加群酯及Xa因子直接抑制剂(利伐沙班、阿哌沙班与艾多沙班等)。NOAC预防房颤的栓塞事件的效果不劣于华法林,有的甚至优于华法林,且应用过程中不需检测凝血指标来调整剂量,出血风险低于华法林。

(7) 房颤的非药物抗栓治疗:包括经皮左心耳封堵和外科封闭/切除左心耳术,适用于某些有血栓栓塞高危因素而又不能长期接受抗凝治疗的患者,左心耳闭合或封堵术可能是一项有效预防血栓栓塞事件的治疗方法。

(8) 房颤的导管消融治疗:由于抗心律失常药物维持窦性心律的效果有限,近年来多项研究结果一致认为导管消融治疗房颤优于抗心律失常药物治疗。2010—2012年,欧洲心脏病学会、中华医学会心电生理和起搏分会、美国心脏病学会基金会、美国心脏病学会、美国心律学会和加拿大心血管病学会相继出台或更新房颤治疗指南。上述指南均将症状性阵发性房颤、不伴或仅伴轻微心脏结构异常、对至少一种抗心律失常药物治疗无效的症状性房颤列为导管消融的适应证。ESC指南推荐症状性阵发性房颤、对一种抗心律失常药物治疗无效的阵发性房颤为导管消融的Ⅰ类适应证(证据级别A),药物治疗无效的持续性房颤为Ⅱa类适应证(证据级别B);抗心律失常药物难以控制的有症状的长程持续性房颤患者可以考虑导管消融治疗(Ⅱb类适应证,证据级别B);在伴有心力衰竭的患者中,当抗心律失常药物治疗包括胺碘酮在内均不能控制症状时,可考虑导管消融(Ⅱa类适应证,证据级别B)。值得关注的是,上述指南均首次考虑将导管消融列为症状性阵发性房颤消除症状的一线治疗。随着一系列临床试验的发布及导管消融经验的积累,导管消融在持续性房颤治疗中的作用也得到了肯定。近年来导管消融房颤在治疗房颤合并心力衰竭者中亦取得了明显的疗效。

影响房颤患者的适应证选择和导管消融效果的因素很多,包括症状、年龄、左心房大小、房颤类型、房颤持续时间、有无二尖瓣反流及其程度、有无基础心血管疾病及其严重程度和术者经验。高龄患者由于心肌穿孔和血栓栓塞并发症的发生率明显升高,可能存在左心房明显扩大,可导致成功率降低。

房颤导管消融可能导致某些并发症,故在导管消融前,应认真权衡风险和获益。左心房/左心耳血栓是导管消融的绝对禁忌证。

房颤导管消融术后至少进行抗凝治疗2个月,目前尚无循证医学研究证实成功消融可以有效预防脑卒中,因此不建议CHA_2DS_2-VASc评分≥2分的房颤患者成功消融后停用抗凝治疗。

按中华医学会心电生理和起搏分会、中国医生学会心律学专业委员会心房颤动防治专家工作委员会《心房颤动:目前的认识和治疗建议—2015》的标准,将房颤导管消融成功与否分为①治疗成功:消融3个月后,不使用抗心律失常药物而无房颤、房扑、房速发作;如术后使用抗心律失常药物,判断时间应是停用抗心律失常药物5个半衰期以后或停用胺碘酮3个月后。②治疗有效:消融3个月后,使用术前无效的抗心律失常药物而无房颤、房扑或房速发作;或消融术后房颤发作负荷明显降低。③早期复发:术后3个月内发生的房颤、房扑、房速,如持续时间≥30s,则视为早期复发。但观察发现,约60%的早期复发会自行消失。④房颤复发:消融3个月后发生的房颤、房扑、房速,持续时间≥30s。

（9）房颤的一级预防:即上游治疗,主要是指针对心房形成房颤基质和发展过程进行治疗,通过预防与高血压、冠心病、心力衰竭、肥胖、呼吸睡眠暂停或炎症等相关的心肌重构,进而阻止房颤的发生。药物包括血管紧张素转化酶抑制剂、血管紧张素受体阻滞剂、醛固酮拮抗剂、他汀类药物和n-3多不饱和脂肪酸等。戒酒、控制体重、适当运动、纠正治疗呼吸睡眠暂停综合征也应当作为房颤上游治疗的措施。

5. 心房扑动

心房扑动是一种快速的房性心律失常,心电图特征为心房电活动呈现规律电锯齿状扑动波（F波）,扑动波之间电等电位线消失,频率为250～350次/分,房扑常呈2:1传导,心室率为150次/分左右。按心电图特征可分为Ⅰ型房扑（典型房扑）和Ⅱ型房扑（不典型房扑）,Ⅰ型房扑扑动波的频率约为300次/分,Ⅱ、Ⅲ、aVF导联F波为负向,其机制为右心房沿三尖瓣环等逆时针大折返,三尖瓣至下腔静脉、冠状窦口之间的传导延缓区可能是其折返发生和形成的病理基础。Ⅱ型房扑扑动波频率、形态有多种,机制复杂,除Ⅱ、Ⅲ、aVF导联F波直立、右心房为沿三尖瓣环等顺时针大折返(与 I 型房扑的折返途径相同,方向相反)外,其F波有多种表现,可以是左右心房、房间隔等的手术切口、疤痕、形成的大折返以及房颤的一种特殊表现,机制不一。临床上以 I 型房扑多见。

器质性心脏病、心功能不全、心房扩大、缺氧、甲状腺功能亢进、酒精中毒、心包炎等可能是房扑等诱发和持续的重要因素。房扑的症状与心室率有关,心室率不快时患者可以没有症状,心室率过快时可以表现为持续胸闷、心悸症状,可诱发心力衰竭或心绞痛,甚至引起血流动力学不稳定而导致心源性休克。而且控制房扑的心室率有时比较困难,严重者需行复律处理。房扑的脑卒中、栓塞风险及其抗凝要求同房颤。

对于房扑出现心源性休克或诱发心力衰竭或房扑1:1传导心室率＞200次/分,或伴有预激综合征的患者,应予以电复律处理。房扑电复律的效率较房颤高,50～100J的双向波几乎都能成功复律。房扑药物转律可以选用依布利特、胺碘酮、普罗帕酮静脉注射。房扑控制心室率的效果往往不令人满意,EF保留患者可以用β-受体阻滞剂或非二氢吡啶类钙拮抗剂(如地尔硫䓬、维拉帕米),洋地黄,胺碘酮,EF减退患者只能选用洋地黄、胺碘酮。I 型房扑可以通过心房起搏超速刺激终止,II 型房扑超速刺激往往无效或经刺激转为房颤。

I 型房扑的机制明确,右心房三尖瓣环峡部的消融方法相对简单,成功率高,可作为一线推荐。II 型房扑根据其机制不同,消融术式的成功率不同,对药物治疗无效或反复发作者建议导管消融治疗。

房扑的抗凝治疗参考房颤。

6. 阵发性室上性心动过速

广义上阵发性室上性心动过速包括房性心动过速,这里特指房室结内折返性心动过速和房室折返性心动过速。阵发性室上性心动过速与器质性心脏病无关,不同性别、年龄均可发生,心动过速突发突止,持续时间不等,可以为数秒、数分、数小时甚至数天。症状包括心悸、胸闷、焦虑不安、头晕、出汗、多尿等,少见有晕厥、心绞痛、心力衰竭与休克。症状轻重取决于心动过速发作时心室率的快速程度与持续时间,也与心脏等合并症的严重程度有关。若发作时心室率过快使心输出量和脑血流量锐减,或心动过速猝然终止使窦房结受到一过性抑制导致心搏停顿,可发生晕厥。心动过速时心律绝对规则,心电图显示心率通常为150～250次/分,节律规则,绝大多数QRS波的形态与时限也正常,但发生室内差异性传导或原有束支传导阻滞时QRS波的形态可以宽大异常。

房室结内折返性心动过速患者的房室结区存在功能不同的双径路(少数有两条以上的多径路):快径路(通常位于正常房室结部位)的传导速度快而不应期长,慢径路(通常位于快径路下方)的传导速度缓慢而不应期短,正常的窦性激动沿快径路下传,PR间期正常。当房性早搏发生激动传至房室结,快径路正好处于不应期,激动沿慢径路缓慢下传,激动传至快慢径路交汇处时,快径路已脱离不应期,激动沿快径路逆传至心房,产生单次心房回波,如此这样反复折返就形成心动过速。心动过速发作时心电图心率可以在120～250次/分(多数为150～180次/分),节律规则,QRS波正常,Ⅱ、Ⅲ、aVF导联逆行P'波倒置,常埋于QRS波内或位于其终末部,P'波与QRS波保持固定关系。发作间歇期心电图大多正常。心脏电生理检查:心房刺激可以诱发和终止心动过速,有跳跃征和快慢径传导现象,为心房激动突然进入快径路不应期,激动沿慢径路下传至希氏束(心室)所致,表现为AH或PR间期突然延长。心动过速绝大多数由跳跃延长诱发。心房与心室可以不参与折返环路。

房室折返性心动过速为房室旁道参与的心动过速,心动过速发作时绝大多数心房激动沿房室结前传,经希氏束-浦肯野系统激动心室,心室激动再经房室旁道逆行激动心房,形成折返环,为顺向型房室折返性心动过速,也有激动顺序正好与之相反的,称之为逆向型房室折返性心动过速。心房、房室结、心室、旁道是折返环的必需组成。旁道,即房室环先天退化不全的残存心肌组织,其细胞电生理特征类似于心肌组织:不应期短,传导速度快,全或无方式激动,具有前向传导功能的为显性旁道,心电图表现为预激综合征。旁道仅有逆向传导而不具前向传导功能,将心电图无预激波者,称之为隐匿性旁道。通常,房室结无逆传功能,心室起搏出现室房分离,电生理检查心室起搏可以显示隐匿性旁道,并行旁道定位。房室折返性心动过速以顺向型房室折返性心动过速多见,发作时心电图QRS波正常,频率多为180～240次/分,逆行P'波位于QRS波终结之后,落在ST段或T波起始部分。逆向型房室折返性心动过速心房激动沿旁道激动心室发作时,心电图QRS波变宽大。当显性旁道患者发生房颤/房扑时,激动沿显性旁道下传,由于旁道不应期短,会产生极快的心室率,甚至蜕变成心室颤动。

阵发性室上性心动过速发作时的治疗如下。

(1)屏气动作或者冷水面部刺激。

(2)刺激迷走神经:①刺激咽部而引起恶心。②指压或按摩颈动脉窦,先试右侧10s,如无效,再试左侧10s,切勿两侧同时加压,以免引起大脑缺血。此方法必须由医生操作。③指压眼球,也是先右后左,每次不超过10s,不能用力过猛,否则有引起视网膜剥离的风险,应慎重。

(3)药物:①三磷腺苷对窦房结和房室结均有明显的抑制作用,该药的半衰期很短,仅有30s,若无效,3～5min后可重复静脉注射。为防止严重窦性静止或房室传导阻滞,可与阿托品联合静脉推注,病窦综合征患者禁用。②维拉帕米静脉注射,患者2周内未用β-受体阻滞药者可作首选。③西地兰(毛花苷C),伴心功能不全者应首选,但预激综合征有QRS波增宽者禁用。④普罗帕酮静脉注射,心功能不全者慎用。⑤胺碘酮加葡萄糖液,静脉注射。⑥当患者血压低时可以使用阿拉明(间羟胺)、美速克新命(甲氧明)等升压药,老年人、有高血压及其并发症史、有冠心病史者慎用。

(4)药物治疗无效者,可经食管或心房内超速或配对起搏以终止心动过速发作。紧急情况时,如急性心力衰竭、休克等,可同步直流电复律。

治疗阵发性室上性心动过速的导管消融术是根治性技术,安全有效,并发症少,老年患者仍可以将其作为一线推荐治疗。对于无心动过速发作史的预激综合征患者,如果电生理检查不应期过短,一旦发生房颤,有潜在风险,也可以行导管消融术治疗。

(二)室性心律失常

室性心律失常包括室性早搏(室早)、非持续性与持续性室性心动过速(室速)、心室扑动(室扑)与心室颤动(室颤)。

室性心律失常有很多种分类方法:①血流动力学稳定和不稳定的室性心

律失常;②非持续性室性心律失常和持续性室性心律失常;③无结构性心脏病室性心律失常和有结构性心脏病室性心律失常等。

室性心律失常的临床表现差异很大,可以毫无症状,也可引起血流动力学障碍,甚至是心脏性猝死。室性心律失常的危险分层和预后判断较为复杂,因此,诊断和治疗策略应根据室性心律失常患者的具体情况来确定。

1. 室性早搏

室性早搏(室早)亦称室性期前收缩,是指希氏束及分支以下心室肌的异位兴奋灶提前除极而产生的心室期前收缩,是临床上最常见的心律失常类型。正常健康人群和各种心脏病患者均可发生此类型,临床症状变异性大,一般预后良好。

室早的发病率随年龄增长而逐渐增加,在75岁以上的人群中,其发病率高达69%以上。室早大多数发生在无结构性心脏病的普通人群中,精神紧张,过度劳累,过量烟、酒、咖啡等均可诱发室早,而各种结构性心脏病如冠心病、心肌炎、心肌病、瓣膜性心脏病等亦是室早的常见病因。某些药物(如洋地黄、奎尼丁、三环类抗抑郁药等)中毒和电解质紊乱(低钾血症、低镁血症等)也可诱发室早。

(1) 室早的临床表现:室早的临床表现因人而异,最常见的症状包括心悸、胸闷、心脏停搏感。部分室早可导致心排血量下降及重要脏器血流灌注不足,由此引发乏力、气促、出汗、头晕、黑矇,甚至诱发心绞痛。

(2) 室早的诊断:室早患者可以通过病史、家族史、静息12导联心电图、24h动态心电图、超声心动图、心电图运动试验等检查进行诊断。必要时,还可进行冠状动脉CTA、磁共振成像(MRI)等检查,以确定患者室早的性质、负荷、是否有遗传性心律失常及结构性心脏病等,并可进一步对预后进行评估。

绝大多数无结构性心脏病的室早患者通常预后良好。无结构性心脏病的室早大多起源于流出道,可能与该区域的心肌自律性增高或触发电活动有关,心电图表现为室早的QRS波Ⅱ、Ⅲ、aVF导联主波向上,多数在V_1、V_2主波向下,呈左束支图形,为起源于右心室流出道的室早;部分QRS波主波V_1、V_2向上,呈右束支图形,为起源于左心室流出道的室早。

分支起源包括乳头肌起源的室早、室速多数并不伴有结构性心脏病,预后良好。

儿茶酚胺敏感性多形性室速(CPVT,一种遗传性心律失常)表现为运动时的右心室流出道室早、室速(多为双向形或多形),Brugada综合征、致心律失常性右心室心肌病也可表现为右心室流出道及右心室的室早、室速。

(3)室早的药物治疗:对于无结构性心脏病的患者,经医生反复解释并告知室早的良性特征后,临床症状仍不缓解为治疗指征。对于有结构性心脏病的患者,症状为考虑治疗的主要根据。治疗药物可考虑使用β-受体阻滞剂或非二氢吡啶类钙拮抗剂,但疗效有限,仅有10%~15%的患者的室早抑制率>90%。虽然膜活性抗心律失常药(Ⅰ、Ⅲ类抗心律失常药)可能更有效,但在无结构性心脏病室早患者中应用此类药物的风险/获益的比值并不清楚。尽管这些药物可以显著改善症状明显的患者的不适感,但除胺碘酮外,这类药物可能会增加合并有严重结构性心脏病室早患者的死亡率,治疗前应当进行谨慎评估。近几年来,中药治疗室性心律失常取得了一定的进展。一项荟萃分析研究显示,与抗心律失常药物相比,参松养心胶囊联合抗心律失常药物可以更为有效地减少频发室早发作。相关的随机、双盲、多中心临床试验结果表明,无结构性心脏病组参松养心胶囊与安慰剂相比,有结构性心脏病组参松养心胶囊与美西律相比,参松养心胶囊都可以显著降低室早的数量,缓解与室早相关的临床症状。

(4)室性早搏导管消融:在何种情况下进行室早导管消融尚未达成共识,有认为将动态心电图室早负荷达到5%作为标准,也有以每日室早总数超过10000次、症状明显的室性早搏作为消融适应证。多项研究提示,导管消融可以消除74%~100%患者的室早。多形性室早或术中不能诱发的临床室早可能会降低导管消融的成功率。

2. 非持续性室性心动过速

非持续性室性心动过速(nonsustained ventricular tachycardia,NSVT)是指连续3个及3个以上的室性心律,频率>100次/分,在30s内自行终止,并且无明显血流动力学障碍的室性心动过速。

大多数情况下，NSVT发生短暂，无临床症状。在表面健康人群中，NSVT与猝死的风险增加无关，在老年人中也是如此。

临床上对NSVT患者的主要问题是甄别看似正常而实际上有潜在疾病的人群，并对合并NSVT的患者进行危险分层。在结构性心脏病患者中，NSVT是持续性室速或SCD危险性增加的信号。

各种心脏病患者都可以发生NSVT，在健康人群中也可记录到NSVT。有报道11%的表面健康的老年人有NSVT。NSVT在急性心肌梗死48h后、肥厚型心肌病、扩张型心肌病、心脏瓣膜病（特别是主动脉瓣狭窄和明显的二尖瓣反流）、高血压伴左心室肥厚、心力衰竭等患者中都有较高的发生率。

NSVT患者可以通过病史（心血管病史、高血压、黑矇或晕厥、反复心悸、症状与运动的关系），家族史（心脏性猝死、遗传性心律失常综合征、冠心病），体征，12导联心电图，超声心动图，实验室生化检查，心电图运动试验，冠状动脉造影，心脏磁共振成像，基因测试，心脏电生理等检查进一步明确NSVT的病因，并进行预后评估和危险分层。

在无结构性心脏病的NSVT患者中，有典型的右心室流出道（right ventricular outflow tract，RVOT）室速、典型的左心室流出道（left ventricular outflow tract，LVOT）室速、特发性折返性左心室室速、其他局灶性室速，如果患者发作时血流动力学影响不大，则猝死风险低。

RVOT室速、LVOT室速伴有症状时可应用β-受体阻滞剂、非二氢吡啶类钙拮抗剂或Ⅰc类抗心律失常药；特发性折返性左心室室速伴有症状时可应用非二氢吡啶类钙拮抗剂；其他局灶性室速伴有症状时可应用β-受体阻滞剂；对于运动诱发的NSVT需治疗原发病；肥厚型心肌病合并NSVT有一定的猝死风险，可应用β-受体阻滞剂，必要时植入心律转复除颤器以预防猝死。

3. 持续性单形性室性心动过速

将单形性室速持续时间＞30s或由于血流动力学障碍而需早期进行干预治疗的室速，称为持续性单形性室性心动过速。持续性单形性室性心动过速可发生在结构性心脏病患者中，也可见于基于目前的诊断技术尚不能发现的心脏病患者，后者称为特发性室速。

　　大多数特发性持续性单形性室性心动过速患者的临床表现为轻中度的心悸和头晕症状,血流动力学通常稳定,其症状的轻重与室速的频率、持续时间及个体耐受性相关。该类室速发作多为良性,预后较好,发生心脏性猝死罕见,部分患者可自发缓解。而在结构性心脏病患者中,持续性单形性室性心动过速发作可有多种临床表现,包括心悸、低灌注症状(头晕、神志状态改变和晕厥),心力衰竭和心绞痛症状加重,甚至出现心脏性猝死。多数接受治疗的持续性单形性室性心动过速患者伴有明显的结构性心脏病,在接受植入型心律转复除颤器或导管消融治疗的患者中以缺血性心脏病最为常见,占54%～59%。持续性单形性室性心动过速与心功能不全患者的死亡风险增加有关。

　　持续性单形性室性心动过速急性期治疗:对于意识不清或血流动力学不稳定的持续性单形性室性心动过速患者应立即给予同步直流电复律;对于意识清醒但血压低或症状明显的患者,先在静脉上使用镇静剂后再行电复律。对于血流动力学稳定或症状轻微的持续性室速的患者,在心电图密切监测下,对于无结构性心脏病患者,可考虑静脉推注β-受体阻滞剂、利多卡因、维拉帕米、氟卡尼或胺碘酮。胺碘酮治疗结构性心脏病持续性室速最有效,但经中心静脉快速给药会引起低血压。因此,用药时要严密监测生命体征,如症状加重或血流动力学不稳定,要立即给予镇静剂并行电复律。

　　特发性室速的药物治疗:应用β-受体阻滞剂及非二氢吡啶类钙拮抗剂治疗,疗效中等,风险小。抗心律失常药如索他洛尔、氟卡尼、美西律、普罗帕酮、胺碘酮等疗效更好,但其副作用及致心律失常的风险相对较高。对局灶性右心室流出道室速也可采用导管消融治疗,成功率高,操作风险低。

　　在急性心肌梗死再灌注治疗(溶栓、PCI)观察期间出现的再灌注心律失常,可以表现为NSVT和持续性单形性室性心动过速,或多形性室速,多为一过性,如果血流动力学影响不大,观察数分钟后可缓解,可以应用β-受体阻滞剂,对于血流动力学障碍明显者则行紧急电复律。

　　结构性心脏病室速患者使用抗心律失常药物后发生心律失常的风险增加。因此,临床上常将抗心律失常药物作为植入植入型心律转复除颤器后的辅助治疗,单用抗心律失常药物并不能提高持续性单形性室性心动过速患者的生存率。

植入型心律转复除颤器适用于多数合并结构性心脏病的持续性室速且无禁忌证的患者,植入型心律转复除颤器可以改善心功能不良的室速患者的生存率。

导管消融是无结构性心脏病室速的一种重要的非药物治疗措施,也可作为结构性心脏病室速抗心律失常治疗方法的重要辅助手段,它可以降低缺血性心肌病患者植入型心律转复除颤器的电击率。导管消融不仅可以降低缺血性心肌病持续性单形性室性心动过速的复发率,还可以降低远期死亡率。

4. 持续性多形性室性心动过速

持续性多形性室性心动过速(简称多形性室速)是指 QRS 波形态可以清楚识别但连续发生变化(提示心室激动顺序不断改变)、频率＞100次/分的室性心律失常。发作间歇心电图 QT 间期正常的为多形性室速,QT 间期延长的为尖端扭转性室速。多形性室速的发生机制主要有两种:一种是多部位、多折返,这种室速多发生于严重结构性心脏病,如各种心肌病、心肌梗死后的疤痕、室壁瘤等;还有一种是由于膜电位不稳而触发电活动引起,如急性心肌梗死早期电室速、严重缺血缺氧导致的电室速、电解质紊乱、中毒、尖端扭转性室速以及遗传性离子通道鉴别室速等。

多形性室速发作时的临床表现为晕厥、意识丧失、抽搐、呼吸停止,抢救不及时可以立即蜕化为室颤。体征可见意识丧失、四肢抽搐、心音消失、大动脉搏动消失、血压测不出,并出现发绀和瞳孔散大。

无结构性心脏病的多形性室速或室颤患者可能预示有遗传性心律失常综合征倾向,基因检测在对疑有遗传性心律失常综合征患者的诊断方面发挥了重要作用,对于这类患者的家族成员筛查也具有重要价值。心电图运动试验对儿茶酚胺敏感性多形性室速有诊断价值,运动时可诱发多形性室早或双向性室速;此外,对静息状态下 QT 间期处于临界状态的长 QT 间期综合征及基线状态下心电图正常的 Brugada 综合征也有一定的诊断价值。多种药物试验如钠通道阻滞剂激发试验、肾上腺素激发试验、异丙肾上腺素激发试验等也可有助于 Brugada 综合征、长 QT 间期综合征及致心律失常性右心室心肌病等遗传性心律失常综合征的诊断。

在结构性心脏病老年患者中,急性冠状动脉综合征和陈旧性Q波性心肌梗死是QTc间期正常的多形性室速的主要原因。

多形性室速往往反复发生,短暂发生或蜕化成室颤,发生时大部分患者的血流动力学受明显影响,需要立即行复律治疗:立即予以心电监护、开通静脉通路,检查电解质、血气、心肌损伤标记物等,对于意识障碍或模糊者可直接行直流电同步电复律,复律后或其发作间歇抓紧完成12导联同步动态心电图,必要时采用心脏超声或CT等检查以明确病因。

多形性室速发作的药物治疗包括静脉注射β-受体阻滞剂或利多卡因,无QT间期延长者可以静脉注射胺碘酮。如果考虑急性心肌缺血引起者,应立即予以冠状动脉造影及其后必要的血运重建,不能排除急性心肌缺血者建议尽快行冠状动脉造影。对于低钾者予以补钾或加补镁,心动过缓诱发者可以予以临时心脏起搏器处理。一些药物引起尖端扭转性室速后,应当立即停止使用该药物。

对于多形性室速需治疗基础疾病;对于尖端扭转性室速要寻找原因,是否是因为电解质紊乱?是否是因为药物中毒?是否是因为遗传性长QT间期综合征?不能去除病因的多形性室速和尖端扭转性室速也可考虑使用植入型心律转复除颤器。

植入型心律转复除颤器是由不可逆原因所致的持续性多形性室速患者的主要治疗措施。对于在短时间内有可能再发持续性多形性室速/室颤,但不适合植入植入型心律转复除颤器的患者,可考虑穿戴式心律转复除颤器治疗。

ACS 48h后室速、陈旧性心肌梗死室速、慢性冠心病晕厥室速、肥厚型心肌病室速、长QT间期综合征室速、短QT间期综合征室速、Brugada综合征室速、早期复极综合征室速的猝死风险均增加。ACS 48h内室速、ACS 48h后室速、长QT间期综合征室速、肥厚型心肌病室速可以应用β-受体阻滞剂治疗。对于陈旧性心肌梗死室速、电生理诱发室速/室颤、慢性冠心病晕厥室速、陈旧性心肌梗死室速、肥厚型心肌病室速、Brugada综合征室速伴有晕厥或心脏骤停者推荐使用植入型心律转复除颤器；ACS 48h后室速、非缺血性扩张性心肌病室速、长QT间期综合征室速也可考虑使用植入型心律转复除颤器。

植入型心律转复除颤器植入后仍有多形性室速频繁发作者，可考虑导管消融治疗。

5. 心室颤动和心室扑动

心室颤动（室颤）是一种QRS波难以明确识别的紊乱性室性心律失常，是心脏性猝死的主要表现形式。室颤发作时临床表现为晕厥、意识丧失、抽搐、呼吸停止，抢救不及时最终导致死亡。体征可见意识丧失、四肢抽搐、心音消失、大动脉搏动消失、血压测不出，并出现发绀和瞳孔散大。应立即予以心肺复苏或进入高级心肺生命支持，同时立即予以非同步直流电除颤。

同时立即唤醒抢救团队并予以心电监护，开通静脉通路，气管插管，检查电解质、血气、心肌损伤标记物等，完成12导联心电图，必要时做心脏超声或CT等检查，明确室颤原因和基础心血管疾病的情况。

室颤患者在心肺复苏成功后，除了基础心脏疾病诱发病因的评估和治疗外，脑损害和脑复苏评估，以及其他多脏器损伤和并发症的预防等均需要进行全面评估、分析与处理。

室颤成功救治后，在继续基础心脏疾病和基础疾病治疗的基础上，除一过性病因可以解除的患者外，预计生存期大于1年的所有患者应建议植入植入型心律转复除颤器作为心脏猝死的二级预防。

四、老年心律失常的基层医院（包括社区医院）管理

1. 防治计划

老年心律失常是老年心血管病的重要部分，与多种老年心血管疾病关联，在制订老年心血管病近期及远期防治计划时，应将老年心律失常纳入其中。

2. 健康教育要点

健康教育内容包括什么是心律失常、老年人常见的心律失常、老年心律失常的危害性、老年人要重视的几种心律失常、老年心律失常与老年常见心

血管病的关系、心律失常的一级预防(上游治疗)、老年心律失常的主要防治方法等。

3. 患者的检出

患者的检出方式有门诊,基层(社区)体检,建立患者的健康档案,上级医院的双向转诊。

4. 专科门诊

有条件者建立心血管病专科门诊,建立专病患者的健康档案,联系相关上级医院专家定期进行专家门诊等。

5. 专病危急状况的识别及应急管理

培训使相关医务人员熟练识别严重心律失常的临床症状及体征,熟练掌握心脏骤停的院前抢救;建立有效的双向转诊制度,以便将患者及时转诊,缩短发病与首诊时间。

6. 随访

建立定期随访(或电话随访)制度,督促心律失常的重点人群(如房颤的抗凝治疗、复杂的心律失常、起搏器植入后等的患者)建立健康的生活方式,改善心理状态,按医嘱使用治疗药物,定期复诊、复查等。

五、老年心律失常的自我管理

1. 老年人如何确定是否有心律失常?

根据病史、症状和体征:是否有经常性心悸、胸闷、头晕、脉率缓慢、缺脉等症状和体征?是否有晕厥史?是否有与心律失常相关的疾病如高血压,糖尿病,冠心病(心绞痛、心肌梗死),心肌病,心功能不全?是否有与电解质紊乱相关的疾病和药物(醛固酮增多症、长期使用排钾利尿剂所致的血钾过低等)?是否有直系亲属心脏性猝死史或遗传性心律失常综合征史等?

2. 如有心律失常可能,如何进一步检查?

(1)可以进行12导联心电图、24h动态心电图、超声心动图和相关血液生化(电解质、肾功能)检查,初步明确心律失常的性质、数量、程度及是否有结构性心脏病(器质性心脏病)的可能。

（2）如疑有心肌缺血，可进行冠状动脉造影或CT冠状动脉造影。

（3）如有严重或复杂心律失常，需要了解心肌状况，可进行心脏磁共振成像（MRI）检查。

（4）疑有遗传性心律失常综合征时可进行相关的基因检测。

（5）为明确心律失常诊断，必要时还可进行心电图运动试验、药物试验及心脏电生理等检查。

3. 老年心律失常如何决定治疗?

（1）对于症状不明显的窦性心动过缓、窦性心动过速、一度房室传导阻滞、二度Ⅰ型房室传导阻滞、无结构性心脏病症状不明显（无血流动力学影响）的房性早搏、交界性早搏、室性早搏（单形性）可暂不用药物治疗。如果症状明显，可在心血管医生指导下选用适当的抗心律失常药物。

（2）严重窦性心动过缓或窦性心动过速有明显症状或加重原有结构性心脏病症状、窦性停搏、窦房传导阻滞、病态窦房结综合征、二度Ⅱ型和三度房室传导阻滞、心房颤动、各类室性心动过速、心室颤动等都要在心血管专科医生评估下采用合适的治疗方法。

（3）起搏器植入、植入型心律转复除颤器植入及导管消融都有特定的适应证和禁忌证，采用时要充分评估风险与获益，要根据专家的建议、本人意愿、医保和自身经济状况做出正确的选择。

4. 有关老年房颤的管理

（1）阵发性房颤或持续性症状性房颤经专家评估有导管消融复律适应证的，可以考虑导管消融复律。无导管消融适应证者可根据病情选择药物来控制心室率。

（2）为预防房颤患者发生血栓栓塞事件，尤其是缺血性脑卒中，需要进行抗栓治疗。抗栓治疗前要充分评估抗栓/出血风险。应用华法林抗栓治疗时，要检测国际标准化比值（INR）来调整华法林用药剂量，一般建议INR控制在2.0～3.0，对于70岁以上的老年人也可控制在1.6～2.6之间。华法林的作用受很多药物及饮食影响，可咨询有关专家。

（3）注重房颤的上游治疗，即通过治疗高血压、冠心病、心力衰竭或炎症等心血管危险因素的疾病控制房颤的发生和发展。

5. 植入起搏器、除颤器管理

植入起搏器或植入型心律转复除颤器的老年患者,要按各自规定的时间进行复查,以保证起搏器或植入型心律转复除颤器各项功能的正常运行。

(屈百鸣)

第六节　老年慢性心力衰竭的防治与管理

一、心力衰竭的定义

心力衰竭(heart failure，HF)是一种复杂的综合征,由各种原因所致,恶性发展,导致心腔扩大或心脏舒张失调,随之心脏收缩和(或)发生舒张功能障碍,引起心排出量减少。临床上表现为动脉系统灌注不足,或肺循环、体循环静脉瘀血,出现呼吸困难、全身水肿等一系列症状。

二、病　因

心力衰竭的患病率为1.5%～2.0%,65岁以上老年人的患病率为6%～10%,高于普通人群。

老年人心力衰竭的原因以冠心病、高血压、肺源性心脏病多见,各占1/3、1/4、1/10以上。其次为瓣膜型心脏病、心肌病等。

老年人发生心力衰竭往往和多种病因交杂在一起,如高血压合并冠心病、高血压合并肾功能不全。

老年人往往一衰多病,除了心力衰竭还伴发其他脏器疾患,有人统计合并六种疾病的心力衰竭患者占25%。

老年人发生心力衰竭的病因与诱因难以区分。如原有稳定型冠心病,心力衰竭症状不明显,但一旦发生快速房颤或血压升高,则心力衰竭呈现。

具体病因可归纳如下。

1. 心肌病变

(1) 冠心病。多支冠状动脉病变、心肌长期缺血、心肌细胞凋亡及纤维化导致缺血性心肌病、心腔扩大、急性和陈旧性心肌梗死、心肌功能单位明显减少而致心力衰竭。

（2）心肌病。常见原发性或酒精性心肌病,导致心脏扩大,室壁变薄。肥厚型心肌病,以心肌肥厚、舒张受限为主。

（3）心肌炎。弥漫性重症心肌炎可引起收缩功能减退,慢性反复发作性心肌炎可发展为扩张型心肌病。

（4）异常物质沉积。如心肌淀粉样变、糖原沉着症,使心脏顺应性下降。

（5）心肌肥厚、纤维化。如高血压长期未控制而引起心肌肥厚、心肌纤维增生,收缩和舒张功能均可受影响。

2. 心脏负荷过重

（1）压力负荷过重。常见高血压、主动脉瓣狭窄、梗阻性肥厚型心肌病,引起左心室压力负荷过重。各类肺动脉高压中,常见慢阻肺、肺动脉瓣狭窄、二尖瓣狭窄、肺栓塞,可引起右心压力负荷过重。

（2）容量负荷过重。左心室容量负荷过重有主动脉瓣关闭不全、二尖瓣关闭不全。右心室容量负荷过重有肺动脉瓣关闭不全、左向右分流先心,如室缺、房缺。双室容量负荷过重有甲状腺功能亢进、严重贫血、动脉导管未闭。

3. 心脏舒张受限

各种原因(心包积液、缩窄性心包炎)使心脏舒张功能受阻,心脏充盈不足,使心排出量减少,静脉回流障碍,出现类似心力衰竭的症状和体征。

4. 心脏代谢障碍

如维生素B_1、B_{12}缺乏,电解质、酸碱平衡失调。

5. 心脏血管炎

各种大、中、小血管炎性疾病,引起心脏冠状动脉及小血管病变。如大动脉炎、结节性多动脉炎累及冠状动脉;小血管炎(如显微镜下小血管炎),累及心脏微血管。

诱因有感染、心律失常(尤其是快速房颤)、输液过快过多、贫血失血、酸碱平衡失调、血压过高、药物等。

三、临床表现

（一）老年人心力衰竭的特点

无症状。因部分老年人活动少,早期或轻度心力衰竭的表现为无症状,但一旦有某个诱因,如肺部感染,则心力衰竭的症状明显呈现。

老年人心力衰竭的症状容易误判。行走或上楼气急、慢性咳嗽、乏力、食欲不振、夜间多尿等心力衰竭症状,可被误以为与年老体力衰弱有关,易漏诊。

老年人心力衰竭往往不作为首诊。老年人常由于其他疾病,如外伤、骨折、感染等住院时发现心力衰竭。

老年人心力衰竭常常与其他疾病症状重叠。如合并脑血管病症状,脑卒中偏瘫,智力减退,甚至老年性痴呆,肾功能减退,消化功能减退,营养不良导致低蛋白血症、浮肿,与右心力衰竭的症状重叠。由于症状重叠,给鉴别诊断带来困难。

老年人心力衰竭容易误诊。如呼吸困难,可见于非心力衰竭患者,医生误诊为心力衰竭。临床常见一些没有慢支史而长期抽烟者,直到发生呼吸困难,误诊为心功能不全,查了很多项目,没有发现器质性心脏病,肺功能显示通气功能重度障碍,实为慢阻肺。

老年人心力衰竭容易累及其他脏器,如引起肾损伤,发展为心肾综合征Ⅰ型及Ⅱ型;累及肝脏,严重者发展为心源性肝硬化;累及肺,发生肺感染、肺栓塞甚至呼衰;累及消化道功能,导致营养不良,发展为心源性恶病质;累及神经系统,导致大脑缺血、缺氧,神志不清,以至于昏迷死亡。

（二）表　现

1. 左心衰的表现

（1）症状。

①由肺瘀血引起呼吸困难。

劳力性呼吸困难:快走、上楼、爬山、上坡出现气急,休息时缓解,进一步恶化,轻微活动如慢步也有气急感。

夜间阵发性呼吸困难:睡眠中突然气急,被迫坐起缓解。

端坐呼吸:发展到终末期,休息状态下也发生气急,无能力轻微活动、长期坐位、高枕半卧位。

②其他:如咳嗽、咳痰、发绀、乏力、消瘦、食欲减退。

(2)体征。

①常见两肺小湿啰音,单侧或双侧,轻者二肺底,重者全肺均可闻及。偶可闻及干性啰音。

②心脏扩大,向左下扩大,与心力衰竭程度相关,心脏越大,心力衰竭越重,心尖冲动弥漫。

③心脏听诊:常见心律不齐,如早搏、房颤、心率快,重者闻及舒张期奔马律。

④原发心脏病体征:如心脏瓣膜病,有相关听诊区闻及心脏杂音。

2. 右心衰的表现

主要表现为体循环静脉系统瘀血、静脉压升高。

(1)症状。

①低垂部位水肿:二下肢凹陷性浮肿,足背、踝关节、胫骨前直立位明显,卧位时骶尾部、大腿明显,严重者二下肢肿胀,甚至有水珠从皮肤渗漏出来;也可波及外生殖器,如阴囊水肿、胸水、腹水。

②肝大、胀痛、黄疸。

③消化功能障碍,食欲不振、厌食、恶心、呕吐。

④肾瘀血,夜间多尿,肾功能减退。

(2)体征。

①凹陷性水肿。

②颈静脉充盈或怒张。

③肝颈反流症阳性。

④肝大、触痛。

⑤心脏扩大,与左心力衰竭扩大不同,叩诊为胸骨左缘三、四肋间扩大。

⑥腹水体征:腹部隆起,移动性浊音存在。

⑦胸水体征:右侧或双侧,叩诊为浊音,语音减退。

⑧原发病体征。

3. 全心衰的表现

全心衰往往是左心衰的晚期表现。除了左心衰的表现之外,还伴有右心衰的表现。呼吸困难伴浮肿是主要症状。

四、器械及实验室检查

(一) 器　械

1. 心电图

这是常规检查,每位患者的特征不同,可能具有如下表现。

(1) 心律失常,早搏、房颤、传导阻滞。

(2) 心肌缺血,心肌梗死。

(3) 心肌肥厚,房室肥大。

(4) 特殊表现,如QT间期过短、过长,RR间期延长。

2. 超声心动图

这是常规检查。检查项目如下。

(1) 心脏房室大小,心肌肥厚程度。

(2) 心内结构是否有畸形。

(3) 心脏瓣膜闭启状况。

(4) 心包疾病。

(5) 室壁运动失调、减退、消失、不协调。

(6) 心内血栓、占位性病变、赘生物。

(7) 心肌梗死机械并发症,如心脏破裂、腱索断裂、乳头肌断裂。

(8) 估计左心室射血分数。

(9) 估计肺动脉压力。

心脏结构大小及射血分数均具有诊断意义。

3. X胸片

其可显示肺瘀血、肺水肿、房室大小、肺动脉高压、胸腔积液等情况。

4. 其他

心脏磁共振成像,可显示心肌肥厚、心肌致密化不全表现。

冠状动脉CTA或冠状动脉造影,显示有血管硬化狭窄表现,可作为冠心病诊断的"金标准"。

(二) 实验室检查

1. 心力衰竭标志物

心力衰竭标志物有B型脑钠肽(brain natriuretic peptide, BNP)及N末端B型脑钠肽原(N terminal B natriuretic peptide, NT-proBNP)。BNP>500ng/L时支持心力衰竭,<100ng/L时不支持心力衰竭,在100~400ng/L时应考虑其他病因。据2004年美国心脏病学会专家共识:BNP<100ng/L时心力衰竭的可能性极小,其阴性预测价值为90%;>500ng/L时心力衰竭的可能性极大,其阳性预测值为90%。伦敦一项心力衰竭研究显示:BNP诊断心力衰竭敏感性为97%,特异性为84%,阴性预测价值为97%,阳性预测价值为70%。BNP浓度与心力衰竭程度相关,浓度越高,心力衰竭越重。BNP也是评估预后的一项指标,Berger等对EF<35%的452例心力衰竭患者随访3年,发现BNP水平是猝死的唯一独立预测因素,BNP水平<130ng/L的患者的生存率明显高于>130ng/L的患者的。Ishii等研究显示,BNP水平>440ng/L,患者住院期间的病死率明显增高。50岁以下NT-ProBNP>450ng/L时诊断心力衰竭敏感性为93%,特异性为95%;50~75岁,>900ng/L,诊断心力衰竭敏感性为91%,特异性为80%;75岁以上,>1800ng/L,诊断心力衰竭,<300ng/L可排除心力衰竭。

2. 心肌坏死标志物

心肌肌钙蛋白T/I(CTnT/CTnI)明显升高,提示心脏细胞坏死,对诊断心肌梗死、心肌炎有重要意义。参考值:CTnT的正常值为0.02~0.13μg/L,>0.2μg/L为临界值,>0.5μg/L时诊断心肌梗死;CTnI的值<0.2μg/L为正常值,>1.5μg/L为临界值,有报道>0.16μg/L诊断心肌梗死的敏感性为95%,特异性为85%。

3. 其他

血气分析、电解质、肝肾功能、血糖等。

五、心力衰竭分期、分类、分级

(一) 心力衰竭分期

心力衰竭发展为A、B、C、D四个阶段。

(1) A阶段为心力衰竭前期(pre-HF)，有心力衰竭高危因素，如高血压、冠心病，但尚无心脏结构改变和功能障碍。

(2) B阶段为前临床心力衰竭期(pre-clinical HF)，有高危因素，并有心脏结构改变，如心肌肥厚，但无心力衰竭的临床表现。

(3) C阶段为心力衰竭阶段(HF)，心功能Ⅱ/Ⅲ级，有心力衰竭的临床表现。

(4) D阶段为临床终末期心力衰竭，心功能Ⅳ级。临床上表现为难治性心力衰竭，预后差，平均生存时间为3~4个月。

(二) 心力衰竭分类

1. 按发展进程分

(1) 急性心力衰竭(acute HF)：起病急，心排出量在短时间内急剧下降，症状重。多见于急性大面积心肌梗死，弥漫性心肌炎，瓣膜腱索、乳头肌断裂，瓣膜穿孔，严重心律失常，高血压危象，慢性心力衰竭急剧恶化。

(2) 慢性心力衰竭(chronic HF)：起病缓慢，经历一个长期代偿过程，如主动脉瓣关闭不全、二尖瓣关闭不全，可有几十年的代偿期，再进入失代偿期。

2. 按心肌机械功能分

(1) 收缩期心力衰竭(systolic HF)：主要为心肌收缩功能减退，病因如心肌梗死、心肌病、解剖学上心脏扩大，以左心为主，标志性功能指标为左心室射血分数下降，临床上以呼吸困难为特征，占心力衰竭的70%以上。

(2) 舒张期心力衰竭(diastolic HF)：主要为心脏舒张异常，病因为高血压向心性肥厚、肥厚型心肌病、主动脉瓣狭窄、心肌淀粉样变性、限制性心肌病。心脏可为正常大小或轻度增大，而临床上有瘀血表现，LVEF>45%或基本正常。

（3）混合型心力衰竭（mixed HF）：上述两种心力衰竭并存，见于高血压心脏病、缺血性心肌病。

3. 按解剖分

（1）左心衰：主要累及左心室，呼吸困难为突出表现。

（2）右心衰：主要累及右心室，以水肿为主要表现，或先有左心衰，进一步发展为全心衰。

（3）全心衰：具有上述两种心力衰竭表现。

（三）心力衰竭程度分级

1. 美国纽约心脏病学会（New York Heart Association，NYHA）1964年提出的心功能分级

Ⅰ级：无心力衰竭症状，活动不受限制。

Ⅱ级：体力活动轻度受限制，休息时无症状，一般体力活动时出现症状。

Ⅲ级：体力活动明显受限制，轻度活动即出现乏力、心悸、气急，休息时缓解。

Ⅳ级：不能胜任轻微的体力活动，休息时仍有症状。

2. 心力衰竭级别

按上述分级定：无心力衰竭——Ⅰ级心功能；Ⅰ度心力衰竭——Ⅱ级心功能；Ⅱ度心力衰竭——Ⅲ级心功能；Ⅲ度心力衰竭——Ⅳ级心功能。

3. 6min步行试验

步行426～550m为轻度心力衰竭，150～425m为中重度心力衰竭，＜150m为重度心力衰竭。

该试验简单易行，安全，只要划出30m的步行道，就可反复试验，用来测全身的功能状态，对慢性心力衰竭、慢阻肺等都可适用。

六、诊　断

一个完整的诊断应包括病因诊断、心力衰竭类型诊断、心力衰竭定性诊断、心力衰竭严重程度诊断。

目前心力衰竭诊断标准有美国心脏病学会诊断标准、Boston心力衰竭诊断标准、Framingham 诊断标准，国内于 1995 年 5 月在大连第三届全国心力衰竭会议上提出了诊断标准。

诊断应掌握如下几点。

（1）病因，即原发心脏病是什么。

（2）症状，即心力衰竭症状是否存在。

（3）主要阳性体征如心腔扩大、心脏杂音、肺湿啰音、颈静脉充盈怒张、肝颈反流症阳性是否存在。

（4）心力衰竭标志物如 BNP、NT-ProBNP 是否增高。

（5）心脏超声图是否有显示结构改变。

注意上述几点，诊断心力衰竭并不难。除此之外，需排除非心力衰竭疾病。

七、治　疗

心力衰竭的治疗目的是缓解症状、延长生存时间。以往治疗核心为"强心、利尿、扩血管"，能改善症状，但不减少死亡率。近二十余年来，心力衰竭治疗不断改进，取得了很大进展。目前的治疗核心为"利尿，抗 RASS、交感系统治疗，起搏电治疗"。这不仅改善症状，且显著减少病死率。

具体有以下几点。

（一）一般治疗

1. 病因治疗

明确心力衰竭病因、诱因，尽量根治。如有瓣膜病，根据评估，可行瓣膜置换术；有冠心病者，通过 PCI 或主动脉旁路术，缓解症状；如有甲亢者，治疗甲亢；对处于 A 或 B 阶段的心力衰竭，应严格控制危险因素，防止恶化为心力衰竭。

2. 休息

根据心功能评估级别，分别对待。对于 Ⅱ 级心功能，限制高强度活动，休息与轻度活动相结合，如安排一定的时间散步、做操。对于 Ⅲ 级心功能，休息为主，适当轻度活动，如慢散步。对于 Ⅳ 级心功能，卧床休息，但可下床，床上坐坐,床旁走走。

3. 饮食

清淡、富营养、易消化,少食多餐。胃纳不佳者,可用中药调理,限制钠盐。轻度心力衰竭者食钠盐2～3g/d,重度以上心力衰竭者的钠盐量<2g/d。但有低钠血症者,适当放宽,并限制水摄入(<2L/d)。酒精性心肌病患者,必须戒酒;冠心病或慢阻肺、肥胖者,戒烟。避免刺激性食物。

4. 防止并发症

老年人一衰多病,按"有什么合并症就处理什么症"原则进行。如肺部感染常见,且是病死的重要原因,应控制感染;有贫血者,如严重的话,则输注红细胞;控制高血压、糖尿病等。

5. 精神休息和心理护理

给予一个安静环境,充分休息,摆脱抑郁、焦虑、孤独的精神状态,给予正确疏导。

(二) 药物治疗

药物治疗是缓解症状、降低病死率的关键措施。

1. 利尿剂

这是基础治疗,能迅速缓解症状,但不减少病死率。利尿剂是唯一能减少体液潴留的药物。老年人应用时,不宜突然大剂量过度利尿,易导致血容量锐减而引起低血压、心肌梗死、大脑供血不足等不良反应。

(1) 适应证。有液体潴留证据者均可用,并为 ACEI/ARB、β-受体阻滞剂应用提供基础条件。

(2) 剂量。常用有三种制剂:袢利尿剂,以呋塞米为代表,20mg/d 或托拉塞米10mg/d;噻嗪类利尿剂,以氢氯噻嗪为代表,25～50mg/d;潴钾利尿剂,以螺内酯为代表,10～20mg/d。用药期间观察疗效,初期使体重每日减轻0.5～1.0kg,并调整剂量,呋塞米的剂量不受限制,氢氯噻嗪的最大剂量为100mg/d。一旦呼吸困难得到缓解,体重稳定,就可长期服用维持量。

对严重心力衰竭、水潴留严重,或对利尿剂有抵抗者可考虑以下措施:①联合2种以上的利尿剂;②短期内静脉推注速尿40mg,继以10～40mg/h 静滴;③增加肾血流药,如小剂量多巴胺100～250μg/min静滴。

（3）注意点。

①监测血电解质,是否有低钾、低钠、低镁,尽力保持平衡。

②严密观察疗效,每日称体重,液体潴留体征改变,如肺底啰音、水肿,颈静脉充盈,肝颈反流症,肝脏大小。

③测血压,尤其是老年人血压是否过低,是否有直立位低血压、头昏。

2. ACEI/ARB

（1）应用原理。

慢性心力衰竭患者的肾素–血管紧张素–醛固醇系统(renin-angiotensin-aldo-sterone system,RAAS)激活后,ACEI/ARB可抑制RAAS;同时抑制缓激肽降解,提高缓激肽的水平。有研究发现,缓激肽可以提高心肌缺血时的ATP及磷酸肌酸的含量,使糖原分解减少,乳酸生成降低,提高心肌抗缺血能力,降低缺血再灌注心律失常的发生率,所以其是一种心脏保护因子。

（2）循证医学资料。

研究资料很多,结论是减少死亡率。

1987年有一项CONSENSU-1试验(北欧依那普利生存试验),入选NYHAⅣ级患者,应用该药一年,可降低31%的病死率。

1995年,一项荟萃分析包括32项试验,共7105例患者,降低死亡率0.77,总死亡率下降23%($P<0.01$),并且显示LVEF最低一组获益最大。

1996年,一项包括35项试验的荟萃分析,共3411例,其中23项试验显示ACEI能提高运动耐力,25项试验显示ACEI能改善症状。

目前ACEI成为治疗心力衰竭的基石。

（3）适应证和禁忌证。

适应证:除了禁忌证之外的所有心力衰竭患者,NYHAⅠ～Ⅳ级,LVEF<40%,都可应用。对于ACEI不能耐受者可用ARB,但疗效不等。

禁忌证:过敏者,如血管性水肿者,妊娠期妇女,血肌酐水平>3mg/dl(>265.2μmol/L)、高血钾症、双侧肾动脉狭窄、左心室流出道梗阻者。

（4）剂量及用法。

从小剂量开始，逐渐递增，到目标剂量。表2-6-1为ACEI口服药物剂量及用法。

表2-6-1 ACEI口服药物剂量及用法

药名	起始剂量及用法	目标剂量及用法
卡托普利	6.25mg，3次/天	50mg，3次/天
依那普利	2.5mg，2次/天	10～20mg，2次/天
福辛普利	5～10mg，1次/天	40mg，1次/天
培哚普利	2mg，1次/天	4～8mg，1次/天
雷米普利	1.5～2.5mg，1次/天	10mg，1次/天
贝那普利	2.5mg，1次/天	5～10mg，1次/天
赖诺普利	2.5～5.0mg，1次/天	20～40mg，1次/天

（5）注意事项。

①监测血压。血压过低时，减少剂量，调整其他有降压作用的药物。

②监测肾功能，使用1～2周起测血肌酐，升高范围在30%～50%时，应暂停服药。

③监测血钾，尤其是合用螺内酯时，每周测1次血钾。

④起效慢，数周或数月发挥作用，调整药物剂量的期间，注意心功能变化，如有恶化，可增加利尿剂的用量，以后要坚持长期维持，不轻易停药。

⑤注意不良反应，如干咳，不能耐受时改为ARB类药物，血管性水肿罕见，但一旦发生，就具有生命风险，多发生在首次服药或服药24h内。

3. β-肾上腺素受体阻滞剂

（1）机制：β-受体阻滞剂能选择性与β肾上腺素受体结合，从而阻断儿茶酚胺对β-受体的激动作用。临床试验证明，长期应用，可降低病死率及心脏性猝死的发生率。

（2）循证医学资料。

早在20世纪70年代，已有学者提出β-受体阻滞剂对心力衰竭可能有良好作用。后来对美托洛尔、卡维地洛、比索洛尔做了一系列的临床试验，证实

β-受体阻滞剂可减少死亡率,目前也作为治疗心力衰竭的基石。

1996年美国一项卡维地洛治疗心力衰竭试验(USCHFS),入选1094例HF,EF<35%,结果显示死亡率下降65%。

1999年一项比索洛尔治疗心力衰竭临床试验(CIBI-Ⅱ研究)入选2647例,NYHAⅢ级2202例,占83%,Ⅳ级445例,占17%,EF<35%。结果显示总死亡率从17.3%降至11.8%,相对死亡风险下降34%,猝死率从6.3%降至3.6%,相对风险下降44%,因心力衰竭恶化的住院率下降36%。

一项MERIT-HF试验用美托洛尔治疗心力衰竭,入选NYHAⅡ~Ⅲ级,美托洛尔治疗组950例,安慰剂对照组976例,结果显示:1年总死亡率分别为4.6%和12.8%,相对死亡风险下降40%,猝死相对风险降低50%。

对亚组严重心力衰竭NYHAⅢ~Ⅳ级,EF<25%,共795例,治疗组399例,对照组396例,与安慰剂比,美托洛尔治疗组的总死亡率降低39%(P=0.0086),猝死率下降45%(P=0.024);心力衰竭恶化致死亡率降低55%(P=0.015),心血管病死亡率降低44%(P=0.0028)。量效分析显示,大剂量组平均治疗剂量为192mg/d,小剂量组平均为76mg/d,疗效相似,总死亡率分别下降36%和44%,猝死率分别下降38%和55%。合用ACEI可使死亡率进一步下降36%。

(3)适应证和禁忌证。

适应证:所有慢性心力衰竭、NYHAⅡ~Ⅲ级者均可使用;NYHAⅣ级者,待病情稳定后,在严密观察下也可用,且要尽早应用。

禁忌证如下:①支气管哮喘;②心动过缓,房室传导阻滞Ⅱ度以上;③低血压。

(4)剂量用法。

从小剂量开始,美托洛尔3.25~6.25mg,2~3次/天,比索洛尔1.25mg,1次/天,卡维地洛3.125mg,2次/天,每隔2~4周,逐渐增加剂量,根据血压、心率、心力衰竭情况调整,使静息心率>55次/分,SBP>100mmHg。临床试验中美托洛尔可达200mg/d,比索洛尔达10mg/d,卡维地洛达50mg/d。但国人对β-受体阻滞剂更敏感,宜个体化。

（5）注意点。

监测血压、心率，观察心力衰竭变化。如恶化，则减少剂量或停用，或增加利尿剂。其疗效待数月后才显示出来，故应坚持长期应用。

4. 醛固酮受体拮抗剂

（1）机制。

醛固酮由肾上腺皮质分泌，共有两条途径促进其分泌。一条经典途径，即RAAS，交感兴奋和血管紧张素均可增加分泌，而发生心力衰竭时，交感和RAAS亢进；另一条是旁分泌途径，心血管系统独立分泌，当ACEI抑制RAAS时，短期间内醛固酮减少，但长期后，旁分泌增加，称为"醛固酮逃逸现象"。

醛固酮水平上升，加重水钠潴留，排钾、排镁增加，加速血管内皮功能异常，促进血管和心肌炎症、心肌坏死、心肌纤维化，促进心肌重构，加重心力衰竭。

（2）循证医学资料。

该类药有两种制剂：一种是非选择型醛固酮受体拮抗剂，即螺内酯；另一种是选择性醛固酮受体拮抗剂，即依普利酮，选择性作用于盐皮质激素受体，而不作用于雄性激素和孕酮(黄体酮)受体，副作用少，目前国内尚未上市。

一项RALES试验(醛固酮随机评估研究)入选HF患者，NYHA Ⅲ～Ⅳ级，共1663例，在ACEI、利尿剂、地高辛应用基础上加螺内酯12.5～25.0mg/d，与安慰剂对照比，随访2年证实：总死亡率相对风险下降23%（RR为0.77，$P<0.001$），因心力衰竭恶化死亡率和心脏性猝死率共下降30%，因心力衰竭恶化住院率下降35%（RR为0.65，$P<0.001$）。

另一项为EPHESUS研究(关于依普利酮治疗急性心肌梗死后心力衰竭疗效和存活的研究)，入选者为急性心肌梗死14d内，LVEF<40%，有合并心力衰竭或糖尿病的患者，共6600例，应用依普利酮25～50mg/d，一年后全因死亡相对风险率下降15%（$P<0.008$），心脏性猝死率下降21%（$P=0.03$），心血管死亡率和心力衰竭住院率下降13%（$P=0.003$）。亚组分析显示，心肌梗死后3～7d内开始治疗，心血管死亡率和住院率下降15%（$P=0.01$），心脏性猝死率下降37%（$P=0.002$），而心肌梗死后8～14d开始用药，与安慰剂对比无显

著差异,提示心肌梗死后宜早使用。

（3）适应证、禁忌证。

适应证:所有心力衰竭患者,在NYHA Ⅲ～Ⅳ级时均可用。

禁忌证:高血钾者、肾功能不全者、血肌酐水平＞2.5mg/d者。

（4）剂量、用法。

螺内酯的起始量为10mg/d,直加至20mg/d。

依普利酮的起始量为2.5mg/d,加至50mg/d。

（5）注意事项。

监测血钾水平,应用后3d及一周各1次,以后每月测1次,＞5.5mmol/L时暂停用药。

可与呋塞米联合应用,以增加疗效,减少高血钾的发生率。

与ACEI联用时,应特别注意高血钾。

老年人避免用非甾体抗炎镇痛药,以免影响肾功能。

注意其他不良反应,如男性乳房增大。

5. 洋地黄制剂

洋地黄的应用时间已经超过200年,用于治疗心力衰竭,归因于其正性肌力作用,加强心肌收缩,同时可提高副交感神经兴奋性,抑制交感神经兴奋。目前用于治疗心力衰竭的地位已明显下降,且大不如以前了,一些临床试验显示了不同的结论。

（1）循证医学资料。

有两项试验,1993年的RADIANCE试验(入选NYHA Ⅱ～Ⅲ级心力衰竭患者,共178例,应用地高辛与利尿剂、ACEI对比)和另一项PROVED试验(入选NYHA Ⅱ～Ⅲ级,共88例,利尿剂与地高辛对比),均因HF恶化而提前撤出研究。

但另有两项试验得出了不同的结论。一项为DIG试验,1997年进行,入选LVEF＜45%,共7788例,其中舒张功能障碍患者共998例,结果显示对死亡影响为中性。另一项CDMR试验证明洋地黄对HF具有改善症状,提高LVEF的正面效应。

（2）适应证、禁忌证。

适应证：①有症状的左心收缩功能不全窦性心律或房颤患者，尤其是快速房颤，改善症状明显；②一些快速房颤或室上速发作，引起心力衰竭者。

禁忌证：心动过缓、房室传导阻滞Ⅱ～Ⅲ度、肾功能不全、低血钾、对地高辛过敏者。

（3）剂量。

目前口服药物主要是地高辛，老年人因肾功能减退，0.125mg/d是安全的，剂量为0.25mg/d时要注意不良反应。

6. 其他药物

（1）多巴酚丁胺。

DIES等一项研究，因死亡率增加而提前终止，但短期应用对心脏手术后低排血量，或心肌梗死后心力衰竭伴低血压有改善症状的效果。剂量为2～25μg/（kg·min）。

（2）血管扩张药。

血管扩张药包括硝酸甘油、硝普钠、长效钙拮抗剂，通过扩张血管，减轻左心室前、后负荷，改善症状，对生存率的影响为中性。

（三）非药物治疗

1. 心脏再同步化治疗（cardiac resynchronization therapy, CRT）

心力衰竭患者的左右心室收缩不同步，一先一后，一早一迟，影响心室充盈。CRT的目的是使双室同步收缩，增加心脏搏出量。

（1）循证医学资料。

2003年，JAMA发表了一项CRT荟萃分析，共4项随机对照研究，纳入16354例，结果提示降低进行性心力衰竭死亡率51%。

2005年，美国发布一项有里程碑意义的试验，即CARE-HF研究，入选NYHAⅢ～Ⅳ级、LVEF<35%、QRS时限>120ms的患者，共809例。随机分为标准药物组（400例）和标准药物＋CRT组（409例），随访29.9个月，结果显示：CRT组全因死亡率降低36%，死亡和住院复合终点降低37%。

（2）适应证。

适应证在不断变化中。欧洲、美国及国内有关CRT指南，随时间变化而不断修改，但Ⅰ级适应证变化不大，即在最佳药物基础上，NYHAⅡ～Ⅲ级，LVEF＜35%，非RBBB导致的QRS时限＞150ms的窦性者。不断修正Ⅱb适应证。

目前大致有以下原则。

①在最佳药物治疗基础上，NYHAⅣ级，LVEF＜35%，QRS时限＞150ms。

②在最佳药物治疗基础上，NYHAⅡ～Ⅲ级，LVEF＜35%，120ms＜QRS时限＜150ms。

③在最佳药物治疗基础上，NYHAⅡ～Ⅲ级，LVEF＜35%，QRS时限＞120ms，伴房颤者。

④需要安装起搏器治疗的LVEF低下者。

目前已开展双心室起搏联合植入型心律转复律除颤器，即CRT-D，其不仅能同步化，而且还具有自动除颤功能。有一项COMPANION研究，入选NYHAⅢ～Ⅳ级，LVEF＜35%，QRS时限＞120ms的患者1520例，共随访16个月，安装CRT/CRT-D，结果显示CRT组病死率下降24%（$P=0.06$），CRT-D组病死率下降36%（$P=0.003$），提示CRT-D更优。

2. 植入型心律转复除颤器（implantable cardioverter defibrillator, ICD）

HF患者的猝死率高，因此ICD预防猝死很有必要。临床资料显示，ICD可减少死亡风险23%～31%。

其Ⅰ类指征有曾有心脏骤停史、室颤史；缺血性心肌病，心肌梗死后40d以上，LVEF＜30%，预期生存时间超过1年者；非缺血性心肌病，LVEF＜30%，预期生存时间超过1年者。

3. 心脏移植（heart transplantation）

1967年，南非医生巴纳德完成第一例心脏移植，从车祸女孩身上取下心脏，将其移植到一男性身上，该男性存活18天，从此开创了心脏移植时代。但直到20世纪80年代才进入可行性研究阶段。到2008年止，全世界心脏移植共84740例，一年生存率为82%，5年生存率为69%，10年生存率达51%，最长生存30年。目前,中国手术成功率达95%。

指征:①终末期难治性心力衰竭,预期生存时间不超过1年者;②排除其他重要脏器功能减退、精神状态不稳定、肺动脉高压、恶性肿瘤、年龄在70岁以上者。

4. 展望

(1)进一步开展更有效的新药研究。

(2)人工心脏开发。

(3)干细胞移植进展。

(4)异种心脏移植成功。

在上述四个方面,有任何一点的突破,必然带来福音,挽救更多心力衰竭患者的生命。

八、基层(社区)医院管理

(一)纲要目标

中共中央国务院已公布的《"健康中国2030"规划纲要》中提到,实现全人群、全生命周期的慢性病健康管理,15min基本医疗卫生服务圈基本形成,人人拥有规范化的电子健康档案,远程医疗覆盖省、市、县、乡四级医疗卫生机构。搞好慢性病管理的主要场所(基层和社区医疗机构)。要建立规范化电子健康档案,便于管理,管理重点也在基层。

(二)分级管理

省市三甲医院主要任务是解决疑难、急、重、危症和需要手术、介入治疗的患者的问题。

县级医院解决地区范围内的常见病、多发病,并指导基层、社区医院对慢性病进行诊疗。基层和社区医院负责各种慢性病管理。老年慢性心力衰竭由上级医院明确诊断,制定好治疗方案,或纠正病因后,进行长期治疗管理。管理模式以居家和社区为主,全科医生是慢性病诊治管理的主力军。由专人负责诊治、随访。

（三）慢性心力衰竭的社区管理

1. 摸清情况、建立患者档案

档案内容包括姓名、性别、年龄、地址、电话号码、病史、体格检查、实验室检查、诊断、心功能级别、治疗方案等。

2. 定期随访

对于Ⅰ、Ⅱ级心功能者可2～6个月随访1次。

对于Ⅲ、Ⅳ级心功能者至少每月随访1次。

随访时可电话联系，或定期约患者进行门诊随访，对于病情严重者上访探视。

3. 随访内容

（1）给患者进行卫生宣教，用简单易懂的语言，讲病因、疾病表现、治疗方案以及预后，如何进行体育运动，饮食注意点，药物疗效和不良反应，并进行心理疏导。

（2）监督患者实施治疗方案，如按时服药，坚持适当运动。

（3）评估疾病变化。通过症状、体征、实验室指标变化，评估病情好转还是稳定，一旦发现恶化，分析病因，并调整治疗方案，必要时转上级医院做进一步诊治。

（4）指导患者运动。

Ⅰ级心功能：不限制日常活动，但如有器质性心脏病，则要避免过累及过重活动。

Ⅱ级心功能：不限制轻度的工作和运动，避免重工作，以不加重气急、心悸为原则。

Ⅲ级心功能：增加卧床休息时间，每天定时做一些轻微运动，以散步为主。

Ⅳ级心功能：以卧床休息为主，但间期可下床坐和床旁走走，一旦心功能改善，可室外散步。

所有心力衰竭患者室外活动时间，安排在餐后2h或餐前1h。天热时选择早上和晚间，天冷时选择有阳光、天气暖和的时间。一旦出现疲劳、气急、胸闷,就立即停止运动。要量力而行,留有余地,循序渐进。

（5）查体。

随访时,除生命体征（体温、呼吸、血压、体重）等外,还要听诊心率、心律。心力衰竭体征:二肺啰音,颈静脉充盈度,肝颈反流,两下肢浮肿。

（6）观察药物疗效与不良反应。

常用抗心力衰竭药有 ACEI/ARB、β-受体阻滞剂、醛固酮拮抗剂、利尿药以及治疗有关合并症的药物。

服药期间,评估病情是否稳定有效,并酌情调整药物剂量。注意监测药物的不良反应,发现有明显不良反应时,应减量,或停药,或换药物。

4. 专科和预约门诊

有条件的基层医院,可开设心血管专科门诊,接受心力衰竭患者的定期门诊,实施体检、实验室检查、配药等。为方便患者,可预约挂号,缩短就诊时间。

九、心力衰竭自我管理

（一）控制危险因子

在 A/B 阶段,控制危险因子,可大大减少心力衰竭的发生率。控制高血压,使血压降至低于140/90mmHg,坚持长期服降压药;如有可疑冠心病者,及早明确诊断,进行有效治疗。有心脏瓣膜病者,一旦心脏开始扩大,应根据评估,及早进行手术治疗。

（二）建立正常的生活方式

很多慢性病,起源于不正确的生活方式。

（1）戒烟。烟是冠心病发病的四大危险因素之一,也是慢阻肺的重要病因。长期抽烟会损伤血管内皮的功能,还使血管收缩,血压上升,血中一氧化碳浓度增高,使血液携氧能力下降,血小板聚集,导致冠状动脉痉挛,引起猝死。有报道,每天抽烟20支,冠心病的发病风险增大3倍以上,抽烟者的冠心病发病提早10年,戒烟后冠心病的发病风险下降。抽烟是引起慢阻肺的重要原因。烟雾中焦油、一氧化碳、一氧化氮、氢氰酸、丙烯醛、尼古丁使支气管上皮纤毛变短、不规则,纤毛运动减退,并减弱呼吸道的抵抗能力,使致病菌入侵,还引起支气管痉挛,分泌过多黏液等,从而导致慢阻肺。中国70%的慢阻肺与抽烟有关,戒烟后慢支、慢阻肺的发生率减少。

(2)不酗酒、少饮酒。长期、大量饮酒会引起心肌病,扩张型心肌病中1/3由酒引起,酒直接毒害心肌,造成心肌不可逆损伤。长期饮酒,可引起维生素B、叶酸缺乏,影响心肌功能。酒还会引起房颤。有人报道,每天饮用一个单位量的酒,房颤风险增加8%,饮2～5个单位量,风险增加17%～47%,机制可能与缩短心房有效不应期有关(1个单位=酒精12g,啤酒500ml,40°白酒40ml)。戒酒使心肌病和房颤的发生率减少。

(3)适当运动,控制体重,合理营养。

运动的好处列举如下。

①增强心肺功能,提高肺活量。

②控制体重,减少糖尿病的发生,稳定血糖水平。

③减少老化,预防骨质疏松。

④改善血液循环和消化功能,调节神经功能,增强机体的抵抗力。

⑤有利于控制血压。

老年人坚持每天半小时以上运动,有利于健康,有利于防止静脉血栓,有利于改善心功能。运动以散步为主,量力而行,增加运动量要循序渐进。

(4)肥胖与心血管病密切相关。

①肥胖引起高血压,肥胖使高血压发生率增加2倍,而高血压又使冠心病发生率增加2～3倍。体重每增加4.5kg,血压上升4.4mmHg。

②肥胖引起糖尿病,是糖尿病的危险因子。

③肥胖往往伴血脂异常,有人统计,体重每增加10%,血浆中胆固醇相应增加0.3mmol/L。

(5)饮食。饮食与心血管疾病也密切相关,食物中的饱和脂肪酸过多,使血浆胆固醇增加,损害动脉,所以合理饮食也很重要。

①碳水化合物、脂肪、蛋白质的比例分别为60%～70%、16%～20%、10%～14%,不宜只摄入脂肪而不摄入饭,且需控制摄入能量。

②减少饱和脂肪酸的摄入,增加不饱和脂肪酸的摄入,避免过多动物脂肪的摄入。

③限制胆固醇摄入,摄入量<300mg/d。

④添加粗粮、蔬菜、水果。

⑤控制食盐和饮水量。

上述均需每位老年人自己管理好自己,有病早治,无病早防。

(三) 坚持服药

按照医嘱服药。老年人易忘记服药或容易搞错,应由家属或本人,按医嘱排好药物,如早、中、晚各服用的药物名及药物数量,提前分别装入药盒中,固定位置放置。如老年人意识欠清的,由家属或陪护定时喂药。

注意药物的不良反应。如ACEI有干咳、高血钾、血清肌酐水平升高、首剂低血压等不良反应,最重要的是喉头水肿,但罕见。对于利尿剂要注意水、电解质平衡,防止低钾血症、低钠血症。β-受体阻滞剂的不良反应有心动过缓、低血压,故需自我监测血压,保持收缩压≥100mmHg,心率≥55次/分,血钾、血钠在正常范围内,血肌酐水平上升不超过1/3。

服药期间,如有不适,可及时与社区医生反映;没有不适的话,也不能自作主张突然停药。

(四) 自我监测

(1) 心功能监测。可行6min步行试验,在居家场地划出60m长的步行道,在6min内尽量行走,计算行走距离并记录。行426～550m为轻度心力衰竭,150～425m为中度心力衰竭,<150m为重度心力衰竭。不断地监测可观察心力衰竭的变化,从而判断自己是进步了还是恶化了。

(2) 每天测量出入量,并记录。要求每天摄入液体量与24h排出量持平。严重心力衰竭的要保持负平衡,尿量大于补液量+800ml的总和。

24h入量:喝水/饮料量+食物水1000ml,内生水300ml+补液量。

24h出量:尿量+皮肤蒸发350ml+呼吸水量约500ml+粪便150ml+引流量。

(3) 监测体重。每天进食早餐前,穿衣相同,排空二便,测量体重。在治疗心力衰竭期间,要求每天体重下降0.5～1.0kg,等心力衰竭稳定后,基本持平;如3d内体重增加2.0kg,考虑水、钠潴留;心力衰竭加重的,要增加利尿剂的用量。

(五) 预防感染

(1) 上呼吸道感染最为常见,其他为肺炎、腹泻。注意天冷保暖,避免去人群密集处,外出可戴口罩,添衣服,休息睡眠要充足,提高人体的抵抗力。

(2) 可以服中药养生。如体虚者,可用高丽参,每天含于口中细嚼,2～3片/天,也可用开水泡服。

(3) 一旦咳嗽、发热,就需及时就诊,使用抗菌消炎药,或与社区医生联系。

(六) 定期化验及其他检查

化验项目:血电解质、脑钠肽、肾功能,1～3个月查1次,有发热时,即刻查血常规。心脏超声根据病情1～2年查1次。合并有糖尿病者,几个月查1次糖化血红蛋白,血糖可自行监测,最好每日3次,调整降糖药的剂量。有冠心病且服用调脂药物和抗血小板药物者,几个月查1次血脂、肝功能、血常规。心房颤动使用华法林抗凝药物者,在调整剂量阶段,至少每周查凝血酶原时间(PT)和国际标准化比值(INR),使 INR 维持在2.0～2.5,稳定后,每月查1次 PT、INR。

上述自我监测项目,包括生命体征(血压、心率、体温),6min步行试验,实验室生化检查及液体出入量和主要用药等,可自行汇成一份表格,准时记录,以供医生参考评估,调整治疗方案。

(七) 低盐与饮食起居

1. 控制食盐量

轻度心力衰竭者每天食盐摄入量≤4g;中度心力衰竭者每天食盐摄入量≤2g,但也要防止低钠血症。

2. 劳逸结合

根据心功能级别和并发症、年龄、体力安排好休息,适当运动。

Ⅰ度心力衰竭:重度活动时出现气急,不限制每天轻度的日常活动,如散步、做操等。

Ⅱ度心力衰竭：一般活动出现气急，以休息为主，但每天安排半小时轻度活动，以散步为主。

Ⅲ度心力衰竭：休息时出现气急，以卧床为主，可下床坐及床旁活动。

有各种并发症及体力不足者，由家属或陪护帮助做一些轻度活动。

3. 睡好觉

在安静、舒适环境下，睡足时间，如有失眠，可在睡前适当服用安定类的药物以促进睡眠。

（王锡田）

第七节 老年脑卒中后的健康管理

一、概　述

脑卒中(stroke)是中风的学名,又称脑血管意外,是指由各种因素引起脑内动脉狭窄、闭塞或破裂,从而造成急性脑血液循环障碍。临床上表现为一过性或永久性脑功能障碍的症状和体征。脑卒中具有发病率高、死亡率高和致残率高的特点。

中国是脑卒中高发国家,根据2015年中国脑卒中学会中国脑卒中流行报告,中国每年新发脑卒中患者约270万人,每年有130万人死于脑卒中,中国每12秒就有1人发生脑卒中,每21秒就有1人死于脑卒中,每年用于脑卒中的治疗费用约400亿元人民币。脑卒中已成为危害中国中老年人身体健康和生命质量的主要疾病。

脑卒中分为缺血性和出血性两种。

(1) 缺血性脑卒中,也叫脑梗死,包括脑血栓形成和脑栓塞,占脑卒中的70%～80%。

(2) 出血性脑卒中主要包括:①脑出血系指脑实质血管破裂出血,不包括外伤性脑出血;②蛛网膜下腔出血是为脑表面和脑底部的血管破裂出血,血液直接流入蛛网膜下腔所致。

二、脑卒中的病因及危险因素

脑卒中最常见的病因是高血压和动脉粥样硬化,具体依脑卒中性质的不同而不同。

1. 脑血栓

脑血栓多由动脉粥样硬化、各种动脉炎、外伤、其他物理因素及血液病引起脑血管局部病变,形成血凝块堵塞而发病。

2. 脑栓塞

脑栓塞可由多种疾病产生的栓子进入血液,阻塞脑部血管而诱发。临床上以心脏疾病为最常见的原因;其次是骨折或外伤后脂肪入血;还有细菌感染、气胸等空气进入血液,静脉炎形成的栓子栓塞脑血管等因素。

3. 脑出血

脑出血多由高血压、脑动脉硬化、肿瘤等引起。

4. 蛛网膜下腔出血

常见原因有动脉瘤破裂、血管畸形、高血压、动脉硬化、血液病等。

有很多因素或疾病与脑卒中初次发作或复发有密切关系,称为脑卒中危险因素。脑卒中发病的主要危险因素包括可干预因素与不可干预因素两种。不可干预因素主要包括年龄、性别、种族、遗传因素等;可干预因素包括高血压、糖尿病、血脂异常、心房颤动、无症状性颈动脉粥样硬化、吸烟、饮酒、肥胖等。

三、临床表现

发病后的主要症状包括以下内容。

(1)头痛:无论是脑出血或脑梗死,头痛是非常常见的,是一个重要的脑卒中症状和信号。

(2)呕吐:一般伴随头痛一起出现,也非常常见,其特点是多为喷射状呕吐。如遇有呕吐咖啡色液体,表示病情非常严重。

(3)眩晕:多伴有呕吐或耳鸣,是比较常见的脑卒中症状。

(4)一侧肢体和面部的感觉异常、偏瘫。

(5)口角流涎(流口水):出现口角斜、流口水或食物从口角流出的现象,要引起足够的重视。

(6)突发的视感障碍:视觉或视野缺损,也可以表现为一过性的眼前发黑或眼前突然飞蚊的感觉。

（7）突发的言语不清和吞咽呛咳症状：表现为患者说话不清,吐词困难,喝水或吞咽时呛咳。

（8）意识障碍：表现为神志模糊不清、对呼叫没有回应、打呼噜,严重的可出现深度昏迷。

（9）短暂性脑缺血发作,俗称小卒中或小中风：可出现突然发作的一过性黑矇、一侧肢体无力或麻木,有的发生失语。症状持续时间短,最多不超过24h而自行缓解;但部分患者可反复多次发作。有研究指出：曾有短暂性脑缺血发作者发生完全性脑卒中的危险性可能比正常人高6倍以上。

四、脑卒中的诊断

50岁以上的老年人,有高血压、心脏病、糖尿病等病史,起病急,进展较快,有意识障碍,并有失语、运动及感觉障碍等脑部局灶性定位体征,高度提示为脑卒中。脑卒中的评估和诊断包括病史和体格检查、影像学检查、实验室检查、疾病诊断和病因分型等。

诊断步骤如下所示。

（1）是否为脑卒中?注意起病形式（急性突发）、病史,排除脑外伤、中毒、癫痫后状态、高血压脑病、血糖异常、脑炎及躯体重要脏器功能严重障碍等引起的脑部病变。进行必要的实验室检查。

（2）是缺血性还是出血性脑卒中?除非特殊原因不能检查,所有疑为脑卒中者都应尽快进行脑影像学（CT/MRI）检查。

病史采集：询问症状出现的时间最为重要,若于睡眠中起病,应以最后表现正常的时间作为起病时间。其他包括神经症状发生及进展特征、血管及心脏病的危险因素。

症状判别：对于普通百姓来说要准确识别脑卒中的确是有困难的,除前述临床表现外,可以通过"FAST"判断法进行判别。

F即face（脸）：要求患者笑一下,看看患者的嘴歪不歪,脑卒中患者的脸部会出现不对称,患者也无法正常露出微笑。

A即arm(胳膊)：要求患者举起双手，看患者是否有肢体麻木无力的现象。

S即speech(言语)：请患者重复说一句话，看是否有言语表达困难或者口齿不清。

T即time(时间)：明确记下发病时间，立即送医。

五、脑卒中的治疗

(一) 脑梗死

（1）急性期主要包括静脉溶栓、动脉溶栓、机械取栓、抗血小板聚集治疗。

（2）肢体康复语言训练，心理康复。

（3）介入疗法：支架、动脉内膜剥脱术。

(二) 脑出血

（1）内科治疗。它包括一般治疗、控制血压、降颅压、止血、康复治疗等。

（2）手术治疗。

治疗采用的方法和患者的就诊速度、疾病的严重程度、自身情况、既往疾病史、患者的意愿、医院水平等相关。

一旦发生脑卒中，就要尽快拨打120急救电话，迅速将患者转运到能收治脑卒中的"脑卒中中心"进行治疗。脑卒中特别是缺血性脑卒中，能够有效救治的治疗时间窗非常短，为发病后的"黄金4.5h"。错过这一时间窗，患者将永远错过溶栓治疗的机会。

按照国外治疗脑卒中的指南推荐，脑梗患者从进入医院大门，到开始静脉溶栓，这段时间应尽量控制在60min以内，欧洲的平均时间为68min，而中国目前的平均时间几乎是发达国家的两倍。这段时间除了需要完成各项检查之外，有很多是耽误在患者或家属是否同意溶栓的决策上。

专家强调，即使在"黄金4.5h"之内，也不可以随意拖延时间，早一分钟溶栓，就能减少200万神经细胞的死亡，从而大大降低终身残疾的可能性。

六、基层医院脑卒中管理的重点

（一）脑卒中的预防

虽然脑卒中是一种对人体健康危害很大的疾病，但大家也无须谈"脑卒中"色变。根据国内外经验，脑卒中可防可控。研究证据表明，80%以上的脑卒中是可以通过危险因素的控制来实现早期预防的。那怎样去防治呢？专家指出，脑卒中预防分为一级、二级和三级预防。

1. 脑卒中一级预防

脑卒中一级预防即发病前预防，一级预防最为重要，需寻找危险因素和控制危险因素，通过对脑卒中的危险因素进行积极有效的干预，可以明显地降低卒中的发病率。一级预防面向全人群，特别是具有脑卒中危险因素的人群。

脑卒中的危险因素分为可干预因素与不可干预因素两种。不可干预因素主要包括年龄、性别、种族、遗传因素等。可干预因素包括高血压、糖尿病、血脂异常、心房颤动、无症状性颈动脉粥样硬化和不良生活方式等。

如何来干预脑卒中的危险因素呢？

（1）高血压病：无论是出血性脑卒中还是缺血性脑卒中，高血压是最主要的独立危险因素，也是预防脑卒中的一个中心环节。应有效地控制血压，长期坚持服药，并长期观察血压的变化情况，以便及时处理。控制其他危险因素后，收缩压每升高10mmHg，脑卒中发病的相对风险增加49%。应通过降压药、低盐饮食等将血压逐渐降至140/90mmHg以下。

（2）糖尿病的干预：糖尿病患者较非糖尿病患者的脑卒中的发病时间提早10～20年，糖尿病患者较非糖尿病患者的脑卒中的发病率高2～4倍。糖尿病因糖代谢的紊乱，可使体内的大、中、小血管硬化、狭窄，从而致使缺血性脑血管病（脑梗死）发生。通过控制饮食、降糖药，可将血糖降至正常范围。要做到定期测定血糖，控制饮食，加强体育锻炼活动，控制血压、体重和血脂水平。

（3）血脂异常的干预：血脂代谢紊乱，极低密度脂蛋白、低密度脂蛋白是引起动脉粥样硬化的最主要的脂蛋白，高密度脂蛋白是抗动脉粥样硬化的脂蛋白。合并有高血压、糖尿病、吸烟等其他危险因素者首先应改变不健康的生活方式，并定期复查血脂。改变生活方式无效者采用药物治疗，既往有短暂性脑血管缺血发作、缺血性脑卒中或冠心病史，且总胆固醇水平高于5mmol/L的患者采用他汀类药物治疗；TG水平增高者选用贝丁酸类药物治疗。

（4）心脏病的干预：如风湿性心脏病、冠心病，尤其要防止心房颤动引起栓子脱落从而造成脑栓塞。成人（≥40岁）应定期体检，以利于早期发现心脏病。告知有心房颤动的患者，应立即前往心内科专科就诊。心房颤动的患者，根据危险分层（CHA_2DS_2-VASc评分）、出血风险评估（HAS-BLED评分）和患者意愿，结合当地医院是否具备抗凝监测条件，决定是否进行抗凝治疗。如有抗凝适应证，应常规进行抗凝治疗，包括使用华法林和新型口服抗凝剂（如达比加群酯、利伐沙班等）。

（5）吸烟、饮酒的干预：吸烟与酗酒对机体的病理作用是多方面的，可加速动脉硬化，增加纤维蛋白原，促进血小板聚集，降低高密度脂蛋白水平，被动吸烟也可增加脑卒中的发病危险。吸烟对脑卒中的相对危险度平均为2.5。

不少研究显示少量饮酒是脑卒中的保护因素；过量饮酒会增加脑卒中发病的风险。

戒烟，避免被动吸烟。喝酒者应适度饮酒，不可酗酒；每天喝白酒的量应小于50ml（一两），啤酒量小于640ml（一瓶），葡萄酒量小于200ml（四两）。

（6）肥胖：肥胖与超重均为缺血性脑卒中的危险因素。最近的研究证据支持：男性腹部肥胖、女性肥胖或超重是脑卒中的独立危险因素。研究显示，超过标准体重20%以上的肥胖者患高血压、糖尿病或冠心病的危险性明显增加。女性随着体重指数（BMI）的增加，其缺血性脑卒中的相对危险也随之增加。BMI在27～28.9时相对危险度为1.75；BMI在29～31.9时相对危险度为1.90；BMI到32以上时相对危险度为2.37。

（7）控制并减少短暂性脑缺血发作：是预防脑卒中的关键一环。一旦短暂性脑缺失发作，须立即予以系统治疗，有可能可以避免发生完全性脑卒中。

（8）若体检颈动脉B超发现无症状颈动脉狭窄，建议这些患者每日服用阿司匹林和他汀类药物，并筛查其他相关的脑卒中危险因素，进行合理的治疗。颈动脉狭窄率在70%以上者，在有条件的医院可以考虑行颈动脉内膜剥脱术或颈动脉支架植入术。

2. 脑卒中二级预防

脑卒中的二级预防就是针对发生过1次或多次脑卒中的患者,在脑卒中发生后通过药物控制或其他治疗手段避免再次复发,其目的是降低脑卒中的再发风险。美国缺血性脑卒中一年内的复发率为3%～4%,这一数据在中国竟高达17.7%。除了仍需要继续控制危险因素之外,还需服用抗血栓药物,常用的有阿司匹林、氯吡格雷等。专家强调,这些药物都必须在医生的指导下进行服用,并且患者要定期到医院复诊,避免未经医生指导而自行停药或减量。

3. 脑卒中三级预防

三级预防针对脑卒中后患者,目的在于加强康复、护理,防止病情加重。

(二) 遇到有人发生脑卒中时,该怎么办?

1. 脑卒中发生时的主要表现

(1) 突然出现的一侧嘴角流口水、不能说话或说话含糊不清。

(2) 突然发生的一边(左边或右边)胳膊和腿没有力气(抬不起来、无法行走或站立、拿东西不稳)。

(3) 突然出现的一侧面部麻木或没有知觉。

(4) 突然出现天旋地转的头晕,看东西不清或有重影。

(5) 突然出现剧烈的头痛。

(6) 突然的意识丧失。

专家表示,只要出现上述情况中的任何一种,无论症状的持续时间长短如何,都应尽快拨打120急救电话或尽快到有"脑卒中中心"的医疗机构就诊。

2. 脑卒中现场急救的一般原则

(1) 尽量减少搬动:保持环境安静,注意保暖或降温,不宜远程运送及过多搬动,以免再出血,需绝对卧床。

(2) 保持呼吸道通畅:头偏向一侧,侧卧,防止呕吐。解开患者的衣领,取出假牙,用纱布或手帕垫手上,将患者的舌头拉向前方,以保持气道通畅,以免呕吐物被吸入气管从而引起窒息或吸入性肺炎。如果呕吐的分泌物阻塞咽喉部,患者出现气急、咽喉部痰声重等症状时,可用细塑料管或橡皮管插入患者的咽喉部,用口吸出分泌物。只要患者的身体条件许可,应尽快转院。

（3）掌握正确搬运患者的方法:不要急于把患者从地上扶起或让其坐起,更不能用人背或把患者身体弯曲着搬动。最好2～3人同时把患者平托到床上,头部略抬高（30°）,应避免震动。搬运方式以担架或平车卧式为妥,切忌用椅子搬运。如果患者从楼上抬下,则应头朝上、足朝下,以免头部过度充血。整个搬运过程里,动作要轻柔稳健,尽量减少震动或扭伤身体的其他部位。在送往医院途中,家属可轻轻抱住患者的头部或上半身以减轻车辆行走中的震动。不要让患者随意坐起或站立。

（4）应密切观察生命体征的变化,做好抢救记录。发病4h内,每小时测血压、脉搏,观察神志、瞳孔、呼吸变化。对烦躁者,可给予小剂量安定,但不能用抑制呼吸的镇静剂。

（5）早期给予头部低温疗法,头部冷敷对防止再出血、降低脑耗氧量、减轻脑水肿、保护神经细胞均有益。适当给氧,暂禁食。

七、管理社区的脑卒中患者

总体要求:了解并评估患者的病情,帮助制订诊疗康复计划,提供随访管理,指导合理用药;帮助查找病因和危险因素,开展健康教育及三级预防,提供预防干预措施,进行健康管理以预防复发;对后遗症患者评估肢体瘫痪的程度、级别,进行康复治疗和功能训练指导,提高患者的生活质量;指导患者护理,预防各种并发症,减轻患者的病痛;对病情加重、疾病复发、不宜在家中康复治疗者,协助转诊并跟踪管理。

（一）全面风险评估和分层预防

脑卒中复发是脑卒中患者最严重的问题之一,文献报道脑卒中的复发率为14.1%,而老年人脑卒中的复发率高达31.5%,脑卒中复发多见于老年早期脑梗死患者（$P<0.01$）,且多见于首次脑卒中后的第一年内。Framingham研究的5年随访显示,复发性脑卒中30d内的病死率为20%～30%,存活者半数以上有功能残疾。因此,首次脑卒中后尽早和持续进行预防治疗是非常重要的。脑卒中复发的病因与脑卒中初发的相同,故易再发。但由于同一病因在不同

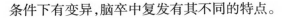

条件下有变异,脑卒中复发有其不同的特点。

(二) 关注脑卒中后抑郁

老年人脑卒中后易发生情感障碍,尤其是精神抑郁。据报道,老年人脑卒中后有抑郁症患者的死亡率是无抑郁症的3~4倍。但是,大多数患者家属往往只关注脑卒中本身的治疗以及预防复发,却忽视了患者的心理变化,尤其是出院后的心理变化。脑卒中的最终结果不外乎3个:少数病情较轻的患者,经治疗身体康复,如同健康时一样能正常工作和生活;另有少数患者的病情较重,急性期虽经抢救也难以挽回生命;绝大多数脑卒中的患者带有一定的身体残疾回归社会。患病前后身体状况的变化,直接或间接影响到患者的身体健康、工作状态、家庭生活等诸多方面,心理上发生波动在所难免。

平时缺乏自信、孤独内向、依赖性强的患者,脑卒中后容易发生抑郁症。因为脑卒中对患者的创伤可使其原本脆弱的性格变得更加脆弱。另外,脑卒中患者的部位(如额叶、边缘叶)受损也可直接导致患者的性格、情绪发生变化。

脑卒中并发抑郁症直接影响患者的康复乃至生命安全,患者家属应该了解抑郁症的相关知识。对伴有焦虑和抑郁障碍的脑卒中患者进行识别和有效的治疗至关重要。焦虑、抑郁障碍的发病机制可能与脑卒中损坏额叶、边缘系统等有关,亦可能与脑卒中这一突发事件引起的应急反应有关。

(三) 脑卒中后血压的管理

高血压是脑卒中的一个主要危险因素,在医学界现对此已达成共识。高血压是发生脑卒中最危险的因素,也是预防脑卒中的一个中心环节,应有效地控制血压,坚持长期服药,并长期观察血压的变化情况,以便及时处理。据报道,积极地控制高血压(特别是舒张压)可以明显地减少脑卒中复发的危险性。既往有高血压史的急性缺血性脑卒中患者,如平均动脉压(MAP)在118~140mmHg范围,一般不需要使用降压药物。如果用药,则要特别谨慎,如导致MAP下降16%以上将使脑血流灌注减少。只有在合并高血压脑病、主动脉夹层和急性心肌缺血时,才采用降压治疗。对于高血压脑出血患者,要权衡过高的血压会引起再出血或持续出血,而血压下降则可能加重缺血。一般认为只有在收缩压(SBP)＞200mmHg,舒张压(DBP)＞130mmHg时采用降压治疗,且2h内降压幅度不能超过25％。如能同时监测颅内压,将有助于保证足够的灌注压。美国心脏学会和美国脑卒中学会发布的2014版脑卒中和短暂性脑缺血发作二级预防指南基本上否定了过去积极降压的策略。启动降压治疗分两种情况:第一,没有接受降压治疗的患者如果发生短暂性脑缺血发作,几天以后才可以启动降压,这跟欧洲指南中的7d是一致的,长期的血压应该调控在140/90mmHg以下;第二,对过去就已经使用降压药的患者,同样要求几天以后启动降压治疗。

(四) 脑卒中后血脂的管理

高脂血症同样具有很强的致脑血管疾病的作用,当伴有高胰岛素血症、胰岛素抵抗、高血糖及糖耐量异常时更强。高胰岛素血症、胰岛素抵抗是血脂异常的主要发病机制之一。在临床实践中,有效地控制高脂血症、高血糖及高胰岛素血症,对于降低脑卒中的发病率及病死率具有重要意义。

(五) 脑卒中后糖尿病的管理

中国脑卒中患者合并糖代谢异常的比例非常高,来自ACROSS-CHINA研究的数据显示,正常糖耐量患者仅占1/3左右,也就是有2/3的患者都可能有糖耐量受损或本身就合并有糖尿病或处于糖尿病前期。高血糖不仅能影响患者的功能预后,它也是脑卒中复发的独立危险因素。对于每个缺血性脑卒中患者来讲,我们有两个任务,第一是尽可能地保证减少残疾,第二就是防止脑卒中复发。糖尿病能降低脑卒中患者的生存率,如果没有其他有效的干预措施,则会引起冠心病、脑卒中及肾脏病的风险增加,甚至会引发微血管改变,这些都是我们特别要关注的。需要强调的是,虽然高血糖对脑梗死的危害非常明确,但低血糖对脑梗死的危害更大,因此对脑卒中急性期患者应行常规血糖监测。几乎所有的低血糖都由医源性原因导致的,如应用降糖药过多、过猛、过快等,这些都是需要我们注意的。建立个体化控糖目标,避免发生低血糖。医生建议患者在口袋中放一块巧克力也是合理的,一旦出现低血糖,要立即抢救,否则会出现不良后果。

在脑卒中急性期或恢复期时均应在早期筛查血糖,尤应采用口服葡萄糖

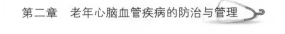

耐量试验。低血糖和高血糖对脑卒中患者有同样的危险性,降糖治疗应采用个体化原则,严密监测血糖。脑卒中患者多合并多个危险因素,多因素干预有助于改善预后。

(六) 关注脑卒中后痴呆

脑卒中后痴呆,由多种因素决定,不仅与病灶部位、数目、容积有关,亦与脑卒中患者的一般特征及脑功能状态密切相关。在头颅CT检查结果中,多灶损害、左侧病变、大面积出血或梗死、脑萎缩、双侧病变是痴呆的独立危险因素。比较一般资料发现,年龄是脑卒中后痴呆的独立危险因素,亦有研究发现高血压和以往有脑血管病史为脑卒中后痴呆的独立危险因素。长期高血压可导致小动脉硬化,血流量减小,白质缺血,亦可导致脑卒中后痴呆的发生。而多次脑卒中发作形成多灶损害,使不同区域的脑血流反复阻断,白质缺血,亦可导致脑卒中后痴呆的发生。

八、对患者家属开展健康教育

存活的患者大都留有肢体上不同程度的功能障碍和其他后遗症状,甚至丧失自理能力。来自家庭方面的支持和护理成为患者的主要依靠,家属在家庭护理中成为核心力量,对患者起着重要作用。为提高家属的护理能力,拓宽其知识面,保障患者的有效护理得以延续,对家属进行健康教育很有必要。

(1) 教育前评估。

(2) 健康教育内容:与疾病相关的知识、心理指导、康复训练、生活护理。

(3) 健康教育路径:为脑卒中患者家属提供多种获取护理知识的途径,护士的讲解占比最大,其次为宣传栏、印刷品,有条件者可以附以录像、广播等方式,并让患者及家属主动学习。在健康教育过程中,我们应注意到因人施教,注重个体化,反复多次,循序渐进。

九、脑卒中患者的自我管理

脑卒中治疗出院后的患者该怎么对待这疾病?脑卒中患者经住院治疗后病情稳定出院,还有许多要注意的地方。

（1）若脑卒中导致了功能受损,则需保持乐观心态,积极地进行康复训练,在发病3个月甚至1年内都是最佳的康复时期。

（2）按医嘱正确服用预防脑卒中再发的药物,不可随意停药。

（3）一般情况下,住院期间都进行了脑卒中危险因素的筛查。出院后要针对自己的危险因素来预防脑卒中的再发。比如控制血压、血脂、血糖;存在严重的颈内动脉狭窄的患者在此次脑卒中发生3～6个月内可考虑进一步行动脉内膜剥脱术或支架置入术。

要注意心理预防,保持精神愉快,情绪稳定。做到生活有规律,劳逸结合,保持大便通畅,避免因用力排便而使血压急剧升高,引发脑血管病。

脑卒中患者在气候变化时应当注意保暖,预防感冒;不要用脑过度;平时外出时多加小心,防止跌跤;起床、低头系鞋带等日常生活动作要缓慢;洗澡时间不宜太长;注意治疗原发病,防止再发脑血管病。坚持治疗,定期复查必要的项目。为防止再发,对以上注意事项均应予以足够重视。

（陈怀红）

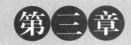

第二章

老年消化系统疾病的防治与管理

第一节　老年慢性胃炎的防治与管理

一、定义及流行病学

慢性胃炎是指由不同病因引起的胃黏膜慢性炎症,是胃病中的常见病之一,最常见的是慢性非萎缩性胃炎(旧称慢性浅表性胃炎)和慢性萎缩性胃炎。慢性胃炎病程迁延,反复发作。胃黏膜反复受到损害后,导致黏膜固有腺体萎缩,伴有肠上皮化生及上皮内瘤变(旧称不典型增生)。

中国人群中慢性胃炎的发病率在60%～70%,大致等于或略高于当地人群中幽门螺杆菌(helicobacter pylori,Hp)的感染率。将肠上皮化生、上皮内瘤变称为癌前期病变。2011年调查的上消化道症状有8907例,经胃镜证实,慢性非萎缩性胃炎最常见(59.3%),其次为慢性萎缩性胃炎(23.2%)(但多为轻度)。中国萎缩性胃炎的5～10年癌变率为3%～5%。

二、病　因

(一) 幽门螺杆菌(Hp)感染

细菌产生的多种酶及代谢产物可引起胃黏膜炎症(活动性)。随着年龄的增长,Hp的感染率也增加。其中20～29岁的感染率为45.1%,30～39岁为63.6%,70岁以上的为78.9%。

(二) 刺激性物质

老年人由于牙齿脱落、牙龈萎缩、颞下颌关节紊乱病,有咀嚼困难,同时味觉迟钝,过咸、过酸、过冷、过热均可引起胃黏膜损伤。

长期饮烈性酒、浓茶、浓咖啡等,可破坏胃黏膜屏障而引发胃炎。乙醇浓度大于14%时可直接损伤胃黏膜,停止饮酒后胃黏膜可恢复。吸烟时烟草酸可直接作用于胃黏膜,也可通过刺激胆汁反流而致胃黏膜损伤。

(三) 药 物

长期服用阿司匹林,非甾体抗炎药(如保泰松、吲哚美辛、双氯芬酸等),洋地黄,中药活血药等,均可引起胃黏膜损害,导致出血糜烂性胃炎或溃疡形成。

(四) 口腔、咽部的慢性感染

将细菌、病毒或毒素吞入胃内。

(五) 胆汁反流

幽门括约肌功能失调可使十二指肠液反流经幽门入胃,十二指肠液中含有胆汁、肠液和胰液,引起胃黏膜炎症,称为胆汁反流性胃炎。

(六) 长期精神焦虑、抑郁

支配胃的神经功能紊乱,使胃液分泌和胃的运动失调。

(七) 其他慢性病变

如老年营养不良、肝硬化伴门静脉高压、肾功能不全、肺心病、右心力衰竭等,均可引起慢性胃炎。

(八) 自身免疫调节功能低下

老年人体内出现多种自身抗体。慢性萎缩性胃炎含有内因子抗体、抗壁细胞抗体和促胃液素分泌细胞抗体,可激活补体或调节 T 淋巴细胞等,破坏胃黏膜从而引发胃炎。

三、临床表现

(一) 无特异性症状

老年人感觉较迟钝,症状轻微,无特异性,表现为上腹饱胀、隐痛,食欲不振,嗳气,乏力等。本病常与其他伴发疾病并存(如高血压病、糖尿病、胆囊炎、心力衰竭等),易忽略本病的表现。

(二) 并发症较多

老年人发生慢性胃炎并发出血时,因胃黏膜血管硬化而不易止血,而导致血容量减少,致使心、脑、肝、肾等重要脏器的血液灌注量不足,发生功能障碍;如有呕吐与腹泻,易致水、电解质失衡。

四、诊断检查

胃镜和胃黏膜病理检查是诊断慢性胃炎最可靠的方法，可了解胃黏膜炎症的范围、程度和类型。

内镜下将慢性胃炎分为慢性非萎缩性胃炎及慢性萎缩性胃炎两大基本类型。如同时存在平坦或隆起糜烂、出血、黏膜皱襞粗大或胆汁反流等征象，则可依次诊断为慢性非萎缩性胃炎或慢性萎缩性胃炎伴糜烂、胆汁反流等。

（1）在慢性非萎缩性胃炎内镜下可见胃黏膜表面黏液增多，黏膜红斑，出血点或斑块，黏膜粗糙或伴水肿及充血、渗出等。

（2）在慢性萎缩性胃炎内镜下可见黏膜红白相间，以白相为主，皱襞变平甚至消失，部分黏膜下显露血管，有时黏膜呈颗粒或结节状等。

（3）特殊类型胃炎，包括化学性、放射性、淋巴细胞性、肉芽肿性、嗜酸细胞性及其他感染性疾病所致的胃炎等，必须结合病因和病理诊断。

内镜电子染色技术结合放大内镜、共聚焦激光显微内镜等，可以实时观察胃黏膜的细微结构，且有助于提高活检取材的准确性。活检组织可作Hp快速尿素酶试验及药敏检测的标本。

X线气钡造影检查，一般能协助排除其他的胃部疾病。通过胃液分泌功能测定、胃蛋白酶原测定、壁细胞抗体和内因子抗体测定等辅助检查，可了解胃功能状态与贫血的关系。

五、Hp感染与慢性胃炎

80%～95%的慢性胃炎（活动性）患者的胃黏膜有Hp感染，Hp相关性慢性胃炎有2种常见的类型：胃窦炎，易发生十二指肠溃疡；多灶胃黏膜萎缩，易发生胃溃疡。根除Hp能减缓癌变进程，降低胃癌的发生率。

Hp的检测方法如下。

（1）快速尿素酶试验：在胃镜检测时，对活检黏膜进行快速尿素酶试验。

（2）组织病理切片染色：HE染色、银染或改良Giemsa染色等。

（3）培养：Hp培养阳性是诊断的金标准，但操作复杂、费时，且敏感性较低,如培养阳性,可做药敏试验。

（4）尿素呼气试验：有高度敏感性和特异性,并适用于根除Hp治疗后的疗效判断、随访。老年人或儿童适用^{13}C-尿素呼气试验。

（5）血清学检查：在未经治疗者中,如果抗Hp-IgG水平升高,则提示Hp现时感染。根除Hp后其抗体的阳性滴度可持续达2年之久。

（6）聚合酶链反应及单克隆抗体检测可用于粪便Hp的检测。

六、防治原则

无症状、Hp阴性的慢性非萎缩性胃炎无须特殊治疗,多数可逆转,少数可转为慢性萎缩性胃炎。慢性萎缩性胃炎随年龄增加而逐渐加重(需考虑生理因素),但轻症亦可逆转,因此,对慢性非萎缩性胃炎有症状者应及早治疗,对慢性萎缩性胃炎应坚持治疗。

（一）去除病因

去除各种致病的因素,注意饮食卫生,避免食用对胃黏膜有强烈刺激的饮食及药品,戒烟忌酒,防止暴饮暴食,积极治疗口、鼻、咽部和呼吸道的慢性感染病灶等。

（二）Hp的药物治疗

中国Hp的感染率高(40%～70%),治疗Hp时应选耐药率低的抗生素。Hp阳性的慢性胃炎有胃黏膜萎缩、糜烂或消化不良症状等表现,应根除Hp,对预防消化性溃疡和胃癌有重要意义。最佳的干预时间为胃癌前病变(包括萎缩、肠化生和上皮内瘤变)发生前。根除治疗可使Hp阳性的功能性消化不良患者的症状得到长期缓解。

对于Hp根除治疗后的评估,首选非侵入性方法,如尿素呼气试验或粪便抗原检测,至少在药物治疗结束后4周进行。根除Hp不能完全消除胃癌的发生风险,应进行内镜和组织学检查的随访。

标准三联方案在中国大部分地区不再适合作为一线Hp的根除方案。在根除Hp治疗的6种抗生素或抗菌药物中,人群对阿莫西林、呋喃唑酮、四环素的耐药率低,治疗失败后可重复使用;人群对克拉霉素、甲硝唑和氟喹诺酮类药物的耐药率高,治疗失败后不宜重复使用。

根除 Hp 抗生素的组合选择(两种耐药率低的抗生素或抗菌药物组合):阿莫西林＋呋喃唑酮,四环素＋呋喃唑酮,四环素＋阿莫西林。根除治疗:四联方案治疗,如 PPI＋铋剂＋两种耐药率低的抗菌药物(阿莫西林＋呋喃唑酮),疗程 10～14 天(为防止青霉素过敏,宜做皮试)。

(三) 慢性胃炎的药物治疗

慢性胃炎的药物治疗可以缓解症状和改善胃黏膜的组织学状态,应尽可能针对病因开展治疗,遵循个体化原则。

(1) 胃黏膜糜烂和(或)以反酸、上腹痛等症状为主者,根据症状轻重,选用抗酸剂、H_2 受体拮抗剂或质子泵抑制剂(proton pump inhibitor, PPI)。症状较轻者,选择适度抑酸治疗可能更经济,药物有 H_2 受体拮抗剂(如西咪替丁、雷尼替丁、法莫替丁);抗酸剂(如铝碳酸镁、氢氧化铝等)。PPI 有埃索美拉唑、兰索拉唑、雷贝拉唑、泮托拉唑和奥美拉唑等,抑酸作用强而持久。

(2) 以上腹饱胀、恶心或呕吐等症状为主者,伴胆汁反流者,也可应用促动力药,如莫沙必利、盐酸伊托必利和多潘立酮等,采用与胆酸结合作用的胃黏膜保护剂(铝碳酸镁制剂)亦可改善症状。

(3) 有明显的与进食相关的腹胀、食欲差等消化不良症状者,可应用消化酶制剂,如复方阿嗪米特、米曲菌胰酶片、各种胰酶制剂等。

(4) 胃黏膜保护剂如硫糖铝、麦滋林-S、替普瑞酮、吉法酯、瑞巴派特、依卡倍特等可保护胃黏膜屏障,促进胃黏膜糜烂愈合,但对改善症状的效果不一。联合用药不应选择同类作用的药。4～6 周为 1 个疗程。

(5) 维生素 C、微量元素硒、体内叶酸水平低者,适量提高体内对应低水平的物质含量,可改善慢性萎缩性胃炎病理组织状态,减少胃癌的发生率。

(6) 有明显精神心理因素的慢性胃炎患者,可用抗抑郁药或抗焦虑药及精神心理治疗。

(7) 慢性胃炎的中医中药辨证论治治疗,也有较好疗效。

(四) 饮食原则

低盐饮食,戒烟,适度饮酒,经常食用新鲜的蔬菜与水果,不食用霉变、腌制、熏烤和油炸的食品。

七、基层(社区)医院管理和自我管理

(一) 基层(社区)医院管理

社区医院服务,是城市卫生工作的重要组成部分,是实现人人享有初级卫生保健目标的基础环节。

社区医院的特点有方便民众,医保进社区,让参保人员享有基本医疗卫生保健服务;平价惠民,实现社区卫生服务的公益性;人性化服务,主动上门服务。

(1) 计划:制订社区慢性胃炎人群防治及管理的中长期规划。40岁以上人群,或有胃癌家族史者,是社区医院的重点管理对象。

(2) 社区慢性胃炎健康教育。宣传胃炎发生的原因及防止胃炎发生的饮食原则。

(3) 社区慢性胃炎的检查过程。

①建立健康档案。便于社区医生进行管理,也便于上级医院医生接诊后及时了解患者的情况。

②社区每年安排体检。对消瘦、长期消化不良但原因不明者,应进一步检查(腹部B超、胃镜等)。

③社区医院门诊。

④调查社区慢性胃炎流行病学。

⑤调查慢性胃炎易患人群。

(4) 社区卫生服务机构可开设慢性胃炎专科门诊,对慢性胃炎患者进行管理及随访。慢性胃炎的转归包括逆转、持续稳定和病变加重状态。

①慢性萎缩性胃炎(轻度)不伴有Hp感染者,不伴肠化生或上皮内瘤变者,多数稳定,在门诊随访。

②慢性萎缩性胃炎(中至重度)伴有肠化生者,1年左右内镜随访1次。

③慢性萎缩性胃炎伴低级别上皮内瘤变,6个月左右内镜随访1次。

④慢性萎缩性胃炎伴高级别上皮内瘤变,需确认是否为早期胃癌。证实

后,采取内镜下治疗或手术治疗。

（5）慢性胃炎危急状况识别及应急管理:如上腹隐痛、食欲不振、嗳气、乏力等,需注意老年人的并存疾病,如高血压病、糖尿病、胆囊炎、心力衰竭等。

老年人胃出血时不易止血。为保护心、脑、肝、肾等脏器,应及时输液,防止水、电解质失衡,血压稳定后转送上级医院。

（二）自我管理

（1）家庭自我监测:Hp感染主要通过口口传播、粪口传播。因此,应提高居住地的卫生水平,改善水源供应,餐前洗手,注意母婴喂养方式,切断传播途径。

（2）老年慢性胃炎的预防:良好的生活习惯是预防的关键。

①进食宜定时、定量,每日三餐,亦可每日4～5餐。吃新鲜的蔬菜及水果,膳食应清淡少油。

②烹调方法为蒸、煮、焖、炖、烩,食易消化的食物。

③忌食生冷及酸辣食物。忌饮烈性酒,忌香烟、浓茶、咖啡,忌辣椒、芥末等调味品。

④组织老年人参加集体文化活动,培养其乐观的人生态度。

（钱可大）

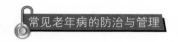

第二节　老年脂肪性肝病的防治与管理

脂肪性肝病(fatty liver disease)是以肝细胞脂肪过度贮积和脂肪变性为特征的临床病理综合征,按照病因不同可分为酒精性肝病和非酒精性脂肪性肝病两大类。脂肪性肝病在不同年龄阶段均可发病,中国成人的患病率为15%～25%。脂肪性肝病不仅会向肝硬化甚至是肝癌等终末期肝病发展,还显著增加糖尿病、高血压、冠心病等代谢性疾病的发病风险,构成日益严峻的公共健康问题。

近年来,老年人群脂肪性肝病受到较多关注。衰老改变了机体组织器官的正常生理过程,导致了疾病的发生和机体内环境的紊乱。肝脏细胞减少大概从50岁开始,70岁后更明显。虽然大多数老年人肝功能检测显示其肝功能处于正常水平,但是其非酒精性脂肪性肝病(nonalcoholic fatty liver disease, NAFLD)等慢性肝脏疾病的发生率较年轻人群显著增加。随着生活水平的提高和寿命的延长,老年人群的社会问题开始复杂化,如孤独、丧偶、抑郁、疾病缠身等,使得一些地区的老年人群饮酒问题突出,酒精性肝病(alcoholic liver disease, ALD)的发病率也在逐年上升。本节就老年脂肪性肝病的防治与管理做一概述。

一、流行病学和危险因素

中国尚缺乏全国性大规模的老年人群脂肪性肝病的流行病学调查资料,但各地有一些相关的临床统计资料报道。2002年,广州市对1227例50～80岁的中老年干部的调查结果显示,脂肪性肝病总体患病率为13.53%,男性患病率高于女性(15.10% vs 9.54%, $P<0.05$),50～59岁年龄组的总患病率最高;60岁以后,女性发病率上升,男性发病率下降。单因素分析显示,脂肪性肝病

与性别、年龄、体重指数、腰臀比、甘油三酯、胆固醇、血糖、尿酸、肝炎病史、长期嗜酒及高血压相关,经多因素逐步回归分析显示,脂肪性肝病的危险因素依次为体重指数、甘油三酯、腰臀比、胆固醇和血糖。2002年,安徽省立医院对1779名中老年干部进行健康体检发现,年龄超过50岁的,其脂肪性肝病患病率明显上升,男性高于女性(23.75% vs 17.65%);而超过70岁者,其脂肪性肝病患病率呈降低趋势,男女性别间无差异(12.83% vs 11.28%)。台湾地区6511例参加健康体检的老年人群调查结果显示,脂肪性肝病患病率为27.20%;多因素回归分析结果显示,年龄、性别、代谢综合征、体重指数等因素与脂肪性肝病的发生有关。笔者所在课题组对浙江878例甲状腺功能正常的老年人群进行分析,发现脂肪性肝病检出率为25.85%;进一步分析显示,正常范围内的甲状腺功能低水平仍显著增加老年人群非酒精性脂肪性肝病的患病风险。我们的研究还发现,糖化血红蛋白水平升高也与老年人群脂肪性肝病的患病风险密切相关。国外研究报道,老年人群脂肪性肝病的独立危险因素主要包括饮酒、肥胖、高甘油三酯血症和2型糖尿病等。

在老年人群中,非酒精性脂肪性肝病较酒精性肝病对老年人群健康的危害更为严重。研究表明,胰岛素抵抗和糖代谢紊乱是脂肪性肝病发病的主要原因,肥胖是必不可少的诱因。目前研究显示,肥胖、2型糖尿病、高脂血症是导致老年人群脂肪性肝病的重要原因。有研究报道,老龄是脂肪性肝病进展为肝纤维化的一个独立危险因素($OR=5.6$,年龄>45岁),但是否由于随着年龄增长,肝脏针对炎症的修复和再生能力下降,或者说是否老年人脂肪性肝病的病史较年轻人更长,而更易进展为肝纤维化,目前仍不清楚相关机制。

二、发病机制

脂肪性肝病的发病机制与胰岛素抵抗、氧化应激、线粒体损伤、免疫炎症反应失调、肠道菌群失调等因素有关。1998年Day提出的"二次打击"学说是解释脂肪性肝病发病机制的主要理论。第一次打击主要指由胰岛素抵抗引起的外周脂肪分解增加和高胰岛素血症,是导致肝细胞脂肪变性的首要因素;第二次打击则主要指各种原因所致的氧化应激和脂质过氧化损伤,可引起脂肪性肝炎、脂肪性肝炎相关性纤维化和肝硬化。

老年脂肪性肝病的发病机制还与肝脏的解剖和生理功能随着年龄增长改变有关。肝脏血流量随着老龄化而下降，老龄肝脏的肝细胞数目减少，体积也相应缩小。这些改变对肝脏的正常生理功能有所影响。以酒精性肝病为例，老龄化影响酒精代谢酶的活性，乙醇脱氢酶主要由胃黏膜分泌表达，是酒精在胃行首过代谢的酶，它受老龄化的影响很明显。年轻女性与年轻男性相比，具有相对低的乙醇脱氢酶活性。然而，60岁以后，与女性比较，男性的乙醇脱氢酶活性明显下降。目前，年龄相关性胃首过代谢率的下降与酒精血浓度升高是否具有相关性仍不清楚，但是，老龄化可导致酒精血浓度的上升是毋庸置疑的。当将按平均体重计算相同剂量的酒精给予父亲和儿子或者母亲和女儿时，结果发现父母亲的酒精血浓度增加更明显。老龄化降低了微粒体和线粒体功能，由于药物和酒精代谢都是由细胞色素P450完成，随着老龄化，化合物之间更容易出现相互反应，导致毒性产生。由于线粒体是重要的NADH再氧化的器官，随着年龄增长，可减慢乙醇脱氢酶相关性酒精代谢，降低脂肪酸氧化程度，造成脂肪性肝病。

三、临床表现和诊断

老年脂肪性肝病起病隐匿，发展缓慢，常无症状。部分患者可有乏力、肝区隐痛、上腹胀痛等非特异性症状；严重者可出现黄疸、食欲减退、恶心、呕吐等症状。2005年上海瑞金医院对925例65～93岁的退休干部进行对比研究，其中脂肪性肝病169例（脂肪性肝病组），未检出脂肪性肝病者756例（对照组）。研究发现，脂肪性肝病组体重指数、腰围、舒张压、空腹胰岛素、载脂蛋白B等指标明显高于对照组。随着体重指数的升高，胰岛素抵抗、脂肪性肝病、代谢综合征的检出率明显升高（$P<0.01$）；将腰围分为低（$<94cm$）、轻度增大（$>94～101cm$）、增大（$>102cm$）3组，胰岛素抵抗、脂肪性肝病、代谢综合征的检出率随着腰围增大而明显增高（$P<0.01$）。腰围是中心性肥胖的简易测量标准，反映了腹部皮下脂肪和内脏脂肪的聚集，体重指数主要针对整体肥胖而非腹部肥胖，这两项指标均能反映肥胖，且与胰岛素抵抗、脂肪性肝病的发

生均有密切关系。英国一家研究机构报告认为，老年脂肪性肝病患者的全身不适、食欲减退等非特异性症状较年轻人更常见。美国一项研究发现，酒精性肝硬化的发病高峰是70岁以上，发病群体多为男性，随着年龄增长，酒精性肝硬化比例稳步上升。法国的一项研究发现，在637位酒精性肝硬化患者中，有22%的患者是70岁以上的老年人。以上数据表明，老年人群较年轻人更易进展为终末期肝病。因此，早期诊断老年人脂肪性肝病是十分必要的。

目前，由于缺少特异性实验室指标，肝脏穿刺活检仍然是诊断脂肪性肝病的金标准。但因肝穿刺的创伤性，相对老年人来说，风险较大，其耐受能力较弱。因此，目前临床以影像学作为主要的无创诊断手段，其中B超检查是最常用的。然而，常规B超检查不能很好地区分脂肪性肝病的病理类型和严重程度，且该检查高度依赖于检查者的经验和水平。近年来，采用图形分析软件，量化测定超声下肝肾回声比值和肝脏回声衰减系数，并由此较准确地间接计算出肝脏脂肪的含量，在临床研究中已有应用。

CT检查不受腹部和结肠等含气脏器的干扰，且能确认局灶性肝脏脂质沉积，也应用于脂肪性肝病的诊断。CT值的高低与肝脂肪的沉积量呈负相关，肝脾CT比值可作为衡量脂肪性肝病程度的参考标准，或作为随访疗效的依据。通过磁共振成像技术进行质子密度的定量测估，可无创性反映出整个肝脏的脂肪含量，在一定程度上优于肝组织活检的脂肪性肝病的诊断价值。但是CT和MRI的检查费用相对昂贵，目前其尚未作为筛查脂肪性肝病的方法而得到普及。

血清标志物对脂肪性肝病具有一定的诊断价值。笔者所在课题组前期采用蛋白质组学技术，比较分析35例经肝脏组织学证实的脂肪性肝病患者和35例正常对照组血清蛋白质指纹图谱的差异，结果发现脂肪性肝病患者组与正常对照组血清存在20个差异质荷比峰。借助生物信息学软件，我们建立了一个基于血清蛋白质指纹图谱的脂肪性肝病诊断模型，该模型的敏感性和特异性分别为88.57%和82.86%。其中分子量最大的两个差异蛋白峰被鉴定为血红蛋白α和β亚单位。进一步通过一项样本量为6478人、为期3年的前瞻性研究证实血红蛋白对脂肪性肝病具有一定的诊断价值。

采用数理统计的方法,联合多个指标建立诊断模型,可提高脂肪性肝病的诊断效能。意大利学者 Bedogni 等提出的由体重指数、腹围、甘油三酯和 GGT 等4个指标组合而成的脂肪肝指数(fatty liver index, FLI)是较为简便的脂肪性肝病预警模型。笔者所在课题组结合中国脂肪性肝病患者的特点,建立了 ZJU 指数。该指数=体重指数(kg/m^2)+空腹血糖(mmol/L)+甘油三酯(mmol/L)+3×ALT/AST(+2,如果为女性);进一步验证结果显示,该指数对国人脂肪性肝病的诊断效能高于意大利学者所建立的脂肪肝指数,适合大规模流行病学调查及社区脂肪性肝病筛查。

值得指出的是,诊断脂肪性肝病的同时,应关注伴随疾病(如糖尿病、高血压病、动脉粥样硬化、慢性肾病等)的筛查。对于老年脂肪性肝病患者,伴随存在的心脑血管疾病是致死、致残的重要原因。因而,应常规测定老年脂肪性肝病患者的体重指数、腰围、血压、血糖、血脂等,评估代谢综合征和各个组分。进行心电图检查、颈动脉内膜中层厚度测定,有条件可以测定 C 反应蛋白和其他相关炎症因子。对于无糖尿病病史的脂肪性肝病患者,应行葡萄糖耐量试验,以利于糖尿病和糖尿病前期的早期诊断;可同时测定胰岛素的水平,有助于评估胰岛素的抵抗状态。还应结合年龄、吸烟史、动脉粥样硬化和心脑血管病变家族史、代谢综合征的各组分情况,对脂肪性肝病患者的心血管风险进行全面评估。

四、脂肪性肝病的治疗

脂肪性肝病的治疗目的在于降低肝脏本身的危害,同时降低2型糖尿病、高血压、心脑血管疾病等相关疾病的发病风险。对于酒精性肝病患者,戒酒是最重要的治疗措施。非酒精性脂肪性肝病的治疗方法则包括行为干预、药物治疗、手术治疗等。

戒酒可以改善任何阶段酒精性肝病患者的肝组织学损害及提高生存率,虽然一部分酒精性肝炎患者戒酒后仍有进展为肝硬化的风险,但继续饮酒肯定比戒酒进展成肝硬化的风险更大。有研究表明,66%的酒精性肝病患者戒酒3个月后可获得明显的改善。因此,戒酒是酒精性肝病患者治疗的基础。对酒精依赖患者的治疗包括心理干预和药物治疗。酗酒者还存在严重的蛋白质热量营养不良，以及维生素和微量元素的缺乏，包括维生素 A、维生素 D、维生素 B_1、叶酸、维生素 B_6 和锌。研究表明，改善营养状况可明显提高生存率。

以饮食控制和规律锻炼为主的行为干预，是非酒精性脂肪性肝病治疗的关键。理论上，减轻体重将会改善肝脏的组织学表现。减轻体重还可改善肥胖伴胰岛素抵抗、糖尿病、高脂血症的情况，使脂肪性肝病状况改善。摄入以限制热量为主的饮食是减轻体重的关键。一项研究表明，高碳水化合物摄入量与肝组织学炎症的严重程度呈正相关，而高脂肪摄入量与肝组织学炎症程度密切相关。饮食中饱和脂肪酸和纤维的含量将影响胰岛素抵抗的水平，并且高饱和脂肪酸饮食可能是肥胖个体发展脂肪性肝炎的危险因素之一。热量限制联合锻炼可以减少骨骼肌细胞的甘油三酯和游离脂肪酸的含量，改善胰岛素抵抗。中等强度的有氧运动，有利于控制脂肪性肝病患者的体重。因此，老年患者应根据身体机能水平和生理状况，制订合理、适量的运动计划。值得注意的是，减肥速度不宜过快，尤其是老年人，容易引起脂肪性肝炎、电解质紊乱、高尿酸血症、酮症以及心脑血管事件。应在原本体重基础上以每周500g的速度减少10%。

非酒精性脂肪性肝病的治疗药物包括肝细胞保护药物、胰岛素增敏药物、抗氧化损伤药物、调脂药物等，但目前缺乏大样本随机对照临床试验证实药物治疗的有效性。胃折叠手术、胃旁路手术等减重手术适用于严重肥胖的非酒精性脂肪性肝病患者。对于进展为失代偿期肝硬化甚至是肝癌的非酒精性脂肪性肝病患者，肝移植或许是最佳的治疗选择。在美国，非酒精性脂肪性肝病已成为肝移植的第二大原因，也是近10年来最主要的肝移植原因。

（厉有名）

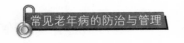

第三节　老年胃食管反流病的防治与管理

一、定　义

胃食管反流病(gastroesophageal reflux disease，GERD)系指胃内容物反流入食管、口腔(包括喉部)或肺而产生症状和并发症的一种疾病。由于老年人有食管结构和功能的改变，GERD 的发病率会增加，并随着年龄的增长而上升。在65岁以上的人群中，20%的人至少每周有1次胃灼热或反酸的症状，至少有59%的人每月出现1次。GERD 的临床表现轻重不一，主要的临床症状是反酸、胃灼热、胸骨后疼痛。老年 GERD 尤其是伴反流性食管炎者，因其伴随增龄而致的食管黏膜知觉低下，即使是重症，亦多表现为无症状。而有的患者主要表现为食管以外的症状，而忽视了对本病的诊断。

二、流行病学

胃食管反流病(GERD)的发病率随年龄增加而增加，老年人是 GERD 的高发人群。GERD 是一种常见的慢性、复发性疾病，发病高峰为60~70岁。GERD 流行病学调查显示，中国不同年龄段的糜烂性胃食管反流病内镜检出率为8.9%(老年人)、4.3%(中青年人)。

三、危险因素

国内外资料显示，GERD 发病的危险因素包括年龄、性别、吸烟、体重指数增加、过度饮酒、阿司匹林、非甾体抗炎药、抗胆碱能药物、体力劳动、社会因素、心身疾病、家族史等。近年来，关于反流性食管炎和 Hp(幽门螺杆菌)感染关系的研究很多，但是结果差异很大。有研究显示，Hp 感染与反流性食管炎无

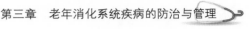

关;还有人认为,Hp可能是反流性食管炎的致病因素。国内外较多的学者认为,Hp感染与GERD发病呈负相关,根除Hp可增加GERD的发病风险。

四、病因及发病机制

胃食管反流病是食管抗反流的防御机制下降和反流物对食管黏膜的攻击作用增强,保护因子与攻击因子建立的动态平衡被打破所致的结果。主要表现为食管下括约肌压力降低、一过性食管下括约肌松弛过度等。GERD的主要损伤因素为过多的胃内容物(主要是胃酸)反流入食管,引起食管黏膜损伤。胆汁和消化酶也可造成食管黏膜损伤。

(一) 食管抗反流屏障功能下降

食管下括约肌在抗胃食管反流屏障中起关键作用。引起胃食管抗反流屏障功能下降的机制有3种。

1. 食管下括约肌压力降低

食管下括约肌压力降低(<6mmHg)会造成胃内容物自由反流至食管。

2. 一过性食管下括约肌松弛过度

一过性食管下括约肌松弛是与吞咽无关的食管下括约肌松弛,为食管下括约肌压力正常时反流发生的最常见机制。

3. 胃食管交界处的结构改变

最常见的异常为食管裂孔疝,相当多的食管裂孔疝患者有反流性食管炎。50岁以上人群中约30%的患者有滑动性食管裂孔疝,这会造成胃酸反流和胃反酸。

老年人食管下括约肌的肌张力较中青年人低,且老年GERD患者常伴有食管裂孔疝;老年人因伴有多种慢性疾病,常用茶碱类、抗胆碱能药物、钙拮抗剂、止痛剂、非甾体抗炎药等,可刺激消化道黏膜,使食管下括约肌压力降低,影响食管蠕动;老年人的肌肉松弛,胃排空能力下降,胃内压增高,超过食管下括约肌压力从而导致反流发生。以上诸多因素导致了老年人胃食管反流病的发病率增高。

（二）食管对反流物廓清能力降低

正常食管对反流物的廓清能力包括容量清除和化学清除两部分。老年人的食管蠕动功能下降，无推动性的自发收缩增加。老年人唾液中重碳酸盐分泌减少，使食管清除能力下降，这些因素增加了食管黏膜在反流物中的暴露时间，故老年人更易发生胃食管反流病。

（三）食管黏膜的屏障功能减弱

食管黏膜对反流物有防御作用，这种防御作用为食管黏膜的屏障功能。老年人上皮的增生和修复能力下降，导致食管黏膜组织的防御功能受影响。同时，老年人内脏黏膜的血管壁增厚、变细，导致血流量减少，黏膜的功能作用降低。以上因素均增加了老年人患重度食管炎的发生率。

（四）胃排空障碍

胃食管反流多发生在餐后，有1/2的GERD患者出现胃排空延缓。研究显示，餐后胃扩张可引起食管下括约肌松弛，促进反流。

（五）胃食管感觉异常

老年人因胃肠神经末梢感觉迟钝，疼痛敏感性降低，食管对反流刺激的敏感性下降，增加了胃食管反流病的严重程度。

（六）其他因素

老年人由于常患有多种疾病，如肥胖、硬皮病、糖尿病、腹水等，这些疾病也常导致胃食管反流病。

五、GERD的分类

GERD可分为非糜烂性反流病（non-erosive reflux disease，NERD）、糜烂性食管炎（erosive esophagitis，EE）和Barrett食管炎（Barrett's esophagus，BE）三种类型，也可称为GERD相关疾病。大多数学者认为GERD的三种类型相对独立，相互之间不转化或很少转化，但有些学者则认为这三者之间可能有一定的相关性。

NERD系指存在反流相关性的不适症状，但内镜下未见BE和食管黏膜破损。

EE系指内镜下可见食管远段黏膜破损。

BE系指食管远段的鳞状上皮被柱状上皮所取代。

在GERD的三种疾病形式中,NERD最为常见,EE可合并食管狭窄、溃疡和消化道出血,BE有可能发展为食管腺癌。对于这三种疾病形式之间相互关联和进展的关系需做进一步研究。

(一) 非糜烂性反流病

非糜烂性反流病(NERD)主要依赖症状学特点进行诊断,典型的症状为胃灼热和反流。若患者以胃灼热症状为主诉时,如能排除可能引起胃灼热症状的其他疾病,且内镜检查未见食管黏膜破损,则可做出NERD的诊断。便携式24h食管pH监测仅可测定患者是否存在病理性酸反流,但仅50%～75%的NERD患者达到阳性标准。近年来,随着多通道腔内阻抗-pH(MII-pH)监测技术的应用,NERD诊断的敏感性和特异性有所提高,此技术能够同时检测非酸反流。质子泵抑制剂(proton pump inhibitors, PPI)试验是目前临床诊断NERD最为实用的方法。用PPI治疗后,若胃灼热等典型反流症状消失或明显缓解,则提示症状与酸反流相关,如若内镜检查无食管黏膜破损的证据,则临床可诊断为NERD。症状不典型的NERD患者,如有上腹痛、腹胀、非心源性胸痛、慢性咳嗽、哮喘或慢性咽喉痛等,需行反流相关性证据的检查,明确症状与胃食管反流的关系。

NERD应与功能性胃灼热相鉴别。根据罗马Ⅲ标准,功能性胃灼热的诊断标准为患者有胃灼热症状,但缺少反流引起该症状的证据:①内镜检查无食管黏膜损伤;②24h食管pH监测显示食管酸反流阴性;③症状指数<50%。PPI试验阴性提示胃灼热症状与酸反流的关系不密切,但因其特异性不高,故阳性结果不能排除功能性胃灼热。

(二) 糜烂性食管炎

1994年洛杉矶会议提出了明确的EE分级标准,根据内镜下食管病变的严重程度分为A～D级。A级:≥1个食管黏膜破损,最大长径<5mm;B级:≥1个黏膜破损,最大长径>5mm,破损黏膜无融合;C级:≥1个黏膜破损,有融合,但不超过食管周径的75%;D级:≥1个黏膜破损,有融合,并至少为食管周径的75%。

（三）Barrett食管炎

BE本身通常不引起症状，临床主要表现为GERD的症状，如胃灼烧、反流、胸骨后疼痛、吞咽困难等。但约25%的患者无GERD症状。

（1）BE的诊断主要根据内镜检查和食管黏膜活检结果进行。目前国际上对BE的诊断存在两种见解：①只要食管远端鳞状上皮被柱状上皮取代，即可诊断为BE；②只有食管远端化生柱状上皮存在肠上皮化生时，才能诊断。鉴于中国对BE的研究还不够深入，因此以食管远端存在柱状上皮化生作为诊断标准较为稳妥。

（2）监测和随访：鉴于BE有发展为食管腺癌的危险性，因此应对BE患者进行定期随访，目的是早期发现异型增生和癌变。随访周期：内镜检查的时间间隔应根据异型增生的程度而定。无异型增生的BE患者应每2年复查1次内镜，如2次复查均未检出异型增生和癌变，可酌情放宽随访的时间间隔；对伴有轻度异型增生的患者，第一年应每6个月复查1次内镜，如异型增生无进展，可每年复查1次；对重度异型增生的BE患者，建议行内镜下黏膜切除术或手术治疗，并密切监测随访。

六、临床表现

GERD的临床表现轻重不一，主要的临床症状是反酸、胃灼热、胸骨后疼痛。胃灼热是GERD的最常见的症状。部分患者不伴有胃灼热、反酸症状，给临床诊断带来了一定的困难。老年人GERD的临床症状多不典型，多表现为嗳气、厌食、食欲减退、吞咽困难及消化道出血，而反酸、胃灼热、胸骨后疼痛等典型的GERD症状表现较少，其原因可能与老年人食管、胃肠神经末梢感觉迟钝，对食管扩张产生的疼痛敏感度下降，对食管酸碱灌注敏感性缺乏有关。

随着流行病学和病理生理学研究的深入，GERD引起的食管外表现越来越受到各学科的重视。常见的食管外表现包括以下内容。

（一）反流性喉炎综合征

胃内容物反流至喉部可引起损伤和炎症，继而产生的临床综合征为反流性喉炎综合征或喉咽反流。约10%的耳鼻喉门诊患者的症状和反流相关。对于慢性难治性咽喉炎患者,在排除其他原因且常规治疗疗效较差时,应考虑反流的存在。

(二) 反流性哮喘综合征

目前研究显示反流并非哮喘的主要致病因素,但反流可诱发或加重哮喘。这类患者常对哮喘常规治疗的反应欠佳,而使用质子泵抑制剂可缓解部分患者的哮喘症状。因此,在临床上,对成年发病,夜间发作频繁,进餐、运动和卧位时易诱发,以及常规治疗效果不佳的哮喘,均应考虑胃食管反流的存在。

(三) 反流性咳嗽综合征

反流性咳嗽综合征是慢性咳嗽最常见的三大原因之一(另两个为哮喘和鼻后滴流综合征),占20%左右。多数反流性咳嗽综合征的患者没有胃灼热、反酸等GERD的典型症状。临床常使用24h食管pH监测来诊断该病。最近随着阻抗技术在食管监测中的应用,反流监测的敏感性有所提高。

(四) 反流性牙侵蚀症

当胃酸反流至口腔且pH值<5.5时,牙齿表层的无机物可发生溶解而引起反流性牙侵蚀症。

七、GERD的诊断及辅助检查

(1) 根据GERD症状群做出诊断:①有典型的胃灼热和反流症状,且无幽门梗阻或消化道梗阻的证据,临床上可考虑为GERD;②有食管外症状,又有反流症状,可考虑是与反流相关或可能相关的食管外症状,如与反流相关的咳嗽、哮喘;③如仅有食管外症状,而无典型的胃灼热和反流症状,尚不能诊断为GERD。宜进一步了解食管外症状发生时间、与进餐和体位的关系以及其他诱因。

(2) 上消化道内镜检查:有助于确定有无反流性食管炎以及有无合并症和并发症,如食管裂孔疝、食管炎性狭窄、食管癌等,有助于诊断NERD。

(3) 诊断性治疗:对拟诊GERD患者或疑有反流相关性食管外症状的患

者,尤其是上消化道内镜检查阴性时,可采用诊断性治疗。质子泵抑制剂诊断性治疗已被证实是行之有效的方法。建议服用标准剂量PPI,一日2次,疗程1～2周。服药后如症状明显得到改善,则支持酸相关GERD的诊断;如症状改善得不明显,则可能有酸以外的因素参与或不支持诊断。PPI试验具有方便、可行、无创和敏感性高的优点,缺点是特异性较低。

（4）胃食管反流证据的检查:①X线片和放射性核素检查:X线片可显示有无黏膜病变、狭窄、食管裂孔疝等,并显示有无钡剂的胃食管反流。放射性核素胃食管反流检查能定量显示胃内放射性核素标记的液体反流,但阳性率不高。②24h食管pH监测:24h食管pH监测的意义在于证实反流存在与否。其对EE的阳性率为80%以上,对NERD的阳性率为50%～75%。

（5）食管测压:通过食管测压,可以了解食管的蠕动功能、食管下括约肌的静息压和一过性食管下括约肌松弛的发生频率,帮助了解食管胃连接部的屏障功能、食管体部清除功能以及上食管括约肌的屏障功能,但不能直接反映反流和诊断NERD。临床上可用来确定食管pH监测电极的放置位置,也可为抗反流手术的术前准备提供帮助,以便排除贲门失弛缓症等动力性疾病。食管测压能帮助评估食管功能,尤其是对治疗困难者。对于考虑行抗反流手术者和需要排除引起患者症状的原因是否是潜在的食管动力性疾病,如有贲门失弛缓症时,可以采用食管测压检查。

（6）食管胆汁反流测定:部分GERD患者的发病有非酸性反流物质因素参与,特别是与胆汁反流相关的GERD。但胆汁反流检测的应用有一定的局限性。多通道腔内阻抗-pH(MII-pH)监测技术可明确反流物的性质(气体、液体或气液混合物),与24h食管pH监测联合应用可以明确反流物为酸性或非酸性,同时明确反流物与反流症状的关系,可以监测出所有的反流事件,并可对抗反流屏障的功能做出最合理的判断,优于两者分别单独应用。通过MII-pH监测技术对GERD进行监测可以说明一些问题,但缺点是该技术分析系统颇为复杂,而且费用昂贵,较难实施。

（7）其他:通过对食管黏膜超微结构的研究可了解反流存在的病理生理学基础;无线食管pH测定可提供更长时间的酸反流检测;腔内阻抗技术的应

用可监测所有的反流事件,明确反流物的性质(气体、液体或气液混合物),与24h食管pH监测联合应用可明确反流物为酸性或非酸性以及反流物与反流症状的关系。

八、并发症

(一) 食管狭窄

有8%～20%的严重性食管炎患者可发生食管狭窄。

(二) 消化道出血

食管溃疡时可发生较大量的出血,表现为呕血和(或)黑便。

(三) 癌　变

BE是食管腺癌的主要癌前病变,合并食管腺癌的概率比一般人群高30～50倍。反流症状的发生频率和严重程度对是否存在BE的预测作用较差,尤其是在65岁以上的患者中。

九、鉴别诊断

(1) 胃灼烧的患者在PPI试验性治疗无效时多考虑功能性胃灼烧或非酸反流。

(2) 以胸痛为主要症状的应与冠心病相鉴别。

(3) 吞咽困难应考虑是否有食管运动紊乱、食管癌、贲门失弛缓症、嗜酸性粒细胞性食管炎等。

(4) 内镜下食管下段炎症和溃疡需与真菌感染、药物、克罗恩病、结核或白塞病等所致者相鉴别。

(5) 对于症状不典型的患者,应排除原发性咽喉或肺部疾病。

十、GERD的治疗

GERD的治疗目标为治愈食管炎,缓解症状,提高生活质量,预防并发症。治疗包括以下几方面的内容。

（一）改变生活方式

抬高床头，睡前3h内不再进食，避免高脂肪食物，戒烟、戒酒、减肥等生活方式的改变可能使部分GERD患者从中受益。

（二）药物治疗

抑酸药物治疗：抑制胃酸分泌是目前治疗GERD的基本方法。抑制胃酸的药物包括H_2受体拮抗剂（H_2RA）和质子泵抑制剂（PPI）等。

1. 初始治疗

用西咪替丁、雷尼替丁、法莫替丁和尼扎替丁治疗GERD的临床试验结果提示，H_2RA仅适用于轻中度GERD的初始治疗和短期缓解症状。

PPI治疗GERD的疗效已在世界各国得到认可。研究证明，健康老年人泌酸和胃液酸化能力与中青年人相当。因此，老年GERD的抑酸剂的剂量与中青年患者相当。PPI药物均能快速经肝脏代谢和肾脏排泄，血浆半衰期为0.5～1.0h，不会引起蓄积。因此，一般老年患者应用PPI具有良好的安全性，无须调整剂量。

目前临床上使用的PPI主要包括埃索美拉唑镁肠溶片、奥美拉唑、泮托拉唑、雷贝拉唑、兰索拉唑、艾普拉唑等。标准剂量的各种PPI治疗EE的疗效基本相同。PPI治疗EE 4周和8周时的内镜下愈合率分别为80%和90%左右。由于目前各种常用PPI药物的药代动力学和药物间相互作用有一定的差异，对于有吞咽困难的老年患者，有多种不同类型的PPI可以使用，如口服崩解片。老年GERD患者选用PPI时，要注意兼顾疗效和药物安全性两个方面。有研究显示，抗酸分泌治疗可能掩盖上消化道肿瘤的预警临床表现，因此在老年人抗酸分泌治疗过程中需加强随访观察。

应用PPI治疗GERD的食管外症状（如反流性咽喉炎等）对大部分患者有一定的疗效。

2. 维持治疗

GERD具有慢性、复发性的特点。据欧美国家报道，停药半年的复发率为70%～80%，故应进行维持治疗，避免GERD反复发作及由此引起并发症。根据开始应用的治疗方案不同，可按"升阶梯"或"降阶梯"的方式来调整治疗方案,选择效价比最佳的治疗。PPI、促胃肠动力药均可作为维持治疗的药物长期使用,其中PPI的疗效肯定。维持治疗应注重个体化,根据患者的反应,选择适合个体的药物和剂量。

黏膜保护剂:目前临床主要用药有硫糖铝等。铝碳酸镁对食管黏膜有保护作用,能吸附胆酸等碱性物质,保护黏膜。

(三) 手术治疗

抗反流手术在缓解症状和治疗食管炎方面的疗效与药物治疗相当。手术并发症的发生率和死亡率与外科医生的经验和技术水平密切相关。相当一部分(11%～60%)患者术后仍需按规则用药。对已证实有癌变的BE患者,原则上应行手术治疗。

(四) 内镜治疗

由于内镜治疗尚有许多问题未得到解决,包括远期疗效、患者的可接受性和安全性、对GERD不典型症状是否有效等,因此,建议训练有素的内镜医生谨慎开展内镜治疗。

综上所述,大多数GERD患者的症状和食管黏膜损伤可通过药物治疗得到控制。药物治疗无效时,应重新考虑诊断是否正确。适时调整药物和剂量是提高治疗GERD效果的重要措施之一。对手术治疗和内镜治疗应综合评估得益与风险后再慎重做出决定。

十一、预　后

大多数GERD病例呈慢性、复发性,终止治疗后会复发。由于随着年龄的增加,老年人发生GERD的危险因素增多。因此,老年GERD患者更需要维持治疗,甚至是终身治疗。

十二、基层医院(包括社区医院)管理

对于GERD患者而言,自我管理结合社区医生的管理是尤其重要的。要避免GERD的复发,避免药物终身治疗的可能,则必须做好以下自我管理和社区管理工作。

（1）社区做好疾病的宣教，让患者对疾病有全面的认识，配合医疗工作的开展。

（2）社区医生也要对该疾病有充分的认识，做好患者的药物管理工作，避免不必要的长期用药以及不合理的过早停药，掌握药物调整的规律和方法，让患者的疾病得到最好的控制，生活质量得到提高。

（3）社区医生应注重这些患者的定期随访，记录好患者的病情发展情况及用药情况，留意患者早期出现的一些报警症状，准确地告知患者用药的调整方法，以及复查胃镜的时间。

（4）在病情出现反复或用药效果欠佳的情况下，要准确把握转诊时机，让专科医生及时介入诊治工作。必要时建议社区医生加强与专科医生的联系，及时沟通病情，便于在专科医生指导下准确把握治疗方案及转诊时机，避免不必要的延误。

十三、自我管理

（一）诊治的科室

应该到消化内科进行诊治，也可以在某些设有胃食管反流病专病门诊的医院就诊。

（二）治疗方案的建立和调整

1. 非药物治疗（包括危险因素管理）

改变生活方式：抬高床头，睡前3h不再进食，避免高脂肪食物，戒烟、戒酒、减肥等生活方式的改变可能使部分GERD患者从中受益。

2. 药物治疗

抑酸药物治疗：抑制胃酸分泌是目前治疗GERD的基本方法。

抑制胃酸分泌的药物包括H_2受体拮抗剂（H_2RA）和质子泵抑制剂（PPI）等。控制症状不满意时患者可加大剂量或更换PPI品种。老年GERD患者常需维持治疗，依病情可逐步调整为标准剂量的半量维持或按需治疗。

（三）疗　程

PPI一般需要连续使用8周，如果伴随食管外症状，则可能需要使用12周以上。部分患者需要长期维持治疗甚至终身治疗。

（四）随　访

鉴于BE有发展为食管腺癌的危险性，因此，应对BE患者进行定期随访，目的是早期发现异型增生和癌变。随访周期：内镜检查的时间间隔应根据异型增生的程度而定。无异型增生的BE患者应每2年复查1次内镜，如2次复查均未检出异型增生和癌变，可酌情放宽随访的时间间隔；对伴有轻度异型增生的患者，第一年应每6个月复查1次内镜，如异型增生无进展，可每年复查1次；对重度异型增生的BE患者，建议行内镜下黏膜切除术或手术治疗，并密切监测随访。

（五）自我监测方法

自我监测中需注意一下报警症状：黑便或便血、消瘦、吞咽困难、胸痛、胃纳下降等。定期去医院检查，必要时定期行胃镜复查。

（六）治疗中常见的一些问题和解决方法

1. 疗程不足

患者往往会因为担心药物的副作用而选择在治疗显效后自行停药，导致治疗效果不彻底，症状反复发生，甚至并发症增多；通常情况下，胃食管反流病的疗程需要8～12周。

2. 剂量过大

剂量过大会造成一些潜在的不良反应，比如肠道感染、肺炎、维生素和微量元素的吸收不良、胃底腺息肉的增生等，应根据病情的控制程度及全身其他疾病的情况进行综合考虑，避免造成药物的不良反应。在病情稳定后应在医生指导下及时采取减量服药或按需服药的原则。

3. 服药时间错误

因为有些患者的反流症状多出现在夜间，所以就错误地认为应该在夜间睡觉前服药，但这样会减弱PPI的疗效。原则上应该在清晨空腹时服药，如果病情需要，则第二次服药放在晚餐前，这样能充分发挥PPI的抑酸作用，起到事半功倍的作用。

4. 合并用药的相关问题

当与氯吡格雷、华法林等药物一起服用时,应避免选择与之有相互影响的PPI制剂,如奥美拉唑或埃索美拉唑,而应选择雷贝拉唑或泮托拉唑等。

（陈新宇）

第四节　老年便秘的防治与管理

一、定　义

便秘表现为排便次数减少、粪便干硬和（或）排便困难。排便次数减少指每周少于3次。排便困难包括排便费力、排出困难、排便不尽感、排便费时及需手法辅助排便，且病程至少有6个月。

二、流行情况

老年人有便秘是极为常见的，男女发生比例约为1∶3，65岁以上的老年人的便秘发生率是年轻人的5倍，中国慢性便秘的老年人发病率达20.3%～40.1%，长期住院的老年患者的便秘发生率可高达80.0%，已严重影响老年人的生活质量和健康，易诱发心脑血管意外，甚至危及生命。

三、病　因

（一）生活方式

有不良排便习惯（不良的排便姿势，不定时排便，忍便而忽视便意，边排便边阅读、玩手机）；卧床、缺乏运动；水、膳食纤维摄入不足；精神压力大；生活环境改变。

（二）器质性疾病

1. 肠道疾病

结肠肿瘤、憩室、肠腔狭窄和梗阻、巨结肠、结直肠术后、肠扭转、直肠膨出、直肠脱垂、肛裂、肛周脓肿和瘘管、肛提肌综合征、痉挛性肛门直肠痛。

2. 内分泌和代谢性疾病

严重脱水、糖尿病、甲状腺功能减退、甲状旁腺功能亢进、多发内分泌腺瘤、重金属中毒、高钙血症、高或低镁血症、低钾血症、卟啉病、慢性肾病、尿毒症。

3. 神经系统疾病和精神性疾病

自主神经病变、脑血管疾病、认知障碍或痴呆、多发性硬化、帕金森病、脊髓损伤、抑郁。

4. 肌肉疾病

淀粉样变性、皮肌炎、硬皮病、系统性硬化。

（三）药　物

1. 处方药

抗抑郁药、抗癫痫药、抗组胺药、抗震颤麻痹药、抗精神病药、解痉药、钙拮抗剂、利尿剂、单胺氧化酶抑制剂、阿片类药、拟交感神经药。

2. 非处方药

含铝或钙的抗酸药、钙剂、铁剂、止泻药、非甾体抗炎药。

（四）老年人群的特殊性

（1）消化功能衰退，消化液分泌减少，胃肠动力不足。

（2）摄食量减少。

（3）腹部肌肉、盆底肌肉、肛门括约肌收缩无力。

（4）慢性疾病较多，需要长期服用多种药物。

（5）睡眠质量差，面临丧偶、家庭不和睦、"空巢"等家庭问题所产生的一些焦虑、抑郁的精神心理的负面影响。

四、危险因素

（1）女性易高发。

（2）年龄因素：随年龄增长，便秘发生率增加。

（3）低体重指数。

（4）文化程度低。

（5）生活在人口密集区。

（6）职业因素：从事行政管理、科教文卫职业的知识分子、干部、学生、离退休人员的患病率显著高于体力劳动者。

（7）健康状况：智力障碍者的患病率高于正常人群；体弱多病、日常生活不能自理或部分自理者的患病率明显高于生活完全自理者。

（8）饮食因素：低纤维食物，液体摄入减少，进食无规律，不吃早餐和进食时做其他事者易发生便秘。

（9）精神心理因素：工作、心理压力大，精神紧张。

五、临床表现

（一）表现多样化

◆ 排便费力。

◆ 干球粪或硬粪。

◆ 肛门直肠梗阻感、堵塞感。

◆ 排便不尽感。

◆ 需要手法辅助排便。

◆ 每周排便少于3次。

◆ 便意减少或缺乏便意。

◆ 想排便而排不出。

◆ 排便费时（超过10min）。

◆ 排便量少（每日排便量＜35g）。

◆ 腹痛、腹胀。

（二）报警症状

◆ 无意间体重迅速下降≥4.5kg。

◆ 便血、腹痛。

◆ 结直肠息肉史。

◆ 结直肠肿瘤家族史。

◆ 直肠检查异常，腹部包块。

◆ 粪便隐血阳性,血红蛋白水平下降。

◆ 新近出现大便习惯改变、发作形式改变或便秘症状加重。

（三）特殊性

（1）许多老年人对正常排便次数和量的认识存在误区,导致频繁蹲厕、空排,久之导致排便不协调。

（2）老年人对症状表述的准确性较差。

（3）老年患者对便秘的危害往往关注过度,常可能采取过激的应对方式,如盲目地限制饮食,尝试各种偏方,依赖刺激性泻剂,频繁使用开塞露或灌肠。

六、诊 断

（一）诊断流程

（1）确立慢性便秘的诊断。

（2）排除引起便秘的器质性疾病和特殊病因。

（3）尽可能明确肠道(小肠、结肠、直肠)的病理生理改变。

（4）需全面评估患者的饮食、活动、睡眠等起居习惯以及排便习惯、情绪、基础疾病及用药情况。

（二）诊断标准

老年慢性便秘大多为功能性便秘,故诊断可基于罗马Ⅲ标准的功能性便秘的诊断标准,即病程至少有6个月,且近3个月的症状符合以下诊断标准。

（1）必须包括下列2项或2项以上。

①对至少25%的排便感到费力。

②至少25%的排便为干球粪或硬粪。

③至少25%的排便有不尽感。

④至少25%的排便有肛门直肠梗阻感或堵塞感。

⑤至少25%的排便需要手法辅助(如用手指协助排便、盆底支持)。

⑥每周排便少于3次。

（2）不用泻剂时很少出现稀粪。

（3）不符合肠易激综合征的诊断标准。

（三）按严重程度分类

（1）轻度：症状较轻，不影响生活，经一般处理能好转，无须用药或少用药。

（2）重度：便秘症状持续，患者异常痛苦，严重影响生活，不能停药或治疗无效。

（3）中度：介于两者之间。

（4）难治型便秘：常常是重度便秘，可见于出口梗阻型便秘、结肠无力以及重度便秘型肠易激综合征等。

（四）分　型

1. 慢传输型便秘

结肠传输延缓，主要症状为排便减少、粪便干硬、排便费力。

2. 排便障碍型便秘

排便费力、排便不尽感、排便时肛门直肠堵塞感、排便费时、需手法辅助排便，结肠传输可能为正常或延缓。

3. 混合型便秘

患者同时存在结肠传输延缓和肛门直肠排便障碍的证据。

4. 正常传输型便秘（便秘型肠易激综合征）

腹痛、腹部不适与便秘相关。

（五）完整诊断

（1）便秘的病因。

（2）便秘的严重程度。

（3）便秘的分类、分型。

七、防治要点

（1）预防为主，注重宣教，纠正患者的认识误区。

（2）重视生活方式的调整（包括饮食、运动、睡眠）。

（3）纠正不良的排便习惯（排便训练、生物反馈、家庭训练）。

（4）关注报警症状：①定期监测粪便隐血、CEA等血清学肿瘤标志性；②结肠镜检查或钡剂结肠造影；③选择结肠传输试验、肛门直肠压力测定、排粪造影等检查以明确分型。

（5）心理疏导、干预不容忽视。

（6）药物治疗：①首选容积性、渗透性泻剂。②必要时使用肠道促动力剂。③避免长期或滥用刺激性泻剂。④急性便秘的治疗：清洁灌肠或短期结合刺激性泻剂消除嵌顿，再予以容积性、渗透性泻剂以保持排便通畅。

（7）生物反馈治疗：适用于功能性排便障碍的患者，有效率达70%以上。

（8）手术治疗：只适用于矫正解剖缺陷，如减小结肠容积、矫正狭窄性憩室炎，老年人便秘的手术治疗应做详尽的检查来评估有效性。

八、基层医院（包括社区医院）管理

（一）制订老年便秘社区人群基础防治规划

1. 社区老年便秘的认知教育

（1）通过讲座、沙龙、发放资料等形式帮助患者了解什么是正常的排便（包括排便次数、粪便性状），正常肠道结构、功能等常识，消除患者的认知误区。

（2）帮助患者分析便秘的原因，消除疑虑，调整生活方式。

（3）养成定时排便的习惯，培养便意，进行腹式呼吸、提肛训练。

（4）尽量停用导致便秘的药物，避免长期过量使用刺激性泻剂和开塞露、灌肠等副作用较大的治疗措施。

2. 饮食指导

提倡均衡饮食，适当增加膳食纤维，多饮水，避免刺激性食物和调味品。

（1）高纤维饮食：按指南推荐每日膳食纤维摄入量为25～35g，具体可因人而异。富含膳食纤维的食物有麦麸、糙米、燕麦、玉米、地瓜、豆类、瓜类、菌类及含果胶丰富的水果（如猕猴桃和火龙果）等。

（2）补充水分：据指南推荐，饮水每日1.5～2.0L，使肠道保持足够的水分，有利于软化粪便；建议晨起空腹饮用温水200～300ml，粪便干结者可在睡前加饮蜂蜜水以达润肠的功效,糖尿病者禁用。

（3）摄入足量的B族维生素:富含B族维生素的食物可促进消化液分泌,维持和促进肠道蠕动,如粗粮、酵母、豆类及豆制品。

（4）适当增加易产气的食物:如洋葱、萝卜、蒜苗等可促进肠道蠕动。

（5）增加脂肪食物的摄入:植物油、坚果类含有大量油脂,具有润滑、通便的作用,但肥胖症、高脂血症、冠心病、糖尿病患者慎用。

（6）选用富含优质蛋白的食物:每日瘦肉2～3两[①],鸡蛋1个,牛奶或酸奶250～500ml,豆腐2两等。

3. 适度增加运动

（1）做操、步行、慢跑、腹部自我按摩、提肛训练等。

（2）步行时抬腿动作可直接和间接地影响骨盆耻骨联合肌及肛门括约肌的能力,运动后期可增加肠道的动力。

（3）对卧床不起的患者要勤翻身或做腹部按摩,这对通便具有良好的辅助作用。

4. 帮助建立良好的排便习惯

结肠活动在晨醒和餐后时最为活跃,建议在晨起或餐后2h内尝试排便,集中注意力,减少外界因素的干扰,以不超过15min为宜。

（二）规范进行药物治疗

老年慢性便秘的药物除需根据可能的病理生理机制、严重程度和药物疗效选择外,还需慎重衡量药物的安全性,包括可能的不良反应和药物相互作用。常用的通便药有以下几类(见表3－4－1)。

---

① 1两＝50克。

表3-4-1 常用的通便药

药物		证据等级和推荐水平
容积性泻剂	欧车前	Ⅱ级,B级
	聚卡波非钙	Ⅲ级,C级
	麦麸	Ⅲ级,C级
	甲基纤维素	Ⅲ级,C级
渗透性泻剂	聚乙二醇	Ⅰ级,A级
	乳果糖	Ⅱ级,B级
刺激性泻剂	比沙可啶	Ⅱ级,B级
	番泻叶	Ⅲ级,C级
促动力剂	普芦卡必利	Ⅰ级,A级

◆ 若患者能饮用足够水分,而缺乏膳食纤维时,首选用容积性泻剂。

◆ 对于粪便干结者,建议选用渗透性泻剂,可在肠内形成高渗状态,吸收水分,软化粪便。

◆ 便次减少、无便意者,可首选促动力剂,促进结肠蠕动。

◆ 对严重患者可短期、适量应用刺激性泻剂,或合并灌肠,之后用容积性泻剂或渗透性泻剂维持,避免长期滥用。

◆ 对于合并焦虑、抑郁和睡眠障碍的老年患者,建议精神科协助会诊。

(三) 生物反馈治疗

老年患者的听力、理解接受能力均有不同程度的下降,生物反馈治疗应适当延长疗程,并加强维持治疗和治疗后的家庭训练,同时用容积性泻剂和渗透性泻剂维持后续治疗。

(四) 制订老年便秘社区人群的管理规划

(1) 建立社区便秘患者的健康档案。

(2) 社区医院门诊。

(3) 社区便秘流行病学调查。

(4) 有条件的社区卫生服务机构可开设便秘专科门诊,对老年便秘病患者进行定期评估和随访。

（5）社区老年便秘病管理规范。

根据《中国慢性便秘诊治指南》（2013年）并充分结合老年便秘患者个体化情况，分级诊断，分层综合治疗。

①一级诊治：适用于轻中度便秘患者，强调调整生活方式、认知治疗，慎用引起便秘的药物。可根据需要选择容积性泻剂、渗透性泻剂、促动力剂进行经验性治疗，疗程2～4周。若治疗无效，可考虑加大剂量或联合用药。

②二级诊治：经经验性治疗无效时，可酌情选择相关的检查，确定便秘类型后进一步选择治疗方案；混合型便秘患者先行生物反馈治疗，无效时加用泻剂。

③三级诊治：对于二级诊治无效的患者，考虑重新进行评估检查，多科会诊讨论制订个体化综合治疗方案。对仍无效者，需评估手术风险，慎重选择手术治疗。

九、自我管理

（一）认识正常排便

（1）正常排便次数：1～3次/天或1～3天1次。

（2）正常便型：3～5型属正常，4型最佳，见图3-4-1。

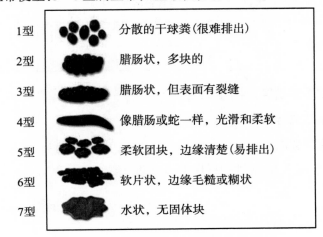

图3-4-1　便型

（二）认识刺激性泻剂和长期服用的危害

1. 常见的刺激性泻剂

◆ 蒽醌类：如大黄、番泻叶、芦荟、决明子、排毒养颜胶囊、碧生源肠润茶。

◆ 多酚类：酚酞片、吡沙可啶。

◆ 中成药：六味安消胶囊、麻仁丸、蓖麻油等。

2. 长期服用的危害

◆ 对肠道反复刺激造成胃肠功能紊乱、结肠黑变病。

◆ 水、电解质平衡紊乱。

◆ 影响肠道对营养的吸收，导致营养不良。

◆ 形成对泻药的依赖性。

◆ 肝毒性。

◆ 致畸、致突变。

◆ 损伤肠壁神经丛细胞而加重便秘。

（三）填写排便日记

排便日记见表3-4-2。

表3-4-2　排便日记

日期	排便次数	便型	便量	排便需时(min)	用力程度(0～10)	饮食情况	锻炼

（四）按医生指导，科学管理生活

（五）定期进行便秘专病门诊

（六）定期监测

对大便常规隐血、血肿瘤指标进行定期监测。

（赵　岚）

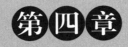

第四章

老年泌尿系统疾病的防治与管理

第一节　老年慢性肾功能不全的防治与管理

一、定　义

任何疾病导致肾单位发生进行性破坏,在数月、数年或更长的时间后,残存的肾单位不能充分排出代谢产物和维持内环境稳定,使体内逐渐出现代谢产物的潴留和水、电解质与酸碱平衡紊乱以及肾内分泌功能障碍,此种情况称为慢性肾功能不全。

慢性肾功能不全发生在60岁以上的老年人中,则称为老年慢性肾功能不全。

肾损害分期情况及主要防治措施见表4-1-1。

表4-1-1　肾损害分期情况

分期	临床情况	GFR[ml/(min·1.73m²)]	采取措施
1期肾损害	GFR正常或升高	≥90	诊断和治疗合并症,延缓肾病的进展,控制心血管疾病的危险因素
2期肾损害	GFR轻度下降	60～89	评估肾病进展,延缓其进展
3期肾损害	GFR中度下降	30～59	评估和治疗并发症
4期肾损害	GFR重度下降	15～29	为肾脏替代治疗做准备
5期肾损害	GFR极度下降	<15或透析	存在尿毒症,进行肾脏替代治疗

肾小球滤过率(glomerular filtration rate, GFR)的正常平均值为(90 ± 10) ml/(min·1.73m²)左右,女性较男性略低。

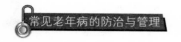

二、临床分期

（一）肾功能不全第一期（血肌酐浓度在133～177μmol/L之间）

肾功能不全第一期为肾功能不全代偿期，血肌酐水平正常或偶有轻度升高，肾脏代偿能力大，因此，临床上肾功能虽有所减退，但其排泄代谢产物及调节水、电解质平衡的能力仍可满足正常需要，临床上并不出现症状。

（二）肾功能不全第二期（血肌酐浓度在177～443μmol/L之间）

肾功能不全第二期为肾功能不全失代偿期（又称肾功能不全氮质血症期），血肌酐浓度增高，肾小球硬化、纤维化数量增多，损伤60%～75%，肾脏排泄代谢产物有一定的障碍。患者出现贫血、疲乏无力、体重减轻、精神不易集中等，但常被忽视。若有失水、感染、出血等情形，则病情进展将加速。

（三）肾功能不全第三期（血肌酐浓度在443～707μmol/L之间）

肾功能不全第三期为肾功能衰竭期，血肌酐浓度显著增高，肾小球硬化、肾小管-间质纤维化、肾血管纤维化，导致肾脏功能损伤严重，贫血明显，夜尿增多，血气分析有酸中毒，此期如不系统性地进行正规治疗，将发展到终末期肾病，治疗难度更大。

（四）肾功能不全第四期（血肌酐浓度＞707μmol/L）

肾功能不全第四期为尿毒症期或肾功能不全终末期，血肌酐浓度在第三期基础上进一步增高。患者的肾小球损伤率超过95%，有严重的临床症状，如剧烈恶心、呕吐，尿少，浮肿，恶性高血压，重度贫血，皮肤瘙痒，口有尿臊味等。

三、发病概况

近年来，由于老龄人口比例上升，老年慢性肾功能不全的发病率增高，该病已成为内科常见病。

据近年的美国资料报道，美国终末期肾病（end stage renal disease，ESRD）患者的年龄分布比例：＜19岁者占1.8%，20～44岁者占28.6%，45～64岁者占38.0%，65岁以上者不到1/3。

老年人如排除糖尿病和高血压继发因素,其患病率仍将高达10.8%,其ESRD患病率是年轻人的5倍。

四、病　因

继发性肾病的比例较高,例如高血压肾病(肾动脉硬化和缺血性肾病)、糖尿病肾病、梗阻性肾病和肾小管间质性肾炎。

老年肾小管间质性肾炎的常见原因:反复泌尿道感染、药物毒性、各种原因致肾小管堵塞、高尿酸血症、高钙血症和肿瘤等。

原发性肾炎,例如急性或急进性肾炎、IgA肾病和微小病变型肾病等。老年人的前三种疾病较成人少见,而微小病变型肾病较成人多见,发病率接近儿童。

膜性肾病和局灶节段性肾小球硬化可原发,也可继发。前者继发于实体性肿瘤,实体有肺部、结肠、直肠、胃和乳房等,也可继发于非实体瘤:如霍奇金氏病、淋巴瘤、慢性淋巴细胞白血病和乙型病毒性肝炎等。以老年继发性膜性肾病多见。

原发性局灶性节段性肾小球硬化是慢性肾功能不全的主要原因之一,但老年人不多见,主要以继发性局灶性节段性肾小球硬化为多见。

总之,老年人的各种疾病影响到肾脏并持续进展恶化时,均可引起老年人慢性肾功能不全。概括起来,有以下分类。

- ◆ 由肾小球疾病引起。
- ◆ 由肾小管间质病变引起。
- ◆ 由肾血管病变引起。
- ◆ 由梗阻性病变引起。
- ◆ 由感染性肾损害引起。
- ◆ 由血液病引起。
- ◆ 由自身免疫性与结缔病变引起。
- ◆ 由肝脏病引起。
- ◆ 由肾囊肿或肿瘤引起。

◆ 其他:如由放射性肾病引起。

五、临床表现

与成人基本相同,但以下几点值得强调。

◆ 老年人反应能力下降,因此,当肾功能一开始出现下降时,老年人不易察觉,此病很隐匿。当出现消化道症状(如恶心、胃食欲减退或消化道出血)时,才发觉本病。

◆ 贫血常是最早出现的症状,尤其是肾小管间质性慢性肾损害者。

◆ 血肌酐水平常较成人低,故当已经出现肾功能下降时,血肌酐水平还不高。

◆ 老年心血管功能稳定性差,冠状动脉粥样硬化很常见,易出现各种心血管并发症,例如心律失常、心绞痛、心力衰竭等,使病情复杂化,明显影响预后。

◆ 营养状况:老年人的肠道黏膜绒毛萎缩,吸收功能下降,容易出现营养不良。

◆ 老年人开始有脑萎缩,脑血流量下降,当水、电解质紊乱和酸中毒时,易出现神志不清。

六、诊　断

(一) 检　验

◆ 血尿素(BU)不是一个衡量肾功能的确切指标,影响因素甚多,促进蛋白分解的因素(如脱水、发热等)和蛋白质摄入过多都可使BU增多。

◆ 血清肌酐(Scr)才是反映肾功能的指标,凡合并Scr水平升高的,内生肌酐清除率(Ccr)均异常,因此,Scr可作为观察肾功能的指标。

◆ 对于营养不良和肌肉消瘦的老年人,应注意其Scr值的假性降低。

◆ 三大常规、血生化常规和血电解质全套是必检项目。

◆ 必要时尚须检测血气分析、肿瘤标志物等项目。

(二) B　超

◆ B超检查对老年人慢性肾功能不全的诊治非常重要。

◆ 通过检查,可了解双肾有无萎缩,皮质有无变薄,输尿管及肾实质有无结石和梗阻,有无肿瘤。

了解以上情况,对临床处置很有帮助。

(三) 计算机断层扫描(CT)、磁共振成像(MRI)和双肾发射型计算机断层成像(ECT)

CT、MRI 和双肾 ECT 不是首检和必检项目。当常规检查不明确时,根据需要选择使用。

七、治 疗

(一) 饮食疗法

饮食疗法采用优质低蛋白、低盐、低嘌呤和低磷饮食。这是非常重要的举措,甚至比药物治疗还重要。

1. 优质低蛋白饮食

◆ 目前认为:GFR 为 $25\sim60\text{ml}/(\text{min}\cdot1.73\text{m}^2)$ 时,蛋白质摄入量为 0.6g/$(\text{kg}\cdot\text{d})$,GFR 为 $5\sim25\text{ml}/(\text{min}\cdot1.73\text{m}^2)$ 时,蛋白质摄入量为 0.3g/$(\text{kg}\cdot\text{d})$,加必需氨基酸或 α-酮酸(EAA 或 KA)。

◆ 当 GFR$>60\text{ml}/(\text{min}\cdot1.73\text{m}^2)$ 时,可暂不给予低蛋白饮食。

◆ 在蛋白限量[0.6g/$(\text{kg}\cdot\text{d})$]范围内,要减少主食量,尽量提高优质蛋白比例,即含必需氨基酸的动物蛋白占 50%～70%。

◆ 最好以麦淀粉代替部分主食,一方面使蛋白质的摄入量得到控制,另一方面使总热卡得到补充。

◆ 必要时补充复方 α-酮酸,以防出现营养不良。

2. 低盐饮食

◆ 低盐饮食:对于老年慢性肾功能不全患者,如果血压较高(或)和浮肿,则必须限盐。

◆ 每天的食盐量控制在 5g 以下,病情严重者控制在 3.5g(图 4-1-1)。

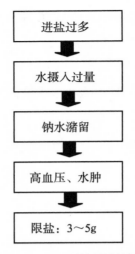

图4-1-1 限制钠(盐)的原因

3. 低嘌呤饮食

大部分老年慢性肾功能不全患者均存在程度不等的高尿酸血症,使肾病加重,因此必须实行低嘌呤饮食。

嘌呤含量高的食物有动物内脏、海鲜、鸡、鸭、脚爪等,均应禁食。

4. 低磷饮食

关于实行低磷饮食的必要性见图4-1-2。

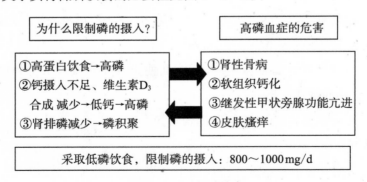

图4-1-2 低磷饮食

(二) 控制高血压

◆ 大多数老年慢性肾功能不全患者,均存在程度不等的高血压。

◆ 血压越高,肾功能不全的进展越快。

◆　血压控制目标：＜140/90mmHg，但部分患者达不到此目标，一般控制在150/90mmHg左右亦可。

◆　大多数患者需联合用药（常为三种以上不同种类降压药）才能勉强控制血压在上述目标范围。

◆　对于尚未透析患者，以钙拮抗剂（calcium channel blockers，CCB）类降压药为主。

◆　对于已进入透析患者，除CCB类降压药外，血管紧张素转化酶抑制剂（ACEI）或血管紧张素Ⅱ受体阻滞剂（ARB）类药物等各类降压药，只要病情允许均可使用。

（三）　防治各种感染、低血压和跌倒等并发症

由于老年人的抵抗力下降，容易并发肺部感染。

感染开始时症状隐匿，不易发现，常首先表现为乏力、食欲减退，继而出现发热，有的甚至出现高热、血容量下降而引发低血压休克，从而使原来已存在的肾功能不全急剧恶化。

跌倒是老年人经常发生的情况。因大部分患者患有骨质疏松，一旦跌倒，就有可能导致骨折和肌肉挤压伤，出现肌红蛋白血症和肌红蛋白尿，导致急性肾小管损伤，出现急性肾衰竭，危及生命。

（四）　注意防治血钾紊乱

有些老年慢性肾功能不全患者相信中草药，殊不知有些患者服用中草药后会发生高钾血症。另一些患者因肾功能下降而易发生低血钙、高磷血症或低钠血症等。

以上情况，当酸碱和血容量平衡紊乱时更易发生。

因此，必须经常注意老年人的血容量平衡和血酸碱、电解质平衡情况，以便及时发现、及时处置。

1. 关于高血钾

老年肾功能不全少尿或无尿患者，由于酸中毒、食用高钾食物或服用药物等原因，常出现血钾增高。

治疗高钾血症的方法众多，其中最有效的方法即透析，血透比腹透更有

效,且见效快。

由于种种原因不能透析,应用一般疗法又难以奏效者,则口服聚磺苯乙烯(降钾树脂),疗效较为肯定。

2. 关于低血钾

部分老年肾功能不全患者,有时因摄食少或腹泻等原因出现低血钾。

此类患者发生无尿和(或)酸中毒时,如果出现低血钾,应查清原因,不要轻易补钾。当去除诱因后,血钾会逐渐恢复正常。如果给予补钾,只能开临时医嘱,要密切观察血钾变化。若观察不仔细,则容易出现高血钾,应高度警惕。

(五) 酸中毒的防治

老年慢性肾功能不全患者常发生代谢性酸中毒(代酸),且多为高 AG 型代酸。此型代谢性酸中毒的治疗主要是补充碳酸氢钠,必要时进行血透。

补碱简易、快速的计算方法如下:

$$每天补碱量(mmol)=[25-(实测\ HCO_3)]\times体重(kg)\times0.5$$

$$1mmol\ 5\%NaHCO_3=85mg\ NaHCO_3=1.7ml\ 5\%NaHCO_3$$

$$1mEq\ NaHCO_3=1mmol\ NaHCO_3$$

(六) 肾性贫血的防治

治疗肾性贫血的主要药物是促红细胞生成素(促红素)。

目前重组人促红素有多个品种,剂量为每次 3000U,每周皮下注射 2 次或 3 次,或每次 10000U,每周皮下注射 1 次。

为使促红素更好地发挥疗效,缺铁者必须补充铁剂。有口服铁剂和静脉铁剂 2 种:前者为多糖铁复合物胶囊,后者为蔗糖铁注射液。

(七) 钙、磷代谢紊乱的防治

老年慢性肾功能不全患者均有程度不等的钙、磷代谢紊乱。高钙、高磷血症以及钙磷乘积升高易导致心血管钙化,是慢性肾功能不全患者发生心血管疾病的重要危险因素。

按 KDOQI 指南要求,该类患者的饮食中磷含量控制在 $800\sim1000mg/d$,每周经消化道吸收的磷有 $3600\sim4500mg$,而每周 3 次透析只能清除磷 $2400\sim2700mg$,可见常规透析方式远不足以清除进食的磷。

目前降磷措施为口服磷结合剂,其中含铝的磷结合剂易导致铝中毒或铝性骨病。降磷的含铝磷结合剂现已少用,除非血磷很高者(血磷含量＞2.26mmol/L,7mg/dl)可短期应用3～4周,然后改用其他制剂。

非钙非铝磷结合剂:司维拉姆、碳酸镧的降磷效果较好,较少引起高钙血症,但价格太贵,尚未在中国得到广泛使用,不利于长期服用;而含钙的磷结合剂中的碳酸钙易导致高钙血症,增加异位钙化的风险。

醋酸钙临床应用的结果表明:其降磷效果较碳酸钙明显,止痒效果显著,而且导致高钙血症的概率较碳酸钙少,尤其适用于需要长期服药的患者。

(八)　减少尿毒素的举措

节制饮食,实施优质低蛋白、低嘌呤饮食。

保持大便通畅,每天1～2次大便,必要时应用通便药。

口服减少尿毒素的药物,例如肾衰宁胶囊、尿毒清颗粒剂和活性炭吸附剂(药用碳片)等。

保守治疗无效时,实施透析疗法(血液透析或腹膜透析)。

(九)　保持生活有规律,以乐观的心态面对现实、面对生活

规律生活是延年益寿的法宝。古人云:早睡早起身体好,指的就是有规律地生活,身体就会健康。

知足常乐,自得其乐,助人为乐。快乐是一种心境,是一种主观感受。

要学会在现实生活中寻找快乐,在逆境中寻找快乐。要有战胜疾病的信念。

要注意血压、血糖、血脂、尿酸、血黏度和体重指数是否达标,以防这些指标不正常而导致肾病。

每3个月检查1次尿常规。至少1年检查1次肾功能。做到早发现疾病、早治疗疾病。该病在早期阶段,仅有蛋白尿和(或)血尿,肾功能是正常的,抓紧治疗,把蛋白尿、血尿水平降到最低程度,是防止出现肾功能不全的关键。

(沈汉超)

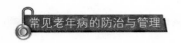

第二节　老年泌尿系统感染的防治与管理

一、概　述

老年泌尿系统感染以肾盂肾炎、膀胱炎及增生性前列腺炎较多。症状有腰痛、尿急、尿频和发热。急性期表现为高热伴寒战,白细胞增高。早期常因尿路刺激症状不明显而误诊。慢性期可出现疲倦、背痛、脓尿和蛋白尿等,随个体差异而表现不同。泌尿系统感染逐步进展时,可影响肾功能,出现程度不等的贫血和高血压。

发生急性膀胱炎时,除出现膀胱刺激症状外,血尿亦较常见。

二、定　义

凡60岁以上的老年人的泌尿道出现各种病原微生物生长繁殖而导致急、慢性炎症,均为老年泌尿系统感染。

三、流行病学

据文献报道,一般成年女性泌尿系统感染的患病率为3.0%～4.5%,65岁以上的女性为15.0%～20.0%。

50岁以前的男性很少发生泌尿系统感染,65～70岁时有3.0%～4.0%的人患病,70岁以后其患病率也可达20.0%以上。

当处于慢性衰弱状态,或长期住院卧床时,无论性别,老年泌尿系统感染患病率高达25.0%～50.0%。

另外,有人观察到老年人的尿路感染约有2/3病例发生于住院过程中,属于医院内感染。

四、病　因

（一）致病菌

主要致病菌是大肠埃希氏菌和变形杆菌,其次是铜绿假单胞菌、克雷白杆菌、产碱杆菌等其他革兰阴性菌。

近年来,革兰阳性球菌(如葡萄球菌、肠球菌等)导致的老年人泌尿系统感染也较常见。

在泌尿系统结构或功能异常的老年人中,真菌(以白色念珠菌为主)或L型细菌(细胞壁缺失,适宜在肾髓质的高渗环境中生长,对抗生素易产生耐药的细菌)的感染率明显增加。

体质衰弱或长期卧床的老年人还可因各种非尿路致病菌或条件致病菌而发生严重的泌尿道感染。

此外,部分女性老年人的急性尿道综合征可由衣原体引起。

（二）相关因素

1. 自身免疫功能减退

（1）全身因素:防御功能逐渐衰弱。

①膀胱收缩无力,排尿反射逐渐减弱,排尿后膀胱内仍有较多尿液,甚至出现尿潴留。

②60岁以上男性常伴有前列腺增生或肥大,女性老年人易得膀胱颈梗阻,加之老年人易患尿路结石等病,导致排尿不畅,有时需要导尿,由此增加尿路感染的机会。

③老年人的肾脏和泌尿道发生退行性改变。

（2）急性治疗不彻底:老年人由于抵抗力较弱,需要足量敏感的抗生素治疗,但不少老年患者常由于医疗费用、就诊不方便等因素而没有完成全疗程,或不按医生要求到医院随访,导致治疗不彻底。

2. 诱发因素增多

（1）全身因素:老年人常患有糖尿病、慢性肾功能不全、脑血管意外、骨折、肿瘤、外伤以及其他慢性病,经常长期卧床以及使用激素、免疫抑制剂等,均可使泌尿道感染的机会增多。

（2）局部因素：前列腺疾病、膀胱肿瘤、泌尿系统结石、膀胱颈硬化以及女性子宫脱垂等因素均可使膀胱、输尿管排出不畅，尿反流增加，加上排尿功能紊乱而容易导致泌尿系统感染。细菌在引流不畅的膀胱尿液中增殖极快，导致慢性细菌性前列腺炎为老年复发性泌尿道感染的最常见原因。

（3）医源性因素：老年人因前列腺增生、脑血管意外及泌尿系统肿瘤等疾病需要进行多种尿道操作，如导尿、尿道手术和膀胱镜检查，尤其是进行留置导尿管和膀胱造瘘术后更容易造成局部损伤和病菌侵入。老年人的其他系统感染以及长期使用相对大剂量的广谱抗生素，使部分患者发生泌尿系统的霉菌感染。

五、临床表现

泌尿道刺激症状不典型：除急性下泌尿系统感染外，老年人泌尿系统感染常无尿频、尿急、尿痛等尿道刺激症状，所以光凭尿道刺激症状很难及时发现老年泌尿系统感染。

在老年患者中，只有1/3左右有较典型的急性尿道刺激症状。

无症状和非特异性症状增多。无症状是指没有排尿困难，无尿频、尿痛和尿失禁及发热等症状，血常规检查显示白细胞数升高也不明显，但尿标本有较多菌落（菌落数＞10^5/ml）生长。

脓尿和菌尿的检出率低。脓尿有助于尿路感染的诊断，但由于易致白细胞解体的低渗尿增多以及分解尿素成为氨的变形杆菌和葡萄球菌感染在老年人中多见，脓尿、菌尿的检出率低。

六、并发症

老年泌尿系统感染极易并发菌血症、败血症及感染中毒性休克。

老年泌尿系统感染是老年败血症的主要原因（约占1/3），应引起临床医生的警惕。

七、实验室检查

尿液分析:常有尿白细胞增多,甚至有脓尿。白细胞管型见于肾盂肾炎,但不常出现。当尿白细胞数或红细胞数增多显著,或伴有发热时,可有少量蛋白尿;原有蛋白尿者的蛋白尿更加明显。

有时尿液分析显示无白细胞尿,但有多量红细胞尿,当排除血尿的其他原因后,结合临床仍需考虑泌尿道感染。

(一) 尿的细菌学检查

中段尿培养细菌量≥10^5/ml,真性菌尿有诊断价值。

尿细菌量:10^4～10^5/ml,可疑污染;<10^3/ml,正常。若为10^3～10^4/ml,因球菌在尿中繁殖较慢,有诊断价值。

(二) 中段尿的培养注意事项

(1) 使用抗生素之前或停药5天以上的尿标本。

(2) 清晨第1次尿(保留在膀胱6～8h),清洁、新鲜中段尿。

(3) 留取尿液时要严格执行无菌操作,先充分清洁外阴、包皮,清洁尿道口,再留取中段尿液。

(4) 对中段尿培养要做药物敏感实验(在中段尿标本取到后1h内培养)。

(5) 标本中勿混入消毒药液;女性患者勿混入白带。

(三) 辅助检查

(1) B超的目的:找诱因。

(2) X线静脉肾盂造影。

急性尿路感染不宜做X线静脉肾盂造影。

两侧肾脏大小不一,肾盂、肾盏变形,肾积水,提示尿路有梗阻,或提示慢性肾盂肾炎。

八、感染诊断

以真性细菌尿为诊断标准。

真性细菌尿的定义(在排除假阳性的前提下):膀胱穿刺定性培养有细菌

生长;清洁中段尿定量培养的细菌数≥10^5/ml。

女性尿路刺激症状严重,白细胞尿培养的细菌数≥10^2/ml可拟诊。

九、定位诊断

1. 急性膀胱炎

少数老年患者主要表现为显著的膀胱刺激症状,但多数老年患者无此表现,全身症状无或轻,尿检可有白细胞尿和(或)红细胞尿。

2. 急性肾盂肾炎

一般都有全身畏寒、寒战和高热,有肾区叩击痛和腰痛,并有白细胞管型和蛋白尿,抗体包裹细菌试验(+),且有以肾小管为主的肾功能损害,静脉肾盂造影一般无变化。但抵抗力差的老年患者可无上述表现,仅有无特异性的全身乏力、食欲减退、腰痛、腰酸等表现,尿检和细菌学检查可有阳性发现。

3. 慢性膀胱炎和慢性肾盂肾炎

老年患者可无明显的临床症状,即使有,也都是非特异性的。尿检可正常,或有轻度改变。尿细菌培养可有阳性结果。

4. 静脉肾盂造影或B超检查

慢性膀胱炎可无变化,或者B超显示膀胱壁增厚、毛糙等。慢性肾盂肾炎显示肾盂、肾盏变形、牵拉或僵硬等改变,甚至有肾积水,双肾外形大小不一等改变。

慢性肾盂肾炎的肾小管功能为永久性损害,以后缓慢发生肾小球滤过功能损害,甚至发展为慢性肾功能不全、尿毒症。

十、鉴别诊断

老年泌尿系统感染应与下列疾病相鉴别。

- ◆ 发热性疾病。
- ◆ 腹部器官炎症。
- ◆ 尿道综合征。
- ◆ 肾结核。

◆ 前列腺炎。

十一、治 疗

（一）一般治疗

（1）卧床休息。

（2）多饮水、勤排尿。鼓励患者多饮水，多排尿，每2～3小时排尿1次。充分水化可使局部细菌稀释、冲洗泌尿道黏膜，并可减轻肾髓质的高渗状态。

（3）对于发热者给予易消化、高热量、富含维生素的饮食。

（4）对老年泌尿系统的治疗首先应注意治疗基础疾病，去除梗阻因素。

（5）女性老年尿道炎患者可试行局部使用少量雌激素，对恢复下尿路的生理状态可能有益。

（二）抗生素治疗

应用抗生素时，一定要按照老年人的内生肌酐清除率来调整剂量，以免发生因应用抗生素剂量过大而诱发抗生素脑病等副反应。

1. 肾功能减退时抗菌药物给药剂量估计（表4-2-1）

表4-2-1 肾功能减退时抗菌药物给药剂量估计

肾功能试验	正常	轻度损害	中度损害	重度损害
肌酐清除率(ml/min)	＞90	＞50	10～50	＜10
给药剂量	正常剂量	1/2～2/3（正常量）	1/2～1/5（正常量）	1/5～1/10（正常量）

肾功能损害的程度以内生肌酐清除率最具有参考价值，并可根据内生肌酐清除率来调整给药剂量及给药的时间间隔。内生肌酐清除率可直接测定，或通过患者的血肌酐值按下述公式计算：

成年男性内生肌酐清除率$(ml/min)=(140-$年龄$)\times$体重$(kg)/[72\times$血肌酐浓度$(mg/dl)]$；

成年男性内生肌酐清除率$(ml/min)=(140-$年龄$)\times$体重$(kg)/[0.818\times$血肌酐浓度$(\mu mol/L)]$；

计算成年女性内生肌酐清除率(ml/min)时,将以上计算结果乘以0.85即为所求。

一般认为:无论有无症状,凡是对于首次发现细菌尿的患者均应给予单一疗程的抗生素治疗。

由于老年泌尿道感染的复发率和再感染率极高,因此对反复发作的老年患者,在发作期内应用常规剂量、常规疗程的抗生素控制症状,不能马上停药,应继续用低剂量维持治疗1~2周;如果疗效不显著,则实施长疗程抑菌疗法。

2. 长疗程抑菌疗法

长疗程抑菌疗法主要应用于经正规疗程的抗生素治疗,尚未完全控制的、有症状的泌尿道感染患者,并且已排除尿路梗阻和狭窄等影响疗效的不利因素。

具体疗法:选一种治疗泌尿系统感染的抗菌药,每天服1次(常选择在晚间睡前排尿后服),2周后换另一种抗菌药,用同样服法口服2周。如此循环往复(车轮疗法),口服数月至半年。

另外,有些药物在碱性环境中可增强疗效,因此在服用抗生素的同时,可给予口服碳酸氢钠片。

3. 抗菌治疗的注意事项

无症状菌尿者当进行单一疗程的抗生素治疗后仍有菌尿时,长期维持应用抗生素是不必要的,因为并不能使复发率或病死率降低。

只有在早期膀胱感染、伴有进展性肾功能损害及有上尿路感染症状存在时,才应对老年泌尿道感染患者给予更为积极的治疗。

老年人合并其他基础疾病,尤其是糖尿病、慢性肾功能不全和高血压等疾病时,泌尿系统感染的发病率更高。对这部分患者,要积极控制其基础疾病。一旦发现有不正常的迹象时,应及早做中段尿细菌培养及药物敏感试验,以期早发现、早治疗。

对高危人群,应做好积极预防,加强营养支持,纠正贫血等不利因素。

同时,这部分患者还应加强护理,严格执行各种无菌操作,尽量减少医源性感染的发生概率。

4. 应用于泌尿道感染的抗生素

应用于泌尿道感染的抗生素有青霉素类(如氨苄西林、阿莫西林、哌拉西林)、头孢菌素类、喹诺酮类、氨基糖苷类、亚胺硫霉素和氨曲南等。

5. 老年泌尿系统感染抗菌的疗程

（1）急性膀胱炎。过去采用单剂量疗法，例如：阿莫西林3.0g，或氧氟沙星0.4g，1次顿服。但目前一般选用短程3～5d疗法，例如：阿莫西林0.5g，每日4次，或氧氟沙星0.2g，每日3次。

（2）急性膀胱炎疗程结束后追踪。短程疗法完成7d后，做尿细菌定量培养。如无细菌尿，可停药。仍有细菌尿，则按亚临床型肾盂肾炎2周抗菌药物的常规疗程进行治疗。

（3）急性肾盂肾炎。初发性急性肾盂肾炎，全身中毒症状不明显者，在无尿培养和药敏结果前，按医生个人经验选用抗生素口服，疗程为7～14d。

严重感染并有明显中毒症状者应进行静脉用药，选用疗效好的、适用于泌尿系统感染的青霉素类或头孢菌素类、喹诺酮类、氨基糖苷类，一般选择联合用药。必要时选用碳青霉烯类抗生素(泰能)或万古霉素类，伴有真菌感染时应联合应用抗真菌药。药敏报告出来后按药敏结果选药，疗程为10～14d。

急性肾盂肾炎治疗后追踪：停药后分别于第2周、第6周做尿细菌定量培养，以后最好每月复查1次，共1年。如追踪过程中发现感染复发，应再治疗10～14d。

（4）慢性肾盂肾炎。这类疾病患者存在易感因素，容易再发，因此，治疗关键是首先应积极寻找并及时有效去除易感因素。

慢性肾盂肾炎急性发作期：按急性期治疗，但治疗有难度。一般选择2种抗生素联合用药，疗程适当延长，通常为2～4周。如仍无效，将细菌敏感的抗生素分为2～4组，交替使用共2～4个月。还无效时，则实施长期抑菌疗法。

慢性肾盂肾炎无症状菌尿：对肾功能损伤者，宜积极治疗，疗程为10～14d，如无效，则进行长期抑菌疗法；对肾功能无影响、已实施过抗菌治疗无效、无不适感觉的患者，则随访观察。

十二、预　防

◆　多饮水、勤排尿,是最有效的预防方法。

◆　生活有规律,按时作息,适当进行体育活动,以增强机体免疫力和抗病能力。

◆　注意营养,纠正贫血,密切观察血糖等指标是否达标。

◆　经常注意清洁会阴部。女性老年人尤其注意解大便后防止会阴部被污染。

◆　尽量避免导尿或使用尿路器械检查。

◆　留置导尿管时,前3天给予抗生素可降低泌尿系统感染的发生率,但3天后使用无预防效果。

◆　每3个月至半年做1次尿常规检查,以尽早发现是否存在无症状性尿感,必要时做中段尿培养。

◆　尿细菌培养。

（沈汉超）

第三节　老年良性前列腺增生的防治与管理

一、定　义

良性前列腺增生（benign prostatic hyperplasia，BPH）是引起中老年男性排尿障碍的原因中最为常见的一种良性疾病。主要表现为组织学上的前列腺间质和腺体成分的增生、解剖学上的前列腺增大、以下尿路症状为主的临床症状以及尿流动力学上的膀胱出口梗阻。

二、病因学

BPH的发生必须具备年龄的增长及有功能的睾丸这两个重要条件。有功能的睾丸分泌雄激素，以维持前列腺的生长及功能。青春期前切除睾丸，不会发生前列腺增生。而对前列腺增生患者切除睾丸，可以出现腺体的萎缩。无疑雄激素在BPH的发病过程中占有重要作用，但它不是唯一的因素。目前BPH发生的具体机制尚不明确，可能是由于前列腺中细胞的增殖和凋亡的平衡性被破坏而引起。相关因素有雄激素及其与雌激素的相互作用、前列腺间质-腺上皮细胞的相互作用、生长因子、炎症细胞、神经递质及遗传因素等。

三、BPH临床进展的危险因素

BPH是一种缓慢进展的良性疾病，其症状随着患者年龄的增加而进行性加重。部分患者最终需要接受外科手术治疗。了解疾病进展的危险因素，将有助于筛查出具有临床进展风险的BPH患者，以便进行适时的临床干预。目前多数研究支持预测BPH临床进展的指标是年龄、血清前列腺特异性抗原及前列腺体积。

1. 年龄

年龄是BPH临床进展的一个高危因素。一般30岁时就可出现前列腺增生,但是,往往50岁以后才出现排尿方面的症状,70岁以后可能发生相应并发症。所以说BPH是典型的老年性问题。

2. 血清前列腺特异性抗原

血清前列腺特异性抗原是BPH临床进展的风险预测因素之一,高血清前列腺特异性抗原水平的患者的前列腺增长更快。研究显示:急性尿潴留的发生风险和手术需要随着血清前列腺特异性抗原水平升高而增加,血清前列腺特异性抗原浓度≥1.6ng/ml的BPH患者发生临床进展的可能性更大。

3. 前列腺体积

前列腺体积是BPH临床进展的另一个风险预测因素。研究发现,前列腺体积≥30ml的BPH患者发生急性尿潴留的可能性是前列腺体积＜30ml者的3倍。前列腺体积≥31ml的BPH患者发生临床进展的可能性更大。

此外,合并有前列腺炎症、长期高血压、糖尿病以及遗传因素等也可能与BPH的临床进展有关。

四、临床表现

BPH的临床表现主要以不同形式的下尿路症状为主,包括排尿期症状、储尿期症状以及相关并发症。各种症状可先后出现或在整个病程中进行性发展。

1. 排尿期症状

表现为排尿等待、尿线变细、排尿费力、间断排尿。前列腺增大造成局部尿道受压变形和尿道延长,引起机械性梗阻;同时,增生的前列腺组织中,前列腺包膜以及膀胱颈部的平滑肌张力增高形成动力性梗阻,α-受体是影响这种张力的主要因素。

2. 储尿期症状

表现为尿频、尿急、尿不尽。由于前列腺增大、膀胱出口梗阻引起膀胱压力增高,逐步出现逼尿肌代偿性肥厚、逼尿肌神经机制发生改变而导致膀胱的不自主收缩。

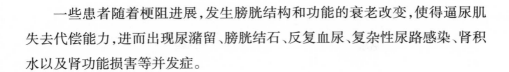

一些患者随着梗阻进展,发生膀胱结构和功能的衰老改变,使得逼尿肌失去代偿能力,进而出现尿潴留、膀胱结石、反复血尿、复杂性尿路感染、肾积水以及肾功能损害等并发症。

五、BPH的诊断

50岁以上男性有进行性排尿困难者,首先应该考虑BPH的可能。老年男性患者有膀胱炎、膀胱结石或肾功能不全,虽无明显排尿困难,亦需注意有无前列腺增生。要做明确诊断,需做以下临床评估。

1. 病史询问

(1) 下尿路症状的特点、持续时间及其伴随症状。

(2) 手术史、外伤史,尤其是盆腔手术或外伤史。

(3) 既往史和性传播疾病、糖尿病、神经系统疾病。

(4) 药物史,了解患者目前或近期是否服用了影响膀胱出口功能的药物。

(5) 国际前列腺症状评分(I-PSS),见表4-3-1。

表4-3-1　国际前列腺症状评分(I-PSS)表

在最近一个月内, 您是否有以下症状	无	在五次中					症状评分
		少于一次	少于半数	大约半数	多于半数	几乎每次	
1. 经常有尿不尽感	0	1	2	3	4	5	
2. 两次排尿间隔经常小于2h	0	1	2	3	4	5	
3. 曾经有间断性排尿	0	1	2	3	4	5	
4. 有排尿不能等待现象	0	1	2	3	4	5	
5. 有尿线变细现象	0	1	2	3	4	5	
6. 需要用力及使劲才能开始排尿	0	1	2	3	4	5	
7. 入睡到早起一般需要起来排尿几次	0 (没有)	1 (1次)	2 (2次)	3 (3次)	4 (4次)	5 (5次)	
症状总评分＝							

I-PSS标准是目前国际公认的判断BPH患者症状严重程度的最佳方法。根据评分结果,可将症状分为轻度症状(0~7分)、中度症状(8~19分)、重度症状(20~35分)。

2. 体格检查

（1）外生殖器检查：排除尿道外口狭窄或畸形所致的排尿障碍。

（2）直肠指诊：通过直肠指诊可以了解前列腺的大小、形态、质地、有无结节及压痛以及肛门括约肌的张力。

3. 辅助检查

（1）尿常规：可以确定下尿路症状患者是否有血尿、蛋白尿、脓尿及尿糖等。

（2）血清前列腺特异性抗原：前列腺癌、BPH、前列腺炎都可能使血清前列腺特异性抗原水平升高。血清前列腺特异性抗原是筛查前列腺癌的一项重要指标。同时，血清前列腺特异性抗原是BPH临床进展的风险预测因素，对治疗方法的选择有指导意义。

（3）超声检查：可以了解前列腺的形态、大小，有无异常回声，突入膀胱的程度以及残余尿量。经直肠超声还可以精确测定前列腺的体积（计算公式：0.52×前后径×左右径×上下径）。另外，经腹部超声检查可以了解泌尿系统（肾、输尿管）有无积水、扩张、结石或占位性病变。

（4）尿流率检查：尿流率是客观评价排尿状况的有效指标。有两项主要指标（参数）：最大尿流率和平均尿流率。最大尿流率<15ml/s，说明排尿不畅。但是最大尿流率降低不能区分是由于梗阻还是逼尿肌收缩力降低引起的排尿不畅，必要时行尿动力学等检查。评估最大尿流率时，尿量在150~200ml时进行检查，结果较为准确，必要时可重复检查。

六、BPH的治疗

BPH的治疗主要包括观察等待、药物治疗及外科治疗。治疗目的是改善患者的生活质量，同时保护肾脏功能。

1. 观察等待

BPH是一种随年龄增长而缓慢进展的良性疾病。其发展过程较难预测，有些可以长期无变化。经过长时间的随访，BPH患者中只有少数可能出现尿潴留、肾功能不全、膀胱结石等并发症。因此，对于大多数BPH患者来说，观察

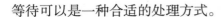

等待可以是一种合适的处理方式。

针对轻度下尿路症状（I-PSS≤7）、中度以上症状（I-PSS≥8），同时生活质量尚未受到明显影响的患者，可以采用观察等待。

接受观察等待之前，患者应进行全面检查（初始评估的各项内容）以排除各种BPH的相关合并症。同时，观察等待不是被动的单纯等待，应该告知患者需要定期随访。

2. 药物治疗

对BPH患者进行药物治疗的短期目标是缓解患者的下尿路症状，长期目标是延缓疾病的临床进展，预防合并症的发生。在减少药物治疗的副作用的同时，保持患者较高的生活质量是BPH药物治疗的总体目标。

（1）α-受体阻滞剂：α-受体阻滞剂是通过阻滞分布在前列腺和膀胱颈部平滑肌表面的肾上腺素能受体，松弛平滑肌，达到缓解膀胱出口动力性梗阻的作用。目前常用药有特拉唑嗪、多沙唑嗪、坦索罗辛。常见副作用包括头晕、体位性低血压等。

使用α-受体阻滞剂治疗48h后即可出现症状改善，但对前列腺体积没有影响。

（2）5α-还原酶抑制剂：5α-还原酶抑制剂通过抑制体内睾酮向双氢睾酮的转变，进而降低前列腺内双氢睾酮的含量，达到抑制前列腺增生、缩小前列腺体积、改善排尿困难的治疗目的。目前常用药有非那雄胺、度他雄胺。常见副作用有性功能障碍、男性乳房发育等。

需要注意的是5α-还原酶抑制剂能降低血清前列腺特异性抗原的水平，持续服用一年可使前列腺特异性抗原水平降低50%。因此，对于应用5α-还原酶抑制剂的患者，将其血清前列腺特异性抗原水平加倍后，不影响其对前列腺癌的检测效能。

（3）植物制剂：植物制剂对改善下尿路症状有一定的作用，特别是对合并有炎症的BPH患者可能产生多点效应。但是植物制剂的作用机制复杂，目前难以判断具体成分的生物活性与疗效的相关性。

3. 外科治疗

针对症状严重的BPH患者可选择外科治疗。尤其是针对药物治疗效果不佳或不愿意接受药物治疗的患者,可以考虑外科治疗。当BPH导致以下并发症时,建议采用外科治疗:①反复尿潴留(至少在拔管1次后不能排尿或2次尿潴留);②反复血尿;③反复泌尿系统感染;④膀胱结石;⑤继发性上尿路积水(伴或不伴肾功能损害)。

目前,经尿道前列腺电切术仍是最佳的外科治疗方法。

七、社区及个人管理

BPH的发病率随着年龄的增长而增加。表现为逐步进展性的临床特点,但最终需要手术治疗的是少数。社区治疗强调医疗的整体性、预防性及连续性,更符合BPH的疾病特点。

1. 患者教育

向就诊者提供BPH疾病的相关知识是非常重要的。主要让患者了解这是一个缓慢发展的良性疾病,是常见的老年性问题,以便消除其心理顾虑;同时,让患者了解BPH的进展特点以及可能给自身带来的一些危害,从而使其重视定期随访。此外,需要说明的是,目前无论是药物治疗还是手术治疗,其结果均在于改善症状、提高生活质量,切莫听信一些所谓"根治性"的方法。

2. 定期随访

针对BPH的各种治疗都应该进行定期随访。随访内容主要是国际前列腺症状评分(I-PSS)、直肠指诊、血清前列腺特异性抗原检测及超声检查。随访的目的是评估疗效、了解疾病的进展情况并提供适时的治疗方案。需要注意的是,在超声检查中膀胱残余尿的测定很重要。由于下尿路症状是患者的自身感受,在生活质量的影响上个体间的差异很大,一些自觉症状不明显的患者,往往可在不知不觉中出现膀胱残余尿的增多。另外,血清前列腺特异性抗原的动态监测对筛查前列腺肿瘤有非常重要的意义。尽管BPH与前列腺肿瘤没有因果关系,但是可以合并存在。

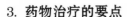

3. 药物治疗的要点

BPH药物治疗应针对患者的症状、进展风险及治疗反应等因素考虑个体化方案。

不同个体对α-受体阻滞剂的反应不同，在治疗剂量方面，可采用剂量滴定来确定α-受体阻滞剂的最佳治疗剂量。对于症状明显、前列腺体积较大的患者，建议采用α-受体阻滞剂＋5α-还原酶抑制剂的联合治疗。对于合并前列腺慢性炎症的患者，联合植物制剂的效果可能更好。此外，一些患者反映多种药物联合治疗的效果仍然不好，这一方面是因为药物疗效的局限性，另一方面是由于下尿路症状的多源性，例如膀胱炎症、前列腺炎症、尿路结石、膀胱肿瘤等泌尿系统疾病；同时，糖尿病、脑梗死等内科系统疾病均可产生影响，这时就需要进行多学科综合诊治。

4. 生活方式的指导

重在保持良好的心态及规律的生活节奏。注重丰富老年生活内容，包括培养兴趣爱好，坚持适合自身特点的户外运动，寻求快乐，享受生活。研究证明，人在快乐时其大脑中的多巴胺等"益性激素"分泌增加，这将有益于维护人体内环境的平衡，而疾病往往是这类平衡出现了问题而产生的。其次，在生活细节方面注意适当限制饮水可以缓解尿频症状，例如夜间或出席公共社交场合时限水，但每日水的摄入量不应少于1500ml。酒精和咖啡具有利尿和刺激作用，可以使排尿症状加重，因此，应适当限制酒精类和含咖啡因类饮料的摄入。憋尿及便秘是BPH患者发生急性尿潴留的常见诱因，应注意纠正。要慎用解痉止痛药物和感冒药。要尽量避免久坐，气候转冷时注意保暖，少食辛辣食品，多食素菜(洋葱、西红柿、豆类)及适量种子类食物(桃仁、南瓜子)，这些均有助于改善BPH症状。此外，掌握一些简单易行的自我保健技法，如提肛锻炼、腹部及会阴部的穴位按摩等，持之以恒可有协同功效。

（孙百鸣）

第五章

老年血液系统疾病的防治与管理

第一节　老年慢性病贫血的防治与管理

一、定义和流行情况

慢性病贫血(anemia of chronic disease，ACD)又称为炎症性贫血。既往认为 ACD 主要与各类感染性、炎症性或肿瘤性疾病相关。但最近研究发现，ACD 可继发于多种疾病，包括严重创伤、糖尿病、心力衰竭、肝病等。

本病的确切发病率尚不清晰。国外有文献报道本病在各类贫血中的发生率仅次于缺铁性贫血。老年人发生贫血的病因主要分为三大类：营养性贫血(34%)、原因不明的贫血(34%)和 ACD(20%)。一项基于人群的大样本前瞻性研究证实：与普通老年人相比，患 ACD 的老年人的死亡率和住院率要高出5倍。

二、病　因

本病的发生主要与各类慢性疾病(如心力衰竭、肾功能不全、自身免疫性疾病等)，感染，肿瘤及肥胖等因素相关。上述各类疾病状态均可通过激活单核细胞引起 IL-6、TNF-α、IFN-γ 等细胞因子的释放。后者可导致骨髓对促红细胞生成素的反应能力下降，诱导红细胞前体凋亡，干扰铁调素(hepcidin)的正常代谢，影响铁离子在人体中的正常吸收和利用。上述一系列的病理生理改变，最终导致 ACD 的发生。最近有研究发现，肥胖也易导致 ACD 的发生，这是因为肥胖人群体内炎性细胞因子和急性时相反应物的表达水平升高，而这与慢性疾病和感染导致 ACD 发生的机制类似。

三、危险因素

本病的主要病因是各类慢性疾病、感染、肿瘤及肥胖等因素。因此,上述所有因素都是本病的危险因素。

四、临床表现

本病的临床表现与贫血的临床表现无异。

(一) 神经系统

头痛、眩晕、萎靡、晕厥、失眠、多梦、耳鸣、记忆力减退、注意力不集中等。

(二) 皮肤黏膜

皮肤及睑结膜苍白。粗糙、缺少光泽是贫血时皮肤及黏膜的另一类表现。

(三) 呼吸系统

活动后可引起呼吸加快、加深,重度贫血时可有胸闷气促等缺氧表现。

(四) 循环系统

贫血导致代偿性心率加快。长期贫血可导致贫血性心脏病,可伴有心律失常、心脏结构异常、心功能不全。

(五) 消化系统

贫血可导致消化系统功能甚至结构改变,如消化腺分泌减少甚至腺体萎缩,进而导致消化功能降低、消化不良,引起腹部胀满、食欲降低、大便有规律和性状的改变。

(六) 内分泌系统

长期贫血会影响甲状腺、性腺、肾上腺、胰腺功能,影响促红细胞生成素和胃肠激素的分泌。

(七) 生殖系统

长期贫血影响男性睾酮的分泌,减弱男性特征;影响女性激素的分泌。

五、诊　断

（一）临床表现

（1）有各类炎症、肿瘤或者慢性基础疾病的表现。

（2）有乏力、头晕或胸闷等贫血表现。

（二）实验室检查

1. 一般检查结果

（1）血常规：大部分患者为轻度贫血，常为正细胞性正色素性贫血，但有不到25%的病例为小细胞低色素性贫血，大约20%病例出现更严重的贫血，绝对网织红细胞计数经常很低，反映了红细胞生成总体积减少。

（2）急性期反应物：如纤维蛋白原含量、红细胞沉降率、C反应蛋白含量等可升高。

2. 血清铁动力学检查

通常情况下，不饱和铁结合力及总铁结合力均下降，而血清铁蛋白水平不低。血清铁水平可下降，这可能与巨噬细胞释放铁的能力下降有关。

3. 骨髓检查

骨髓组成和铁分布检查可以提供有用的信息。ACD最典型的骨髓检查结果是骨髓巨噬细胞贮存铁含量正常或增高，这是由于铁调素的作用使巨噬细胞铁释放减少。此外，红系前体细胞显示铁染色减少或缺失（即铁粒幼细胞数量减少），提示可用于红细胞生成的铁减少。

六、防治要点

针对本病的发病特点，其防治要点可归纳为16个字——"控制慢病，减少感染，定期检查，早期治疗"。在本病的发病原因中，各类感染、炎症、慢性肝病、慢性心力衰竭等慢性疾病占了很大的比重，而这类疾病又常好发于老年人群，故"控制慢病，减少感染"是防治本病的关键。

"定期检查"对早期发现贫血大有裨益。因老年人活动量较青壮年明显减少，轻度贫血往往不易被察觉，故定期进行血常规等检查可有效筛查出早期的贫血患者。一旦发现贫血并在早期进行干预,可有效改善老年人的贫血状况,并可减少长期贫血造成的远期并发症,故应进行"早期治疗"。

七、基层医院(包括社区医院)管理

(一) 防治计划

重视老年慢性病贫血,制订老年慢性病贫血人群疾病筛查及管理的中长期计划。

(二) 加强患者的健康教育

辖区内在老年人群日常慢病随访管理中可增加贫血基础知识的健康教育内容;定期在社区医院开展贫血相关知识的健康讲座,引起老年人对贫血的一些常见症状的重视,并使其能尽早至社区医生处进行咨询和诊断。

(三) 社区贫血筛查

在社区中常规开展血常规筛查,对存在贫血的老年患者进行进一步检查,明确贫血原因,并根据贫血原因进行相应的治疗干预。对于明确存在慢性病贫血的老年患者进行定期追踪、定期随访与复查。

(四) 有条件者建立专科门诊

有条件的社区医院可设立贫血专科门诊,或在普通内科门诊中开设贫血专科门诊,对相关医务人员进行贫血诊治的规范培训,提高医务人员对贫血类疾病的诊疗水平。

八、自我管理

(一) 认识疾病的性质和危害性

贫血是老年人群的常见疾病。老年人能够在出现乏力、胸闷、气促、记忆力减退、消化不良等贫血非特异性症状时,及时得到社区医生的诊治。

(二) 诊治找什么科?

如果发现自己出现上文所述的贫血的常见症状(如乏力、头晕、心慌、活动后胸闷气短、消化不良等),可先到社区医院内科就诊。如果初步诊断后提示有贫血,可进一步至血液内科就诊。

（三）　如何确诊?需做哪些化验和检查?

本病需结合病史、临床表现及实验室检查综合考虑后方可确诊。患者首先有各类炎症、肿瘤或者慢性基础疾病病史,其次存在乏力、头晕或胸闷等贫血症状,同时血常规提示有贫血(血红蛋白水平低于正常范围的下限)。符合上述表现的患者应进一步行网织红细胞计数、超敏C反应蛋白、红细胞沉降率、血清铁蛋白、血清铁饱和度等检查以明确是否存在铁利用障碍。少数患者对于ACD诊断存在疑问时,可进一步行骨髓穿刺及骨髓铁染色检查。

（四）　治疗方案的建立和调整

1. 非药物治疗

本病的首选治疗是纠正基础疾病,而不是通过输注红细胞或使用重组促红细胞生成素等进行替代治疗。因此,应积极治疗原发病、基础疾病;平时多吃新鲜蔬菜和瓜果,适当运动,增强抵抗力,减少感冒的发生,控制体重,避免过度肥胖。

2. 药物治疗

如果同时存在其他因素导致的贫血(如失血、铁缺乏、叶酸或者维生素B_{12}缺乏),应补充相应的造血原料。这样可能会减少患者输血或者使用促红细胞生成素(EPO)的需求。

如果贫血较严重,在补充造血原料后仍不能进一步改善贫血程度,可适当使用EPO治疗。血浆EPO浓度的测定值可能对ACD的诊断与治疗有用。内源性EPO水平低于500mU/ml的肿瘤或结缔组织病患者可从补充EPO中获益。EPO可以从100~150U/kg的剂量开始给药,皮下注射,1周1~3次,同时补充口服铁剂。有疗效者可在2~4周时出现血红蛋白浓度升高5g/L。如果到第6~8周时血红蛋白浓度还没上升,可以采用一日1次或300U/kg(1周3次)的强化治疗。如果到第12周时患者仍未出现明显疗效,则不必再继续EPO治疗。

在用EPO治疗达到并维持上述血红蛋白目标水平时,需要足够的机体铁储备。应根据需要,给予铁剂补充,以维持转铁蛋白饱和度≥20%以及血清铁蛋白水平＞100ng/ml。由于高铁调素限制了肠道铁吸收并抑制巨噬细胞释放铁至红细胞胞质内,因此,如果患者对口服铁剂治疗无反应,在考虑患者处于治疗无反应前,应静脉给予铁剂。

(五) 随 访

一般需要2～4周复查血常规1次,病情稳定者可1～3个月复查血常规1次。

(六) 自我监测方法

本病的自我监测无特殊方法,主要是根据自身体力状况和症状来评估贫血的程度。如原有症状加重,则有可能是贫血进展,需及时至社区医院诊治。

(七) 治疗中常见的一些问题和解决方法

因本病的治疗起效较慢,治疗周期较长,治疗过程中需要反复抽血检验。部分患者可能会有反对情绪,认为自己本身"血就少",还反复抽血,会使贫血加重。在通常情况下,每周2ml左右的抽血化验不会对身体造成影响。因此,患者不必对常规频率的抽血检验存在恐慌。

(林圣云　徐玲珑)

第二节 老年营养不良性贫血的防治与管理

一、定 义

营养不良性贫血包括缺铁性贫血(iron deficiency anemia，IDA)和巨幼细胞性贫血(megaloblastic anemia，MA)。缺铁性贫血是指由于体内储存铁消耗殆尽，不能满足正常红细胞生成的需要而发生的小细胞低色素性贫血。巨幼细胞性贫血是指血细胞DNA合成障碍所致的一种贫血，其共同的细胞形态学特征是骨髓中红细胞和髓细胞系出现"巨幼变"，常由叶酸和(或)维生素B_{12}缺乏所致。

二、病 因

(一) 缺铁性贫血的病因

1. 需铁量增加而铁摄入不足

需铁量增加而铁摄入不足多见于婴幼儿、青少年、妊娠和哺乳期妇女。婴幼儿需铁量增加，若不补充蛋类、肉类等含铁量较高的辅食，易造成缺铁。青少年偏食易致缺铁。女性月经增多、妊娠或哺乳时，需铁量增加，若不补充高铁食物，易造成IDA。

2. 铁吸收障碍

铁吸收障碍常见于胃大部切除术后，胃酸分泌不足且食物快速进入空肠，绕过铁的主要吸收部位(十二指肠)，使铁吸收减少。此外，多种原因造成的胃肠道功能紊乱，如长期不明原因的腹泻、慢性肠炎、克罗恩病等均可因铁吸收障碍而导致IDA。

3. 铁丢失过多

长期慢性铁丢失而得不到纠正亦会造成IDA。如慢性胃肠道失血(包括痔疮、胃十二指肠溃疡、食管裂孔疝、消化道息肉、胃肠道肿瘤、寄生虫感染、食管/胃底静脉曲张破裂等),咯血和肺泡出血(肺含铁血黄素沉着症、肺出血-肾炎综合征、肺结核、支气管扩张、肺癌等),血红蛋白尿(阵发性睡眠性血红蛋白尿、冷抗体型自身免疫性溶血、心脏人工瓣膜、行军性血红蛋白尿等)及其他(遗传性出血性毛细血管扩张症、慢性肾功能衰竭行血液透析等)。

(二) 巨幼细胞性贫血的病因

1. 叶酸缺乏

(1) 摄入不足:食物中缺少新鲜蔬菜、食物过度烹煮或腌制均可使叶酸丢失;乙醇可干扰叶酸的代谢,因此酗酒者常会有叶酸缺乏;小肠(特别是空肠段)炎症、肿瘤、手术切除及热带性口炎性腹泻均可导致叶酸的吸收不足。

(2)需要增加:对于慢性反复溶血、白血病、肿瘤、甲状腺功能亢进及长期慢性肾功能衰竭进行血液透析治疗的患者,叶酸的需要都会增加,如补充不足,就可发生叶酸缺乏。

(3)药物的影响,如甲氨蝶呤、氨苯蝶啶、乙胺嘧啶等能抑制二氢叶酸还原酶的作用,影响四氢叶酸的生成;苯妥英钠、苯巴比妥对叶酸的影响机制不明,可能增加叶酸的分解或抑制DNA合成;约67%口服柳氮磺胺吡啶的患者的叶酸在肠内的吸收受抑制。

2. 维生素B_{12}缺乏

(1) 摄入减少:以老年人和胃切除患者多见。

(2) 内因子缺乏,主要见于萎缩性胃炎、全胃切除术后和恶性贫血患者。

(3) 严重的胰腺外分泌不足的患者。

(4) 小肠内存在异常高浓度的细菌和寄生虫。

三、危险因素

依据本病的病因病机可知本病发生的主要危险因素包括高龄、膳食不均、药物、各类慢性疾病、感染、肿瘤等。

四、临床表现

1. 贫血

贫血起病隐匿，特别是维生素 B_{12} 缺乏者常需数月出现。而叶酸由于体内储存量少，可较快出现缺乏。临床上一般表现为中度至重度贫血，除贫血的症状如乏力、头晕、活动后气短、心悸外，严重贫血者可有轻度黄疸，可同时有白细胞和血小板减少。

2. 胃肠道症状

胃肠道症状表现为反复发作的舌炎，舌面光滑，有乳突及味觉消失，食欲不振，腹胀，腹泻或便秘。

3. 神经系统症状

维生素 B_{12} 缺乏特别是恶性贫血的患者常有神经系统症状，表现为乏力、手足对称性麻木感觉障碍、下肢步态不稳、行走困难。老年人常表现为脑神经受损的精神异常、无欲、抑郁、嗜睡或精神错乱。部分巨幼细胞性贫血患者的神经系统症状可发生于贫血之前。

五、诊　断

（一）缺铁性贫血

（1）小细胞低色素性贫血。平均红细胞血红蛋白浓度（MCHC）＜310g/L，平均红细胞容积（MCV）＜80fl，平均红细胞血红蛋白量（MCH）＜27pg。

（2）血清（浆）铁浓度＜10.7μmol/L（60μg/dl）；总铁结合力浓度＞62.7μmol/L（350μg/dl）；转铁蛋白饱和度＜0.15有参考意义，＜0.1有确定意义。

（3）骨髓细胞外铁明显减少或消失（0～＋），铁粒幼细胞浓度＜15％。

（4）红细胞游离原卟啉＞9μmol/L（＞500μg/dl）。

（5）血清铁蛋白浓度＜16μg/L。

（6）铁剂治疗有效：有明确的缺铁病因。

符合第（1）条和第（2）～（6）条中至少两条者，可诊断为缺铁性贫血。

（二）巨幼细胞性贫血

（1）有叶酸、维生素 B_{12} 缺乏的病因及临床表现。

（2）外周血呈大细胞性贫血（MCV＞100fl），红细胞呈大卵圆形，中性粒细胞核分叶过多，5叶者＞5%或有6叶者出现。

（3）骨髓呈现典型的巨型改变，巨幼红细胞浓度＞10%，粒细胞系统及巨核细胞系统亦有巨型改变。无其他病态造血表现。

（4）血清叶酸水平＜6.81nmol/L，红细胞叶酸水平＜227nmol/L，维生素 B_{12} 水平＜75pmol/L。

六、防治要点

1. 一般治疗

治疗基础疾病，去除病因。加强健康知识教育，纠正偏食及不良的烹调习惯。

2. 药物治疗

IDA患者的标准治疗方案是口服硫酸亚铁300mg/d（元素铁60mg/d），疗程应为6个月。静脉铁剂适用于口服治疗疗效不佳或不能耐受口服铁剂不良反应的患者。在补充铁剂的同时，还应注意有无慢性失血，并治疗引起失血的病因。维生素 B_{12} 缺乏者可通过口服或肠外补充维生素 B_{12}。有效的维生素 B_{12} 治疗应是起始剂量每天2000μg，维持剂量每周1000μg。恶性贫血或胃全部切除者需终生采用维持治疗。维生素 B_{12} 缺乏伴有神经症状者对治疗的反应不一，有时需大剂量、长时间（半年以上）的治疗。对于单纯维生素 B_{12} 缺乏的患者，不宜单用叶酸治疗，否则会加重维生素 B_{12} 的缺乏，特别要警惕神经系统症状的发生或加重。叶酸缺乏者的治疗剂量为每天1～5mg，至少持续3～6个月，并治疗原发疾病。严重的巨幼细胞性贫血患者在补充治疗后要警惕低血钾症的发生，因为在贫血恢复的过程中，大量血钾进入新生成的细胞内，会使患者突然出现低钾血症，对老年患者和有心血管疾患、食欲减退者应特别注意及时补充钾盐。

七、社区和自我管理

(一) 社区管理

(1) 计划:制订老年营养不良性贫血人群防治及管理中长期规划。

(2) 健康教育:定期举办老年营养不良性贫血健康教育讲座,加强营养知识的宣传教育,提高群众的卫生保健意识。

(3) 为社区老年人建立健康档案及制订定期体检计划。

(4) 对老年营养不良性贫血患者定期随访,并对其治疗进度进行监督。

(5) 建立社区老年营养不良性贫血人群的规范管理制度。

(6) 重度贫血患者的危急状况识别及应急管理:部分重度贫血患者可能会出现心力衰竭、意识障碍,甚至危及生命。因此,临床应注意患者的病情变化,必要时需紧急住院治疗。

(二) 自我管理

(1) 定期体检,制订自我管理计划。

(2) 科学膳食。

①膳食要平衡、合理,蛋白质含量要丰富。多吃含铁较多的食物,如动物肝脏、乌贼、海蜇、虾、鱼、蛋黄、瘦猪肉、牛奶等动物性食品,以及芝麻、海带、黑木耳、紫菜、发菜、香菇、黄豆、黑豆、腐竹、芹菜、大枣、葵花子和核桃仁等食品。提倡用铁锅炒菜。

②多吃富含维生素及叶酸的食物,如胡萝卜、菠菜、土豆、苹果、西红柿等。必要时可口服维生素及叶酸片剂。

③纠正不良的饮食习惯,如偏食、素食主义等。

④忌饮茶,尤其是忌饮浓茶,因茶中鞣酸可阻止铁的吸收。

(3) 重视基础疾病的治疗。除了饮食注意,还应去医院就诊以明确贫血病因,通过去除病因、对症治疗,大多数老年患者的营养不良性贫血能得到纠正。

(4) 早期有规律地按正规的疗程用药。

(5) 调整心态,保障充足的睡眠。

（周郁鸿　王　珺）

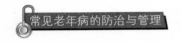

第三节　老年血小板减少症的防治与管理

一、定　义

血小板减少可由多种原因引起,大致可分为血小板生成减少、血小板破坏增加和血小板分布异常等。在国内外文献中血小板减少的诊断标准为血小板计数<100×10⁹/L。根据血小板减少程度不同可出现不同的临床表现:轻者可有皮肤出血点,瘀斑,牙龈渗血,鼻衄;重者可表现为脏器出血,如呕血、黑便、血尿及颅内出血等。好发于60岁以上老年人,其病死率高于年轻患者。

二、病　因

1. 血小板生成减少

（1）遗传性:如Fanconi贫血、先天性伴畸形无巨核细胞血小板减少症及May-Hegglin异常等。

（2）获得性:再生障碍性贫血,骨髓浸润(恶性肿瘤骨髓转移、白血病、骨髓纤维化、结核),化疗药物,辐射,巨核细胞再生障碍,病毒感染(麻疹、流行性腮腺炎),影响血小板生成的药物(如酒精),维生素B_{12}缺乏,叶酸缺乏等。

2. 非免疫因素引起的血小板破坏增加

血栓性血小板减少性紫癜、感染、蛇咬伤、急性呼吸窘迫综合征、严重烧伤等。

3. 免疫因素引起的血小板破坏增加

免疫性血小板减少性紫癜,HIV感染,周期性血小板减少,药物(肝素、奎宁、奎尼丁、解热镇痛药、青霉素、头孢类抗生素、利福平、呋塞米、卡马西平、丙戊酸钠、磺脲类降糖药及苯妥英钠等)引起的血小板减少,输血后血小板减少等。

4. 血小板分布异常

脾功能亢进、降温等。

5. 血小板丢失过多

出血、体外灌注、血液透析等。

6. 其他

假性血小板减少等。

三、危险因素

1. 血管因素

部分老年人的出血程度与血小板数量的减少不成比例,这可能是血小板减少疾病的出血与毛细血管功能障碍有关系。

2. 脾脏因素

部分老年人有脾功能亢进,脾脏是产生抗血小板抗体的重要部位之一,当脾脏产生大量抗血小板抗体时,正常血小板经过脾脏与抗血小板抗体结合,并被吞噬细胞所吞噬。因此,外周血中血小板计数明显减少。

3. 病毒感染

老年人体质虚弱,急性血小板减少多发生在病毒感染或上呼吸道感染的恢复期,如风疹、麻疹、水痘、流感、腮腺炎等。

4. 药物因素

老年人由于常合并多种疾病,基础用药相对较多,使用某些药物可导致血小板减少,如肝素、奎宁、奎尼丁、解热镇痛药、利福平、呋塞米、磺脲类降糖药等。

5. 肿瘤因素

老年人发生肿瘤的风险相对增高,其中不少老年晚期恶性肿瘤患者在经过一定疗程的化疗、放疗后,可发生继发性血小板减少。

6. 其他因素

如雌激素水平降低、骨髓造血功能异常等。

四、临床表现

（1）皮肤出血：紫癜、瘀点、瘀斑等。

（2）牙龈出血。

（3）口腔黏膜血疱。

（4）鼻衄。

（5）关节出血、肌肉及深部组织血肿。

（6）消化道出血：呕血、便血、黑便等。

（7）泌尿道出血：镜下血尿或肉眼血尿。

（8）阴道出血。

（9）眼底出血。

（10）颅内出血。

（11）其他部位出血。

五、诊　断

（1）详细的病史和体格检查（尤其是和血小板减少相关的合并疾病及用药史）。

（2）相关实验室检查：血常规、尿常规、粪便常规＋隐血、肝肾功能、EB病毒、巨细胞病毒、凝血功能、抗血小板抗体、Ig类、甲状腺功能、肿瘤、铁蛋白、自身免疫系统疾病筛查、骨髓穿刺常规＋活检检查。

六、防治要点

注重预防、早期发现对于老年血小板减少患者的意义重大。平时，老年人应注重饮食结构的合理性，关注自身身体的变化。应在专业医药人员指导下使用OTC及处方药物，不可滥用处方药物。在使用药物的过程中，特别是慢性疾病治疗过程中需定期至相关专科门诊复诊，定期监测血常规、肝肾功能、电解质、凝血功能等，早期发现药物的相关副作用。血小板减少症的治疗随其病因和严重程度而多变，需迅速鉴别病因。若为药物引起的，需立即停用药物，监测血常规。免疫性血小板减少性紫癜症（immune thrombocytopenic purpura，ITP）在临床上很常见。国外新近流行病学调查显示，65岁以上老年人是ITP发病高峰人群之一，老年ITP患者多隐匿起病，出血症状较严重，病死率较高。血小板计数≥30×10⁹/L，无出血表现，且不从事增加出血风险的工作或活动的ITP患者，发生出血的危险性比较小，可予观察和随访。有出血症状者，应注意休息，积极治疗，防止各种创伤及颅内出血。首选肾上腺皮质激素治疗：通常用量为强的松（泼尼松）1～2mg/（kg·d），分次或顿服。对于首次应用大剂量激素者，应及时逐渐减少剂量，使血小板计数维持在50×10⁹/L以上，剂量递减方式不一，开始每周减上次剂量的10%，至0.5mg/（kg·d）时改为每2～4周减上次剂量的10%，最后以5～10mg/d维持治疗，持续3～6个月。强的松治疗4周，仍无反应，说明治疗无效，应迅速减量至停用。老年人应同时注意糖尿病、高血压、骨质疏松、消化道溃疡等并发症。对于激素治疗无效或激素减量即复发的患者，脾脏切除可使30%～40%的患者得到缓解。重症ITP患者伴胃肠道、泌尿道、中枢神经系统或其他部位的活动性出血或需要急诊手术时，应迅速提高血小板计数>50×10⁹/L，除选用静脉输注丙种球蛋白及大剂量糖皮质激素冲击治疗外，还可以进行血小板输注及考虑使用重组人活化因子Ⅶ（rhFⅦa）。其他治疗还有雄激素、免疫抑制剂、利妥昔单抗、血小板生成素（TPO）和艾曲波帕（TPO受体激动剂）等，疗效不一，需定期监测血常规、肝肾功能等。运用西医治疗虽能迅速升高血小板的计数，控制出血症状，但亦存在不少的副作用，多数老年患者存在早期或晚期复发的可能，尤其是在受到外界感染和刺激的情况下，疾病容易反复，患者的生活质量较差。联合中药治疗，通过辨证论治，调节整体的阴阳平衡，可达到纠正免疫紊乱，最终减少疾病复发的目的。在临床中，我们还使用疗效较为肯定的中成药，如升血小板胶囊、维血宁等。

七、基层医院（包括社区医院）管理

（1）计划：制订老年血小板减少人群防治及管理中长期规划。

（2）健康教育：定期举办老年血小板减少患者的健康讲座。

（3）社区老年血小板减少人群的检出：①建立健康档案；②社区体检；

③社区医院门诊;④社区血小板减少的流行病学调查;⑤血小板减少易患人群等。

(4) 建立社区老年血小板减少人群的健康档案。

(5) 有条件的社区卫生服务机构可开设血小板减少专科门诊,对老年血小板减少患者进行随访。

(6) 建立社区老年血小板减少人群的规范管理。

血小板计数≥30×10^9/L,无出血表现,且不从事增加出血风险的工作或活动的患者,发生出血的危险性比较小,可予观察和随访。有出血症状者,应注意休息,积极治疗,防止各种创伤及颅内出血。首选肾上腺皮质激素治疗。

(7) 血小板减少危急状况的识别及应急管理。

部分血小板减少的患者有严重的脏器出血,危及生命。因此,临床应注意患者的神志改变,消化道、尿道、阴道等部位的出血情况。对可疑的深部脏器出血,应及时做CT、MRI及B超检查以明确诊断,迅速采取相应的治疗措施,可选用静脉输注丙种球蛋白及大剂量糖皮质激素冲击治疗,必要时予输注血小板进行止血治疗。

(8) 社区血小板减少的防治及管理效果评估。

"完全缓解":治疗后血小板计数达100×10^9/L,无出血症状。

"有效":治疗后血小板计数达30×10^9/L,至少比基础血小板计数增加2倍,无出血症状。

"无效":治疗后血小板计数<30×10^9/L,血小板计数增加不到基础值的2倍,或有出血症状。

八、家庭自我监测

(1) 活动:当血小板计数<50×10^9/L时,不可做强体力活动,可适当散步,预防外伤;当血小板计数<20×10^9/L时,需卧床休息,避免一切可能造成身体受伤的因素,避免碰撞,禁用牙签剔牙或用硬毛刷刷牙;当血小板计数<10×10^9/L时,应绝对卧床休息。

(2) 饮食:对于老年血小板减少患者,应供给高蛋白饮食,饮食中宜多选用牛奶、瘦肉、鱼类、蛋类、豆类等食品。中医认为血热则妄行,出血属热者,宜选用性偏寒凉食物。蔬菜水果中性凉者,多对止血有利,可在饮食配餐中应用,尤其是荸荠、莲藕、荠菜、黑木耳、梨、鲜枣等更佳。饮食中还可用黄芪、红枣、山药、枸杞子、桂圆肉、党参、藕节、旱莲草、仙鹤草、羊骨、花生(带红衣)、黑豆、猪皮、扁豆、核桃仁等食物煲粥,好消化,易吸收。忌食粗、长纤维食品:血小板减少者最易出血,粗、长纤维食品在消化过程中与消化道黏膜大量摩擦,会导致消化道出血,故必须忌食,如芹菜、菠菜、韭菜、竹笋、毛笋、冬笋,未煮烂的牛肉、羊肉、猪肉等。忌烧、烤、炙之品:烧、烤、炙之品外皮焦硬,会摩擦消化道黏膜而导致黏膜出血;这类食品不易消化,有碍脾胃运化,容易造成肠道消化功能紊乱。限制脂肪摄入量:过多的脂肪摄入会抑制人体造血功能与引起患者消化和吸收不良。

(3)用药:避免使用可能引起血小板减少或抑制其功能的药物,如阿司匹林、吲哚美辛、保泰松等。其治疗药物首选肾上腺糖皮质激素,此药在使用过程中可能会导致痤疮、月经紊乱、满月脸、向心性肥胖、骨质疏松易骨折,部分患者可出现失眠等不良反应。应注意按医嘱服药,不能擅自增减剂量或停药,定期复查血常规;用药期间勿饮酒及咖啡,进餐时或餐后服用;长期服用者应低盐饮食,多食清淡及高钾食品(香蕉、绿色蔬菜、全麦片及柑橘等),多食高钙食品(如虾皮类、坚果、牛奶等);长时间用药后出现的向心性肥胖在停药后可逐渐恢复;长期用药会导致机体抵抗力下降,应及时处理身体各部位的小感染灶,以防感染加重。

(4)注意出血情况:各项穿刺后延长压迫时间,注意是否有胃痛、腹痛、头痛等情况,注意大、小便的颜色;剧烈头痛时警惕颅内出血发生。

(5)调整心态,建立良好的生活习惯;定期行专病门诊复查,行血常规、肝肾功能、尿常规、大便常规等检查,在医生的指导下调整药物剂量,不可擅自减药或停药。

(周郁鸿　高雁婷)

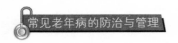

第四节　老年血小板增多症的防治与管理

一、定　义

一般将血小板计数＞450×10⁹/L作为血小板增多症的诊断标准，血小板增多原因主要包括反应性（继发性）血小板增多以及克隆性血小板增多，最常见的是反应性血小板增多。原发性血小板增多症（essential thrombocythemia，ET）是一种克隆性骨髓增殖性疾病，其特点为患者的外周血血小板持续显著增多且功能异常，骨髓巨核细胞过度增殖，伴有出血和（或）血栓栓塞发作，脾常增大，好发于中老年人。

二、病　因

（一）反应性血小板增多

反应性血小板增多可表现为一过性，常发生于急性失血、血小板减少的恢复、急性感染或炎症，或者其他应激之后。持续的反应性血小板增多原因包括铁缺乏、溶血性贫血、脾切除后、癌症、自身免疫性疾病、慢性炎症或感染性疾病，以及罕见的药物反应等。

（二）原发性血小板增多

原发性血小板增多累及巨核系的骨髓增殖性疾病。

（三）其他克隆性血小板增多

其他克隆性血小板增多见于骨髓增殖性疾病（慢性粒细胞白血病、真性红细胞增多症和原发性骨髓纤维化）及某些类型的骨髓增生异常综合征。

三、危险因素

(一) 感染因素

老年人机体抵抗力下降,易感染病毒、细菌等。

(二) 肿瘤因素

老年人发生肿瘤的风险相对增高,消化系统肿瘤引起的慢性失血、铁缺乏亦可反应性引起血小板增多。

四、临床表现

轻者除疲劳、乏力外,无其他症状,因偶尔发现血小板增多或脾大而被诊断出来。出血是重要表现,以牙龈出血、鼻出血、皮肤瘀斑、消化道出血常见,亦可致血栓形成。常见的血栓栓塞征象有头痛、肢体感觉异常、眩晕、晕厥、红斑性肢痛等表现。

五、诊 断

(一) 详细的病史

1. 与血小板增多相关的疾病

恶性肿瘤、炎症性肠病、铁缺乏、脾切除、出血。

2. 血管并发症

血栓或出血。

3. 并发症

糖尿病、高血压或血脂异常。

(二) 症状及体格检查

注意出血及肝脾肿大。

(三) 相关实验室检查

血常规、外周血涂片、血清铁、CRP、红细胞沉降率、骨髓常规、骨髓活检、BCR-ABL基因重排、JAK2 V617F/CALR/MPL突变等检查。

六、防治要点

老年血小板增多需注意早期发现、早期治疗,定期体检监测血常规、肝肾功能、凝血类指标。对于血小板增多的病因需加以鉴别,做出明确诊断,避免误诊及延误病情。老年人肿瘤的发生率较高,对于病因未明的血小板增多患者,需加以排查及定期随访。反应性血小板增多往往是暂时的,程度多为轻中度,血栓形成的风险低,一般只需针对原发病进行治疗。对于原发性血小板增多症患者治疗的目的是减少血小板数以控制和预防出血、血栓栓塞等并发症。年龄在60岁以上和(或)既往有血栓病史为高危因素,具有高危因素的患者其形成血栓的风险为正常人的2倍,故对于老年患者应常规进行抗血小板治疗及使用降低血小板数量的药物。使用药物治疗的过程中应注意药物的不良反应,老年人的骨髓代偿能力差,需密切监测血常规变化来调整降血小板药物(如羟基脲)的用量,避免粒细胞缺乏。在此基础上,不同骨髓增殖性疾病治疗手段亦有差别,慢性粒细胞白血病伴有费城染色体和BCR-ABL融合基因阳性者,其治疗主要以分子靶向药物为主;对于真性红细胞增多症可予静脉放血,异基因造血干细胞移植是唯一有望根治原发性骨髓纤维化及骨髓增生异常综合征的治疗手段。另外,高血压、糖尿病和高胆固醇血症是形成血栓的危险因素,还应努力将老年血小板增多患者的体重、血糖以及血压控制在理想的范围内。其他可以采用调整饮食、戒烟、对症处理和心理支持等方式来治疗。在中医方面,老年血小板增多患者多有肾亏血瘀,可兼顾补肝健脾。

七、社区和自我管理

(一) 老年血小板增多症患者的社区管理

(1) 计划:制订老年血小板增多症社区人群的防治及管理中长期规划。

(2) 社区老年血小板增多症人群的健康教育。

(3) 社区老年血小板增多症人群的检出:①建立健康档案;②社区体检;③社区医院门诊;④社区血小板增多症的流行病学调查等。

(4) 建立社区老年血小板增多症人群的健康档案。

（5）有条件的社区卫生服务机构可开设血小板增多症专科门诊：对老年血小板增多症患者进行随访。

（6）建立社区老年血小板增多症的规范管理。

首先需明确病因。对反应性血小板增多症的患者予以病因治疗。排除反应性血小板增多后需进一步区分何种类型的骨髓增殖性疾病，对于年龄在60岁以上的老年原发性血小板增多患者，应行常规抗血小板治疗及使用降低血小板数量的药物，同时监测血常规、肝肾功能。其他类型的骨髓增殖性疾病可在此基础上给予相应治疗。

疗效标准（原发性血小板增多症）如下。

①国内疗效标准。

缓解：临床表现、血象、骨髓象恢复正常。

进步：血小板计数下降至治疗前数值的50%以下，其他异常表现相对减轻。

无效：达不到进步者。

②国外疗效标准。

有效：血小板计数降至600×10^9/L，或减至治疗前数值的50%以下，维持至少4周。

部分有效：血小板较治疗前数值减少20%以上，但不足50%。

无效：血小板较治疗前数值减少不足20%。

（7）血小板增多症的危急状况识别及应急管理。

血小板增多症患者可伴有血栓栓塞及出血倾向，危及生命，应注意患者的神志状况、生命体征、肢体活动情况、二便等，对发生危急状况者迅速采取相应的治疗措施。血小板计数$>1000\times10^9$/L，或伴有急性胃肠道出血，可采用血小板单采术。如发生脑梗、心肌梗死等，在降血小板计数过程中应及时行纤溶酶原激活剂治疗。

（8）社区血小板增多症的防治及管理效果评估。

①社区血小板增多症的患病总人数估算＝社区常住成年总人口数×老年血小板增多症患病率[（社区老年血小板增多症人群普查、社区抽样调查或选用中国（我省）近期老年血小板增多症的患病率]。

②社区老年血小板增多症的人群管理率＝社区卫生服务机构已管理的老年血小板增多症人数/社区老年血小板增多症的总人数×100%。

③社区老年血小板增多症的知晓率＝社区老年人知道自己患有血小板增多症的人数/社区老年血小板增多症的总人数×100%。

④社区血小板增多症的治疗率＝社区药物治疗的老年血小板增多症人数/社区老年血小板增多症的总人数×100%。

⑤社区老年血小板增多症的控制率＝社区血小板治疗有效的老年血小板增多症人数/社区老年血小板增多症的总人数×100%。

⑥社区管理老年血小板增多症人群的控制率：社区接受管理的且治疗有效的老年血小板增多症人数/社区接受管理的老年血小板增多症的人数×100%。

以上多项统计指标可在社区老年血小板增多症管理前后得到比较，也可逐年统计比较。

（二）老年血小板增多症患者的自我管理

1. 家庭自我监测

（1）生活习惯：戒烟，适量活动，监测血压、血脂、血糖。

（2）定期进行专病门诊复查，包括血常规、肝肾功能、尿常规、大便常规等检查，在医生的指导下调整药物剂量，不可擅自减药或停药。

（3）如发生出血、头痛、胸痛、肢体活动不利等症状，及时就诊。

2. 非药物治疗

血小板单采术：可迅速减少血小板数量，改善状态。根据病情和需要决定血小板单采术的次数和间隔期。一般而言，临床多与其他疗法并用。

3. 药物治疗

（1）反应性血小板增多症：去除病因，如伴有急性感染，及时进行抗感染治疗；如伴有缺铁，予补铁治疗等。

（2）原发性血小板增多症。

①抗血小板药物。

无论有无血栓病史，对于老年患者均可予阿司匹林100mg每日1次口服，在病程中应对患者进行动态评估,并根据评估结果调整治疗方案。对于血小板计数>1500×10⁹/L的患者不推荐服用阿司匹林。对阿司匹林不耐受的患者可换用氯吡格雷。

②降血小板药物。

羟基脲:可作为老年人的一线用药,起始剂量为15~20mg/(kg·d),8周内80%患者的血小板计数可降至500×10⁹/L以下,然后给予适当的维持剂量进行治疗。对羟基脲耐药或不耐受的患者可换用干扰素或阿拉格雷等二线药物。

干扰素:二线用药,为年龄在40岁以上的患者的首选治疗药物。皮下注射起始剂量为300×10⁴U/d,起效后调整剂量,最低维持剂量为300×10⁴U,每周1次。使用干扰素前应行甲状腺功能检查,询问患者是否有精神病史。

阿拉格雷:二线用药,起始剂量为0.5mg,每日口服2次,至少1周后开始调整剂量,维持血小板计数<600×10⁹/L。每周剂量增加不超过0.5mg/d,最大单次剂量为2.5mg,每日最大剂量为10mg,血小板计数维持在(150~400)×10⁹/L为最佳。

白消安、双溴丙酰哌嗪(哌泊溴烷)和³²P:这些药物其最严重的不良反应是远期发生治疗相关性白血病或骨髓增生异常综合征及肿瘤,现仅作为老年患者的二线药物选择。

指标监测:血常规监测治疗的前2个月每周进行1次,以后每月1次,血象稳定后每3个月1次。同时监测肝肾功能。

4. 病情记录和每天用药记录(表5-4-1)

表5-4-1 病情记录及每天用药记录

日期		病情记录	用药记录
月	日		

(林圣云 胡慧瑾)

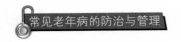

第五节　老年多发性骨髓瘤的防治与管理

一、定　义

多发性骨髓瘤(multiple myeloma，MM)是血液系统第二常见的肿瘤，约占全部恶性肿瘤的1%，占血液系统恶性肿瘤的10%。美国每年有超过20000例的新发患者，每年有10000例患者死亡。其是以浆细胞定植并破坏骨髓为特征的浆细胞恶性克隆性肿瘤，多发于中老年人。随着中国人口的老龄化及诊断水平的提高，发病率具有逐年增高的趋势。MM表现为恶性浆细胞无节制地增生、广泛浸润和大量单克隆免疫球蛋白的出现及沉积，正常浆细胞增生和免疫球蛋白分泌受到抑制，从而引起广泛骨质破坏、反复感染、贫血、高钙血症、高黏滞综合征、肾功能不全等一系列临床表现并导致不良后果。

二、病因及发病机制

MM的病因迄今尚未完全明确，临床观察、流行病学调查和动物实验提示，电离辐射、慢性抗原刺激、遗传因素、病毒感染、基因突变可能与MM的发病有关，MM在遭受原子弹爆炸影响的人群和在职业性接受或治疗性接受放射线人群中的发病率显著高于正常人，而且接受射线剂量愈高，发病率也愈高，提示电离辐射可诱发本病。其潜伏期较长，有时长达15年以上。因此，MM是由多因素、多基因、多步骤改变而导致的。

MM的多种多样的临床表现是由于骨髓瘤细胞无节制地增殖、浸润及其分泌的大量单克隆免疫球蛋白所引起；瘤细胞在原发骨髓部位过度增殖，导致骨髓造血功能抑制；瘤细胞广泛浸润可累及淋巴结、脾脏、肝脏、呼吸道及其他部位，引起受累组织器官的功能障碍；瘤细胞分泌的一些因子引起溶骨性病变及相关的症状;瘤细胞分泌的大量单克隆免疫球蛋白引起血液黏滞度增高及凝血因子功能障碍,而过量轻链自肾脏排泄而引起肾脏损害,轻链沉积于组织器官而造成淀粉样变性,同时导致正常多克隆浆细胞和多克隆免疫球蛋白合成受到抑制,使机体免疫力降低,易导致继发感染。

三、临床表现

多发性骨髓瘤临床表现多种多样,有时通过患者的首发症状难以直接考虑到本病的可能,若不警惕本病并做进一步检查,则易发生误诊或漏诊。

(一) 骨 痛

骨痛是本病的主要症状之一。疼痛程度轻重不一,早期常是轻度的、暂时的,随着病程进展可以变为持续而严重的。疼痛剧烈或突然加剧,常提示发生了病理性骨折。分析北京协和医院125例MM首发症状可知,80例(64.0%)以骨痛为主诉,骨痛部位以腰骶部最常见(28.0%),其次为胸肋骨(27.0%),四肢长骨较少(9.0%),少数患者有肩关节或四肢关节痛。绝大多数(90%～93%)患者在全病程中都会有不同程度的骨痛症状,但确有少数患者始终无骨痛。

除骨痛、病理骨折外,还可出现骨骼肿物,瘤细胞自骨髓向外浸润,侵及骨皮质、骨膜及邻近组织,形成肿块。在多发性骨髓瘤中,这种骨骼肿块常为多发性,常见部位是胸肋骨、锁骨、头颅骨、鼻骨、下颌骨及其他部位。与孤立性浆细胞瘤不同的是,其病变不仅是多发的,而且骨髓早已受侵犯,并分泌大量单克隆免疫球蛋白。

(二) 贫血及出血倾向

贫血是本病的另一常见的临床表现,贫血程度不一,一般病程早期较轻,晚期较重,血红蛋白浓度可降到50g/L以下。造成贫血的主要原因是骨髓中瘤细胞恶性增生、浸润,排挤了造血组织,影响了造血功能。此外,肾功能不全、反复感染、营养不良等因素也会造成或加重贫血。

出血倾向在本病中也不少见。出血程度一般不严重,多表现为黏膜渗血和皮肤紫癜,常见部位为鼻腔、牙龈、皮肤,晚期可能发生内脏出血及颅内出血。

（三）反复感染

本病患者易发生感染，尤以球菌性肺炎多见，其次是泌尿系统感染和败血症。病毒感染中以带状疱疹、周身性水痘为多见。对晚期MM患者而言，感染是重要的致死原因之一。

（四）肾脏损害

肾脏病变是本病比较常见而又具有特征性的临床表现。患者可有蛋白尿、本-周（Bence-Jones）蛋白尿、镜下血尿，易被误诊为"肾炎"，最终发展为肾功能不全。肾功能衰竭是MM的致死原因之一。在大多数情况下，肾功能衰竭是慢性的、渐进性的，但少数情况下可发生急性肾功能衰竭，主要诱因是高钙血症和脱水，若处理及时得当，这种急性肾功能衰竭还可逆转。

（五）高钙血症

高钙血症可引起头痛、呕吐、多尿、便秘，重者可致心律失常、昏迷甚至死亡。钙沉积在肾脏造成肾脏损害，重者可引起急性肾功能衰竭，威胁生命，故需紧急处理。

（六）高黏滞综合征

血中单克隆免疫球蛋白异常增多，引起的一系列临床表现为高黏滞综合征。常见症状有头晕、头痛、眼花、视力障碍、肢体麻木、肾功能不全，严重影响脑血流循环时可导致意识障碍、癫痫样发作，甚至昏迷。在老年患者中，血液黏度增加、贫血、血容量扩增可导致充血性心力衰竭发生，也可引发雷诺现象。

（七）高尿酸血症

血尿酸升高是瘤细胞分解产生尿酸增多和肾脏排泄尿酸减少的结果。血尿酸升高虽然很少引起明显的临床症状，但可造成肾脏损害，应予以预防和处理。

（八）神经系统损害

神经系统的症状多种多样，既可表现为周围神经病和神经根综合征，也可表现为中枢神经系统症状。胸椎、腰椎的压缩性病理性骨折可造成截瘫。

（九）淀粉样变性

受累的组织器官常较广泛，舌、腮腺、皮肤、心肌、胃肠道、周围神经、肝、

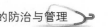

脾、肾、肾上腺、肺等均可被累及,可引起舌肥大、腮腺肿大、皮肤肿块或苔藓病、心肌肥厚、心脏扩大、腹泻或便秘、外周神经病、肝脾肿大、肾功能不全等。淀粉样变性的诊断依赖组织活检病理学检查,包括形态学、刚果红染色及免疫荧光检查。

(十) 肝脾肿大及其他

瘤细胞浸润、淀粉样变性可导致肝脾肿大。肝大见于半数以上患者,脾大见于约20%的患者,一般为肝、脾轻度肿大。淋巴结一般不肿大。少数患者可有关节疼痛,甚至出现关节肿胀、类风湿样结节,为骨关节发生淀粉样变性的表现。皮肤损害,如瘙痒、红斑、坏疽样脓皮病、多毛,仅见于少数患者。个别患者有黄瘤病,常认为是单克隆免疫球蛋白与脂蛋白结合的结果。

四、诊 断

根据2003年国际骨髓瘤工作组、2008年世界卫生组织、2013年美国国立综合癌症网络对MM的最新定义,诊断有症状的骨髓瘤和无症状的骨髓瘤(冒烟型骨髓瘤)的标准如下。

1. 有症状的骨髓瘤的诊断标准(满足全部3条标准)

(1) 骨髓单克隆浆细胞比例(10%)和(或)组织活检证明有浆细胞瘤。

(2) 血清和(或)尿出现单克隆M蛋白。

(3) 骨髓瘤相关靶器官损害(至少一项或多项):校正血清钙水平>2.65mmol/L,肾功能损害(肌酐水平>177μmol/L),贫血(血红蛋白水平低于正常下限20g/L或者100g/L),溶骨性破坏,严重的骨质疏松或病理性骨折,其他类型的终末器官损害;若经过治疗,证实这些脏器的损害与骨髓瘤相关,则可进一步支持诊断。

2. 无症状的骨髓瘤(冒烟型骨髓瘤)的诊断标准

(1) 血清单克隆M蛋白水平≥30g/L。

(2) 骨髓单克隆浆细胞的比例≥10%。

(3) 无相关器官及组织的损害(无终末器官损害,包括溶骨改变)。

五、防治要点

（一）治疗原则

多发性骨髓瘤的诊断确定后，是否需要立即治疗，尚应根据患者的具体病情决定。对于无症状骨髓瘤患者，一般认为不需要治疗，而应密切观察病情。一旦发展为进展性MM，出现MM相关症状，如贫血、骨痛、高钙血症、肾功能损害、反复感染等，即可开始治疗。

（二）对症支持治疗

1. 骨病的治疗

使用口服或者静脉注射双膦酸盐。双膦酸盐适用于所有的活动性MM患者。有长骨病理性骨折、脊柱骨折压迫脊髓或脊柱不稳者可行外科手术治疗。低剂量放疗可以作为姑息治疗，用于不能控制的疼痛、即将发生的病理性骨折或即将发生的脊髓压迫；在干细胞采集前，避免全身放疗。

2. 高钙血症

水化、碱化、利尿，若患者的尿量正常，则日补液量2000～3000ml，保持尿量1500ml/d。静脉注射降钙素、静脉滴注双膦酸盐、口服泼尼松（60mg/d）可有效降低血钙。

3. 肾功能不全

水化、利尿，以避免肾功能不全；减少尿酸形成和促进尿酸排泄；有肾功能衰竭者，应积极透析；避免使用非甾体抗炎药；避免使用静脉造影剂；长期使用双膦酸盐治疗的患者需监测肾功能。

4. 贫血

贫血应得到改善或纠正，输红细胞使血红蛋白浓度维持在80g/L以上，以改善患者的一般情况，使之能够耐受化疗。促红细胞生成素（erythropoietin，EPO）皮下或静脉注射有助于改善贫血。

5. 感染

如反复发生感染，或出现威胁生命的感染时可考虑静脉使用免疫球蛋白；如大剂量使用地塞米松，则应考虑预防肺孢子菌和真菌感染；如果有条

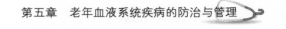

件,可接种肺炎和流感疫苗;使用硼替佐米的患者应预防性使用抗病毒药物。

6. 凝血/血栓

对接受沙利度胺或来那度胺为基础方案的患者,建议预防性抗凝治疗。出现血栓时,需暂停沙利度胺或来那度胺,并应用治疗剂量的低分子肝素,在血栓事件消失后可再次使用沙利度胺或来那度胺。

（三）化　疗

化疗是本病的主要治疗手段,新型化疗药物的应用和用药方法的改进是近年来提高本病疗效的关键因素。常用药物包括硼替佐米、地塞米松、沙利度胺、来那度胺等。适合做自体移植的患者使用不含有马法兰(美法仑)的联合治疗方案,而不适合做自体移植的患者使用含有马法兰(美法仑)的联合治疗方案。

（四）造血干细胞移植

对所有有条件的患者均推荐进行自体造血干细胞移植,对部分年轻高危的患者可以酌情考虑异体造血干细胞移植。自体造血干细胞移植可以提高缓解率,并改善患者的无事件生存期,尤其是可使高危患者获益明显,是适合移植手术的患者的标准治疗。异基因造血干细胞移植适用于年轻高危患者,或初次自体造血干细胞移植后疾病进展患者的挽救治疗,或适用于临床试验。

1. 针对移植候选者的主要治疗方案

常用方案包括硼替佐米/地塞米松,硼替佐米/环磷酰胺/地塞米松,硼替佐米/阿霉素/地塞米松,硼替佐米/来那度胺/地塞米松,硼替佐米/沙利度胺/地塞米松,来那度胺/地塞米松等。

2. 针对非移植候选者的主要治疗方案

常用方案包括硼替佐米/地塞米松,来那度胺/小剂量地塞米松,马法兰(美法仑)/强的松/硼替佐米,马法兰(美法仑)/强的松/来那度胺,马法兰(美法仑)/强的松/沙利度胺等。

六、社区预防和自我管理

（一）MM的社区预防

近年来MM的治疗虽然取得了长足的进步,如在传统化疗的基础上,开展了造血干细胞移植治疗、MM的靶位治疗、MM的免疫治疗和分子生物学治疗等,但由于各种原因,仅少数有望治愈,其基本上还是一种不可治愈的疾病。因此,如何搞好MM的预防,以减少其发生是非常重要的,但由于MM的病因尚未完全阐明,所以目前尚缺乏非常有效的预防措施,在这方面还有大量的研究工作要做。下面介绍一些可能的预防措施。

(1)加强环保意识,改善工作环境。经常应用杀虫剂和除草剂的农民及某些职业工人,因工作环境受到污染,可能成为MM的高发人群。因此,社区和企业的领导人及社区医务工作者应把这部分人的防护工作作为工作的重点,不仅应加强环境保护意识,还应制定出切实可行的预防措施。

(2)预防病毒感染。HHV-8和EBV感染尚不易预防,但针对丙型肝炎病毒和HIV感染可采取措施:坚持用一次性注射器和针头,防止通过针刺等方式进行经血传播,加强病毒传播方式等知识的宣传教育等。发现可疑感染者时,应及时送其去医院进行检查、隔离和治疗。

(3)提高警觉,尽早发现患者。MM预防较难,但应尽早发现患者,特别是老年人的意义未明单克隆免疫球蛋白血症(monoclonal gammopathy of undetermined significance, MGUS)可转化为MM,所以对MGUS患者一定要定期随访。我们曾发现1例老年男性MGUS患者,血实验室检查见单克隆IgG水平增高,定期随访5年均无变化,但在第6年尿常规检查时发现尿蛋白(+),而血常规仍正常,骨骼X线片检查未见骨质异常,但复查血单克隆IgG水平较前有升高,这时行骨髓检查后显示浆细胞水平已达25%,及时按MM进行处理,取得了较好的效果。同时,还应对老年人不明原因的骨痛、乏力(贫血的症状)或经常反复感染、蛋白尿等提高警觉,及时嘱其去医院检查,以尽早得到明确诊断,得到正确的治疗。

(二) 自我管理

(1)随访监测。无症状的骨髓瘤:每3个月复查相关指标,包括肌酐、白蛋白、乳酸脱氢酶、血钙、β_2微球蛋白、血清免疫球蛋白定量、血清蛋白电泳及血清免疫固定电泳、24h尿总蛋白、尿蛋白电泳及尿免疫固定电泳。测定血清游离轻链有助于判断疾病进展。骨骼检查按每年1次或有临床症状时进行。有症状的骨髓瘤:诱导治疗期间每2~3个疗程进行疗效评价。

（2）对比评分，建立方案。患者每天对疼痛程度进行评分并记录，在随访时进行检查，与随访档案进行纵向对比，发现问题时给予及时干预；让患者对自身的疼痛控制情况做出判断，以便其在爆发性痛发生及严重不良反应出现时得到及时的治疗，以免延误病情；避免盲目减量或自行停药；患者可通过回顾疼痛控制的点滴进步，切实感受到治疗效果，保持积极乐观的态度来主动配合治疗。患者亦可建立适合自己的治疗、康复方案，提高自我管理水平，有利于减缓骨损伤，延缓病情发展，提高生存质量。

（3）护理干预。

①躯体移动障碍。长期卧床患者容易发生骨骼脱钙、高钙血症、肾功能不全，应鼓励患者进行适当的经常性活动，有助于改善上述状况；若骨痛限制活动时，可予以止痛剂或局部放疗达到止痛效果；胸肋骨或胸腰椎有病变者，应配用轻便矫正性支架加以保护，既可减轻疼痛，又可防止病理性骨折。MM患者因骨质疏松、胸腰椎压缩性骨折、压迫骨髓导致瘫痪，采用被动体位长时间卧床时，一定要做好受压部位的按摩，防止褥疮和血栓的发生；注意生活护理，协助患者进行洗漱、进食、大小便、个人卫生清洁等。

②预防感染。由于患者长期卧床易引起坠积性肺炎，应为患者拍背、更换卧位，嘱深呼吸，保持室内空气新鲜，经常对室内消毒，保持清洁。每日三餐后做口腔护理，清除口腔内的食物残渣，预防口腔感染。发热时，给予物理降温，温水擦浴，必要时予以药物降温治疗。

③骨折处理。夹板固定时观察末梢血运良好，局部无破溃者，可适当活动。对有严重胸和（或）腰椎压缩性骨折并有可能损及脊髓而截瘫患者，需限制活动。胸椎、腰椎有溶骨性病变患者应睡铺有软垫的木板硬床，防止脊柱弯曲过度从而引起骨折而损伤脊髓。

④其他。由于MM患者为避免新发骨折，长期处于被迫体位，骨骼有疼痛感，应对其给予关心，向患者解释产生疼痛的原因，给予止痛药，及时有效止痛。患者长期卧床，胃肠蠕动慢，床上排便不适应，排便比较困难，所以要定时排便，保持良好的排便习惯。同时，患者久病卧床，备受折磨，易出现焦虑、失眠、忧郁、易怒、孤独等情绪。家人和医务人员应经常与患者沟通，使其保持良好的心理状态。

（周郁鸿　刘淑艳）

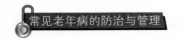

第六节　老年慢性白血病的防治与管理

一、定义和流行情况

白血病是一种具有克隆性、起源于多能干细胞或早期祖细胞水平的造血系统的恶性肿瘤。此类细胞增殖失控、分化障碍、凋亡受阻,而停留在细胞发育的不同阶段,丧失正常的生理功能,并广泛浸润骨髓、肝脏、脾脏、淋巴结等全身脏器和组织,出现全身受累的症状。慢性白血病的病程较缓慢,白血病细胞有一定的分化成熟能力,骨髓及外周血以异常的较成熟细胞为主。临床上以慢性粒细胞白血病(chronic myelooytic leukemia, CML,简称慢粒)和慢性淋巴细胞白血病(chronic lymphocytic leukemia, CLL,简称慢淋)最为常见。在中国,它们的发病率分别为0.7/(10万)和0.05/(10万),且发病率随年龄增长而逐步上升。近年来,老年慢性白血病的发病率有增高趋势。

二、病因及危险因素

老年白血病的确切病因至今未明。

(一) 放射因素

电离辐射诱发白血病的作用毋庸置疑,其作用与放射剂量大小、放射部位及年龄有关。已有资料显示,电离辐射可引起染色体异常和DNA损伤。

(二) 病毒因素

反转录病毒是哺乳动物和灵长动物自发性白血病的病因。其通过内生的反转录酶按照RNA顺序合成DNA复制品,插入宿主染色体DNA中诱发恶变。已证实成人T细胞白血病和Burkitt白血病可由人T细胞白血病病毒1型(HTLV-1)和EB病毒感染诱发。

（三）. 化学因素

（1）苯与白血病：苯致白血病的作用比较肯定，1～10ppm可致染色体损伤，124～2000ppm可使人产生白血病的危险，且所致白血病以急性髓细胞白血病（acute myeloid leukemia，AML）和红白血病为主，在出现白血病临床表现时常有骨髓抑制期。

（2）烷化剂与白血病：烷化剂可致点突变，激活癌基因致染色体异常，烷化剂应用后继发的白血病的潜伏期为5～9年。对于老年人的危险性增加，潜伏期可缩短。发生白血病前均有MDS前期，常呈骨髓低增生和骨髓纤维化，类型多数为急性髓细胞白血病，累及染色体异常的多为复杂核型、单体7（-7）、del（5q）。

（3）拓扑异构酶Ⅱ抑制剂与白血病：拓扑异构酶Ⅱ抑制剂可致DNA复制关键酶缺失，导致染色体异常。所致继发性白血病潜伏期短（6个月～5年），多为AML-M4和AML-M5，累及的染色体常为11q23和21q22。

（4）乙双吗啉与白血病：乙双吗啉为乙亚胺衍生物，用于治疗银屑病，是一种极强的染色体畸变物质，服用后1～7年内发生白血病，以M3为主。

除此以外，染发剂、氯霉素和保泰松等可能与白血病的发生有关，但尚无非常确定的结论。

（四）遗传因素

白血病患者中有白血病家族史者占8.1%，慢淋患者第一代直系亲属中患慢淋的危险性约为一般人群的30倍，有家族史的慢淋患者的发病年龄低10岁左右。

（五）细胞遗传学和分子生物学因素

白血病细胞染色体重排、细胞癌基因结构或调节发生改变，使基因产物发生质和量的改变，可能与白血病发生和维持有关。慢性粒细胞白血病（CML）有费城染色体（Ph），t（9；22）断裂点在9号染色体长臂，使细胞癌基因C-ABL和22号染色体上BCR基因融合形成BCR-ABL融合基因，编码P210蛋白，促进CML细胞无限增殖。

三、临床表现

起病缓慢，症状多为非特异性，常表现为易疲倦、食欲减退、低热、多汗、体重减轻或肝脾及淋巴结肿大、上腹部不适、出血等相关症状。

（一）肝脾大

脾大的程度不一,与外周血白细胞水平升高有关,少数患者因发生脾梗死或脾周出血,可有显著的左上腹疼痛。肝脏肿大程度较轻。

（二）发热、贫血和出血

肿瘤负荷增加,出现高代谢综合征,如发热、盗汗、消瘦等。由白细胞浸润或脾大引起的脾功能亢进可加重贫血和出血。

（三）白细胞淤滞综合征

白细胞淤滞综合征少见。白细胞水平极度增高,由于白细胞淤滞,循环受阻,可出现呼吸困难、发绀、脏器梗死、眼底出血、阴茎异常勃起,甚至中枢神经系统出血等表现。

（四）淋巴结肿大

慢淋常见,80%的慢淋患者确诊时有无痛性淋巴结肿大,偶见巨块型,可浸润皮肤、胃肠道、骨骼、神经系统等结外组织。

（五）并发症

慢粒细胞破坏、血尿酸水平升高可引起痛风性关节炎;嗜酸性粒细胞增多,组胺释放导致荨麻疹、皮肤瘙痒及消化道溃疡。慢淋亦可致低免疫球蛋白血症、自身免疫性溶血和第二肿瘤等。

四、诊断与临床分期

（一）慢性粒细胞白血病的诊断与临床分期

参照世界卫生组织2008年的造血和淋巴组织肿瘤诊断分期标准。

1. 诊断标准

有典型的临床表现,合并Ph染色体和(或)BCR-ABL融合基因阳性,即可确定诊断。

2. CML的分期

（1）慢性期。①外周血或骨髓中原始细胞比例<0.10;②未达到诊断加速期或急变期的标准。

（2）加速期。符合下列任何一项：①外周血或骨髓中原始细胞比例为0.10～0.19；②外周血嗜碱粒细胞比例≥0.20；③与治疗不相关的持续血小板减少（PLT＜100×10⁹/L）或增高（PLT＞1000×10⁹/L）；④治疗过程中出现Ph＋细胞基础上的其他克隆性染色体异常（CCA/Ph＋）；⑤进行性脾脏增大或白细胞计数增高。

（3）急变期。符合下列任何一项：①外周血或骨髓中原始细胞比例≥0.20；②骨髓活检原始细胞集聚；③髓外原始细胞浸润。

（二）慢性淋巴细胞白血病的诊断与临床分期

1. 达到以下3项标准可以进行诊断

①外周血B淋巴细胞（CD19＋细胞）计数≥5×10⁹/L；B淋巴细胞计数＜5×10⁹/L时，如存在CLL细胞骨髓浸润所致的血细胞减少，也可诊断CLL。②外周血涂片中特征性表现为小的、形态成熟的淋巴细胞显著增多，其细胞质少、核致密、核仁不明显、染色质部分聚集，并易见涂抹细胞。外周血淋巴细胞中不典型淋巴细胞及幼稚淋巴细胞比例≤55％。③典型的免疫表型：CD19＋、CD5＋、CD23＋、CD10－、FMC7－、CD43＋/－、CCND1－；表面免疫球蛋白（sIg）、CD20及CD79b弱表达（dim）。流式细胞学确认B细胞的克隆性，即B细胞表面限制性表达κ或λ轻链（κ:λ＞3:1或＜0.3:1）或＞25％的B细胞sIg不表达。

2. 临床分期（表5-6-1）

表5-6-1 慢性淋巴细胞白血病的临床分期系统

分期		定义	中位生存期（年）
Binet 分期	Binet A	HGB≥100g/L，PLT≥100×10⁹/L，＜3个淋巴区域ᵃ	＞10
	Binet B	HGB≥100g/L，PLT≥100×10⁹/L，≥3个淋巴区域	7
	Binet C	HGB＜100g/L和（或）PLT＜100×10⁹/L	5
Rai 分期	低危 Rai 0	ALC＞15×10⁹/L	＞10
	中危 Rai Ⅰ	ALC＞15×10⁹/L＋淋巴结肿大	7～9
	中危 Rai Ⅱ	ALC＞15×10⁹/L＋肝和（或）脾大±淋巴结肿大	
	高危 Rai Ⅲ	ALC＞15×10⁹/L＋HGB＜110g/L±淋巴结/肝/脾大	1.5～5.0
	高危 Rai Ⅳ	ALC＞15×10⁹/L＋PLT＜100×10⁹/L±淋巴结/肝/脾大	

注：a代表5个淋巴区域包括颈、腋下、腹股沟（单侧或双侧均计为1个区域）、肝和脾；ALC代表外周血淋巴细胞绝对值；免疫性血细胞减少不作为分期的标准。

五、防治要点

（一）慢性粒细胞白血病的治疗

（1）慢性期患者首选酪氨酸激酶抑制剂（tyrosine kinase inhibitors，TKI）治疗，推荐首选伊马替尼400mg，每日1次，或尼洛替尼300mg，每日2次。治疗期间应定期监测血液学、细胞及分子遗传学反应，定期评估患者TKI的治疗耐受性，评估治疗反应，结合患者耐受性随时调整治疗方案。

（2）加速期和急变期患者参照既往治疗史、基础疾病以及BCR/ABL激酶区突变情况选择适合的TKI。病情恢复至慢性期者，可继续TKI治疗。如果患者有合适的造血干细胞供者来源及无移植禁忌证，可考虑行异基因造血干细胞移植（allo-HSCT），存在T315I突变或第二代TKI不敏感突变的患者应及早行allo-HSCT。有条件进行新药临床试验的单位可行新药试验。

（二）慢性淋巴细胞白血病的治疗

1. 治疗指征

（1）进行性骨髓衰竭的证据表现为血红蛋白和（或）血小板进行性减少。

（2）巨脾（如左肋缘下＞6cm）或进行性或有症状的脾大。

（3）巨块型淋巴结肿大（如最长直径＞10cm）或进行性或有症状的淋巴结肿大。

（4）进行性淋巴细胞增多，如2个月内淋巴细胞增多量＞50%，或淋巴细胞倍增时间（LDT）＜6个月。当初始淋巴细胞数＜$30×10^9$/L时，不能单凭LDT作为治疗指征。

（5）淋巴细胞计数＞$200×10^9$/L，或存在白细胞淤滞症状。

（6）自身免疫性溶血性贫血和（或）免疫性血小板减少性紫癜（ITP）对皮质类固醇或其他标准治疗反应不佳。

（7）至少存在下列一种疾病的相关症状：①在以前6个月内有无明显原因的体重下降≥10%；②严重疲乏（如ECOG体能状态≥2，不能进行常规活动）；③无感染证据，体温＞38.0℃，时间≥2周；④无感染证据，夜间盗汗时间＞1个月。

（8）临床试验：符合所参加临床试验的入组条件。

对于没有上述治疗指征的患者，每2～6个月随访1次，随访内容包括临床症状及体征，肝、脾、淋巴结肿大情况和血常规等。

2. **推荐方案**

建议体能状态良好（包括肌酐清除率≥70ml/min 及治疗前评估患者的伴发疾病 CIRS 评分≤6分）的患者选择一线标准治疗，其他患者则使用降低剂量化疗或支持治疗。

（1）无 del（17p）/p53 基因突变的 CLL 患者的治疗方案推荐：苯丁酸氮芥±泼尼松±利妥昔单抗（RTX）；环磷酰胺±泼尼松±RTX；RTX；皮质类固醇冲击疗法；氟达拉滨±RTX；克拉屈滨±RTX；苯达莫司汀±RTX。

（2）伴 del（17p）/p53 基因突变的 CLL 患者的治疗方案推荐：目前所有治疗方案的疗效均不佳，建议参加临床试验。

六、基层医院（包括社区医院）管理

（一）社区管理

（1）计划：制订老年慢性白血病社区人群防治及管理的中长期规划。

（2）社区老年慢性白血病健康教育。

①疾病知识教育：每月组织1次白血病健康教育讲座，并对每一位患者进行针对性的健康教育，向患者详细介绍白血病的相关知识、并发症的预防、疾病监测及注意事项。

②情志管理教育：采取一对一面谈的方式与患者进行交流，缓解其不良情绪和压力，使患者树立起战胜疾病的信心，从而积极接受治疗、配合治疗，并自觉自愿地采取对自身健康有利的行为；家属、亲友、同事等的默契配合，能使患者不断振奋精神，顽强地与疾病做斗争。

③营养运动教育：协助、鼓励患者及其家属一起制订合理饮食计划和健康的运动计划，餐谱中加入新鲜的蔬菜、水果、粗纤维食物、优质蛋白质以补充营养，润肠通便，并鼓励患者做好健康日记。

④康复指导教育：生活起居要有规律，劳逸结合，保持心情舒畅；避免接

触电离辐射及有毒的化学物质;预防感染和出血,坚持赴医院巩固化疗,定期复诊。适当锻炼,增强体质,促进康复。可根据体力恢复情况自行选择锻炼方法,如慢跑。

（3）社区老年慢性白血病患者的检出。

①建立健康档案。

②社区体检。

③社区医院门诊。

④慢性白血病易患人群。

（4）有条件的社区卫生服务机构对老年慢性白血病患者进行随访。

（5）建立社区老年慢性白血病的规范管理。

（6）老年慢性白血病危急状况的识别及应急管理。

（二）自我管理

1. 在家庭中的自我注意事项

（1）活动与休息。

轻度贫血或缓慢发生贫血的患者,可以进行室内活动、室外散步,以不觉疲劳为原则;白细胞水平低下的患者,少去或不去人群较密集的地方,减少交叉感染的机会;血小板减少的患者要防止碰、撞、跌倒和创伤。

（2）饮食指导。

给予高蛋白、高维生素、富有营养、易消化的食物,如含高蛋白的瘦肉、鸡蛋,富含维生素的蔬菜、水果,如大白菜、菠菜、油菜、豆芽、胡萝卜、苦瓜、豌豆苗、刺梨、柑橘、苹果、山楂、红枣等,以及海带、紫菜、发菜、木耳、香菇、动物的肝脏、鸡鸭血等富含铁的食物。

注意饮食卫生,进食水果前要先洗净双手,在流动的水下洗净水果,并削皮后食用。食用水果应注意:选用表皮光滑、无破损的新鲜水果,如西瓜、苹果、梨、橘子等,尽量勿食用桃、葡萄、草莓等不易清洁的水果。

除此之外,也要注意烹饪方法,如对于蔬菜应切好就炒、炒好就吃,尽量缩短放置时间,以免维生素C被大量破坏;铜的厨具、食具可引起维生素C的损失,故厨具、食具不易用铜器。

（3）预防感染。

保持病室清洁，空气新鲜，血液病患者居住的环境要每日开窗通风2次，每次20min，这样能及时减少室内的尘埃数，有效地降低呼吸系统感染的发生率，若条件允许，最好每晚用紫外线灯消毒房间40min，并做好防护工作以免灼伤皮肤。当患者的白细胞数明显减少时，患者可居住在无菌层流室中，以保证患者在免疫功能极度低下时顺利渡过感染阶段。

白细胞数低时，所有食物都需在经微波炉高火下3min后食用。

口腔护理：贫血的患者易发生口腔炎、舌炎及口腔溃疡，应积极用漱口水在每日三餐后及睡觉前漱口，含漱2min以上，以使药液与口腔黏膜充分接触，达到抑制细菌及霉菌生长的作用。口腔护理也是防止口腔感染的重要方法，当患者血小板数低于10×10^9/L时，应停止刷牙。

（4）肛周护理。

中药坐浴早晚各20～30min，可预防肛周感染；如有异常时，应及时通知医生，以便及早采取治疗。病情允许的情况下要勤换衣服、勤洗澡，保持皮肤清洁，但不要搓擦皮肤，并在短时间内结束洗浴，以免消耗大量体力，引起不适。

（5）出血的预防和处理。

有出血倾向的患者应以软食为主，忌食硬食及多刺的食物以免擦伤口腔、食管黏膜，忌喝酒，忌食生葱、生姜、辣椒等辛辣刺激性食物，以免耗血动血，加重出血。

保持大便通畅，因排便困难、腹压过高可诱发颅内出血，同时有出血倾向的患者也应避免低头洗头等，以防球结膜和眼底出血或诱发颅内出血。

皮肤有出血点或口腔牙龈渗血的患者应避免搔抓皮肤以及用硬牙刷刷牙，避免注射用药，必须肌注时要充分压迫止血，且要避免活动过度和发生外伤，尽量卧床休息；如有明显出血时，应绝对卧床休息，配合医生治疗，待出血停止后可逐渐增加活动。对于有消化道出血的患者，应禁食，出血停止后给予冷、温流食后，逐渐给予半流食、软食、普食。

（6）日常起居要有规律，养成良好的生活习惯，不吸烟、不喝酒，保持乐观的情绪,遇事不急、不恼,适当看一些娱乐性的电视节目和书,多听一些娱乐性的广播以及轻松的音乐。

2. 药物治疗

（1）慢性粒细胞白血病的药物治疗。

出院在家期间要按时服药,不要随意服用偏方药、感冒药等以防用药有偏差,加重病情,如出现不适时要及时和主管大夫联系,在医生的指导下用药。

（2）中医药治疗。

①瘟毒内蕴型。症状:壮热、骨痛、出血;汗出气粗、大便干而不畅、小便黄赤,甚则昏迷;舌红或绛、苔黄或灰、脉弦数。此型患者宜多饮水、多休息,食用清淡、营养丰富、易消化的食物,忌辛辣刺激,忌烟酒,避免食用粗糙硬固的食物。发热时要观察体温变化及伴随症状,中药宜偏凉服用,多饮清凉饮料,如西瓜汁。

②痰湿瘀阻型。症状:面色苍白,头晕头昏,淋巴结、肝、脾大;或有发热,或有骨痛、胸闷、纳呆;舌淡或紫、苔白腻或滑腻、脉细滑或涩。此型患者在饮食上要戒除肥甘厚味,戒酒,且最忌暴饮暴食和进食速度过快。应常吃味淡、性温平的食品,多吃些蔬菜、水果,尤其是一些具有健脾利湿、化瘀祛痰功效的食物,如扁豆、赤小豆等。

③正虚型。症状:面色潮红或苍白,头晕,动则汗出气短、心悸、盗汗、手足心热;发热、出血、纳呆、便烂或干结不畅;舌红或淡、苔薄或少苔、脉细数或沉细无力。此型患者,随天气变化加减衣物。阳虚患者怕冷,多穿衣盖被,双足置热水袋,以热助阳,还要进食热食。阴虚患者应保阴潜阳,饮食宜清淡,远肥腻厚味、燥烈之品;可多吃些芝麻、糯米、蜂蜜、乳品、甘蔗、鱼类等食物,对于葱、姜、蒜、韭、椒等辛味之品则应少吃。

（沈建平　刘文宾）

第七节　老年淋巴瘤的防治与管理

一、定　义

淋巴瘤俗称恶性淋巴瘤(malignant lymphoma，ML)是一组起源于淋巴造血系统的恶性肿瘤的总称,其主要临床表现是无痛性淋巴结肿大,全身各组织器官均可受累。淋巴瘤患者在发现淋巴结肿大前或可同时出现发热、盗汗、消瘦、皮肤瘙痒等全身症状。根据瘤细胞类型分为非霍奇金淋巴瘤(non-Hodgkin's lymphoma，NHL)和霍奇金淋巴瘤(Hodgkin's lymphoma，HL)两类。

二、病　因

淋巴瘤是机体在内外因素的共同作用下,不同发育阶段的免疫活性细胞发生分化和增殖异常而引起的疾病。淋巴瘤的病因至今尚未完全阐明,其发生发展涉及遗传、病毒及其他病原体的感染、放射线、化学药物等理化因素及免疫状态等诸多方面。

三、危险因素

危险因素有遗传因素、免疫因素、病毒感染、电离辐射、三废污染、吸烟、饮酒、过度劳累等。

四、临床表现

(一) 局部表现

1. 淋巴结肿大

淋巴结肿大是淋巴瘤最常见、最典型的临床表现。淋巴瘤患者的淋巴结肿大的特点多为无痛性、表面光滑、活动,扪之质韧、饱满、均匀,早期活动,孤立或散在于颈部、腋下、腹股沟等处,晚期则互相融合,与皮肤粘连,不活动,或形成溃疡。

2. 韦氏环(Waldeyer's ring)病变

韦氏环也称咽淋巴环,包括鼻咽、舌根、双侧扁桃体和软腭等。原发于头颈部的结外淋巴瘤中,约有一半以上发生于韦氏环。

3. 鼻腔病变

原发于鼻腔的淋巴瘤绝大多数为NHL,主要的病理类型包括鼻腔NK/T细胞淋巴瘤和弥漫大B细胞淋巴瘤。

4. 胸部病变

纵隔淋巴结是ML的好发部位,多见于HL和NHL中的原发纵隔(胸腺)弥漫大B细胞淋巴瘤以及前体T细胞淋巴母细胞淋巴瘤。肿大的淋巴结最常位于中纵隔和前纵隔,多累及双侧纵隔。多数患者在初期多无明显症状,随着肿瘤的逐渐增大,可以压迫附近的气管、食管、静脉等,造成咳嗽、呼吸困难、吞咽困难等。

5. 心肌和心包病变

ML可侵犯心肌和心包。侵犯心包时可表现为心包积液,侵犯心肌时表现为心肌病变,可出现心律失常、心电图异常等。

6. 腹部和盆腔病变

腹部和盆腔的淋巴结也是淋巴瘤常见的侵犯部位,包括腹膜后、肠系膜、髂窝等部位的淋巴结。有脾侵犯者可能有肝侵犯,而单独肝侵犯者很少见。肝侵犯的发生率为3%～24%,多继发于脾侵犯。胃肠道是NHL最常见的结外受侵部位。胃淋巴瘤早期多无症状,此后可出现消化不良、饱胀不适、上腹包块。小肠淋巴瘤可表现为腹痛、腹部包块,容易出现肠梗阻、肠穿孔、出血等急症。

7. 皮肤病变

ML可原发或继发侵犯皮肤,多见于NHL。ML患者可有一系列非特异性的皮肤表现,皮肤损害呈多形性,表现为红斑、水疱、糜烂等。

8. 骨髓病变

ML骨髓侵犯表现为骨髓受侵或合并白血病,多属疾病晚期的表现之一,绝大多数为NHL表现。

9. 中枢神经系统的表现

大多数原发性中枢神经系统淋巴瘤(primary central nervous system lymphoma, PCNSL)在诊断时为单发病灶(约70%)及幕上病变,至疾病晚期多表现为广泛的多病灶的播散。

10. 其他

ML还可以原发或继发于脑、硬脊膜外、睾丸、卵巢、阴道、宫颈、乳腺、甲状腺、肾上腺、眼眶球后组织、喉、骨骼及肌肉软组织等。

(二) 全身表现

1. 全身症状

ML患者在发现淋巴结肿大前或同时可出现发热、瘙痒、盗汗及消瘦等全身症状。

2. 免疫、血液系统的表现

ML诊断时,10%～20%可伴有贫血,部分患者可出现白细胞计数、血小板计数增多,血沉增快,个别患者可出现类白血病反应,中性粒细胞数明显增多。此外,乳酸脱氢酶水平的升高与肿瘤负荷相关。部分患者,尤其是晚期患者可表现为免疫功能的异常,在部分NHL患者的血清中可以检测到不等的单克隆免疫球蛋白。

五、诊　断

(1) 详细的病史和体格检查。

(2) 相关实验室检查:血常规、尿常规、大便常规＋隐血、肝肾功能、EB病毒、巨细胞病毒、凝血功能、LDH、β_2微球蛋白、Ig类、甲状腺功能、肿瘤指标、铁蛋白、病理活检、骨髓穿刺常规＋活检、B超、CT等检查。

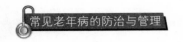

六、防治要点

NHL多发于老年人,其中男性比例高于女性,城市比例高于农村。老年NHL患者在初诊时,中晚期比例较年轻比例高。在首发症状方面,老年NHL患者常以结内首发为主,起病时最常见的症状为浅表淋巴结肿大,而老年人多伴有不同程度的慢性内科疾病,其症状常不典型,误诊率高。从误诊情况看,结外首发的老年淋巴瘤易被误诊为相应部位的炎症或肿瘤。在治疗效果方面,老年NHL患者由于合并疾病多、化疗耐受性差、初诊时病期晚等因素,其疗效及预后较其他患者差。合并症是老年淋巴瘤患者一个独立的影响预后的因素。老年NHL患者常伴有合并症,这也是其临床特点之一。有研究报道,约56%的老年NHL患者有严重的合并症,最常见的合并症为心血管疾病、高血压、慢性阻塞性肺疾病和糖尿病。

淋巴瘤治疗的近期有效率与远期生存率直接相关,而目前认为足量化疗是保证近期有效率的关键,但足量化疗在保证有效率的同时也可导致不良反应的增加。老年人由于合并症多,对各种药物的药动学有一定的影响。对老年淋巴瘤患者进行治疗时,应充分考虑患者的合并症,采用对心、肝、肾功能损害较轻的化疗药物及改良化疗方案,并适当降低化疗剂量,针对不同的患者制定个体化的治疗方案。

泼尼松是治疗NHL的主要药物,使用泼尼松可以使患者对糖的耐受性降低,继而出现血糖升高。对于合并糖尿病的NHL患者,在积极监测血糖、调整降糖药物剂量、有效控制血糖的情况下,可常规使用激素。蒽环类药物在治疗NHL中被认为起到里程碑性的作用,但其心脏毒性的不良反应在很大程度上限制了其在老年NHL患者中的使用。对于老年NHL患者,应注意加强心脏各参数的监测,个体化限制蒽环类药物的总剂量,积极选用右丙亚胺、脂质体阿霉素等药物有利于防治心肌毒性的发生。个体化治疗的研究有助于提高老年NHL患者的疗效。

七、基层医院(包括社区医院)管理

(1) 计划:制订老年淋巴瘤人群防治及管理的中长期规划。

(2) 健康教育:定期举办老年淋巴瘤患者的健康讲座。

(3) 社区老年淋巴瘤人群的检出。

①建立健康档案。

②社区体检。

③社区医院门诊。

④社区淋巴瘤的流行病学调查。

⑤淋巴瘤易患人群等。

(4) 有条件的社区卫生服务机构可开设淋巴瘤专科门诊:对老年淋巴瘤患者进行随访。

(5) 社区老年淋巴瘤人群的规范管理。要注意并发症的发生及尽早处理并发症,以免耽误治疗。

①胃肠道:食欲减退、腹痛、腹泻、腹块、肠梗阻和出血等。

②肝胆:肝实质受侵可引起肝区疼痛。

③骨骼:临床表现有局部骨骼疼痛及继发性神经压迫症状。

④皮肤非特异性损害:常见的有皮肤瘙痒症及痒疹,瘙痒症在霍奇金病中较为多见(占85%)。

⑤扁桃体和口鼻咽部淋巴瘤:侵犯口鼻咽部者临床上有吞咽困难、鼻塞、鼻衄。

⑥其他淋巴瘤:尚可浸润胰腺而引发吸收不良综合征。

八、自我管理

避免长期接触苯、甲醛等化学物质。从事皮鞋制作、手袋皮具加工的工作者以及从事装修工作的工人,应避免在工作场地内长时间工作。积极预防和治疗病毒感染,加强身体锻炼是有效预防淋巴瘤的一种方式。保证空气清新,开车的时候要把车窗打开,避免让自己长期处于一个封闭的环境。密切注意浅表肿大的淋巴结的变化,预防淋巴瘤。对于家族成员中有类似疾病的患者,更应提高警惕。积极治疗与本病发生可能相关的其他慢性疾病,如慢性淋巴结炎、自体免疫性疾病等。除此之外,因为淋巴瘤的临床表现不明显,但如果出现不明原因的长期发热、盗汗、体重减轻或突然出现无痛性的淋巴结肿大等,就应该尽早到医院就诊。

（沈建平　俞庆宏）

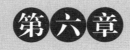

第六章

老年内分泌疾病的防治与管理

第一节　老年糖尿病的防治与管理

一、定义和流行病学

老年糖尿病患者是指年龄在60岁或以上的糖尿病患者,包括60岁以前诊断的糖尿病患者延续至老年(老年前患病者)和60岁以后新诊断的糖尿病患者(老年后新发病者)。

随着人口老龄化的加剧,老年糖尿病患者已成为糖尿病的主流人群。据中国疾病预防控制中心(CDC)2010年调查估测,中国18岁或以上人群的糖尿病的患病率为11.60%,而60岁或以上人群的糖尿病的患病率高达22.86%。

二、病　因

该病由胰岛素分泌不足或(和)胰岛素作用缺陷所引起。

三、危险因素(表6-1-1)

表6-1-1　2型糖尿病的危险因素

不可改变的危险因素	可改变的危险因素
年龄	糖尿病前期(糖耐量异常或合并空腹血糖受损)(最重要的危险因素)
家族史或遗传倾向	代谢综合征
种族	超重、肥胖、抑郁症
妊娠糖尿病史或巨大儿生产史	饮食热量摄入过高、体力活动少
多囊卵巢综合征	可增加糖尿病发生风险的药物
宫内发育迟缓或早产	致肥胖或糖尿病的社会环境

四、临床表现

老年糖尿病患者典型的"三多一少"(多尿、多饮、多食和体重减轻)症状常不明显,更多的是在体检或在其他疾病住院过程中发现,部分患者甚至以糖尿病高渗高血糖综合征(糖尿病高渗性昏迷)起病。老年糖尿病以餐后血糖升高为多见,对低血糖耐受性差,且易出现无症状低血糖及严重低血糖。老年人伴发疾病较多,并发症的发生风险高,器官功能逐渐衰退,病情复杂,易发生心脑血管事件;同时,易出现功能缺陷、认知障碍、抑郁、跌倒、尿失禁、营养不良等临床症候群,即老年综合征。

五、诊断(表6-1-2、表6-1-3)

表6-1-2 2型糖尿病诊断标准

诊断标准	静脉血浆葡萄糖水平(mmol/L)
典型糖尿病症状(多饮、多尿、多食、体重下降)随机血糖	≥11.1
空腹血糖	≥7.0
葡萄糖负荷后2h血糖	≥11.1
无糖尿病症状者,需改日重复检查	

注:空腹状态指至少8h没有摄入热量;随机血糖指不考虑上次的用餐时间;一天中随机血糖不能用来诊断空腹血糖受损或糖耐量异常。

表6-1-3 糖代谢状态分类(世界卫生组织1999年)

糖代谢分类	静脉血浆葡萄糖水平(mmol/L)	
	空腹血糖	葡萄糖负荷后2h血糖
正常血糖	<6.1	<7.8
空腹血糖受损(IFG)	6.1~<7.0	<7.8
糖耐量减低(IGT)	<7.0	7.8~<11.1
糖尿病	≥7.0	≥11.1

注:将IFG和IGT统称为糖调节受损。

六、防治要点

胰岛 B 细胞功能与年龄相关,糖尿病的发生具有明显的增龄效应。老年人是糖尿病的高危人群,保持愉快的心情、合理的膳食,适度运动,维持合理的体重,纠正其他代谢异常以及定期的筛查是预防糖尿病的基础。

2 型糖尿病是老年糖尿病的主要类型,口服降糖药较为常用,但要兼顾患者年龄大的特点。在不出现低血糖的前提下,需根据患者情况制定个体化的控制目标,达到合适的血糖控制目的。

老年糖尿病治疗的注意事项:①根据患者情况确定个体化血糖控制目标,应适度放宽糖化血红蛋白(HbA1c)含量的控制目标。②生活方式干预依然是重要的治疗手段,有些血糖水平不太高的老年 2 型糖尿病患者,通过生活方式干预可获得相对满意的血糖控制。制定生活方式干预方案时应注意其并发症及伴发病、视力、听力、体力、运动耐力、平衡能力、是否有骨关节病变及心肺等器官功能情况,推荐个体化的方案。③老年患者可能罹患多种疾病,会同时服用多种药物,药物间的相互作用以及肝肾功能逐渐减退可能增加药物不良反应发生的风险。④在进行降糖治疗时要注意血压、血脂、凝血机制等的异常,根据异常情况做相关处理。

七、老年糖尿病的管理

(一) 基层医院(包括社区医院)管理

1. 制订老年糖尿病社区人群防治及管理的中长期规划

根据患者血糖控制水平,自身糖调节能力,是否合并有高血压、高脂血症、高尿酸血症及肥胖,糖尿病并发症的合并情况及患者的自我管理水平进行分层,制定个体化的血糖控制目标。

《老年糖尿病诊疗措施的专家共识(2013 年版)》将糖化血红蛋白主要分为以下几类。

(1) HbA1c 含量<7.5%:适用于预期生存期>10 年、有较轻并发症及伴发疾病、有一定低血糖风险、应用胰岛素促泌剂类降糖药物或以胰岛素治疗为主的2型和1型糖尿病患者。

（2）HbA1c含量＜8.0％：适用于预期生存期＞5年、有中等程度并发症及伴发疾病、有低血糖风险、应用胰岛素促泌剂类降糖药物或以多次胰岛素注射治疗为主的老年糖尿病患者。

（3）HbA1c含量＜8.5％：如有预期寿命＜5年、完全丧失自我管理能力等情况，HbA1c含量的控制标准可放宽至＜8.5％，尚需避免严重高血糖（血糖水平＞16.7mmol/L）引发的糖尿病急性并发症和难治性感染等情况的发生。

2. 社区老年糖尿病的健康教育

健康教育的目标是使患者充分认识糖尿病并掌握糖尿病的自我管理能力。糖尿病的教育形式可以是大课堂式、小组式或个体化，内容包括饮食、运动、血糖监测和自我管理能力的指导，小组式或个体化形式的针对性更强，更易于个体化。

3. 社区老年糖尿病患者的检出

（1）基层医院或社区医院流行病学调查。

（2）社区体检。

（3）医院或社区医院门诊。

（4）筛查糖尿病高危人群等。

4. 建立社区老年糖尿病患者的健康档案

对已经确诊为糖尿病的老年患者建立健康档案。

5. 随访

有条件的社区卫生服务机构可开设糖尿病专科门诊，对老年糖尿病患者进行随访。

6. 建立社区老年糖尿病的规范管理方案

社区老年糖尿病规范管理采取三级预防管理方案。

（1）一级预防的目标是预防2型糖尿病的发生，主要针对高危人群的糖尿病筛查，包括具有糖尿病危险因素的人群以及合并有高血压、高脂血症、冠状动脉粥样硬化性心脏病及脑卒中病史的人群。

防治对策：对于糖尿病前期患者应让其通过饮食控制和运动以降低糖尿

病的发生风险,并定期随访,给予社会心理支持,以确保患者能够长期坚持良好的生活方式;定期检查血糖;同时密切关注其他心血管疾病的危险因素(如吸烟、高血压、血脂代谢紊乱等),并给予适当的干预措施。

具体目标:①使超重或肥胖者的BMI达到或接近24kg/m²,或体重至少减少5%～10%;②每日饮食总热量至少减少400～500kcal;③饱和脂肪酸摄入量占总脂肪酸摄入量的30%以下;④中等强度体力活动,至少保持在150分钟／周。2013年糖尿病指南不推荐使用药物干预的手段预防糖尿病。

(2) 二级预防的目标是在已诊断的2型糖尿病患者中预防糖尿病并发症的发生。对于新诊断和早期2型糖尿病患者,采用严格控制血糖的策略以降低糖尿病并发症的发生风险。在没有明显糖尿病血管并发症但具有心血管疾病危险因素的2型糖尿病患者中,采取降糖、降压、调脂(主要是降低LDL-C水平)和应用阿司匹林治疗,以预防心血管疾病和糖尿病微血管病变的发生。

(3) 三级预防的目标是延缓已发生的糖尿病并发症的进展,降低致残率和病死率,改善患者的生存质量。

在年龄较大、糖尿病病程较长和已经发生过心血管疾病的患者中,要充分权衡强化血糖控制的利弊,在血糖控制目标的选择上采用个体化的策略,并制定以患者为中心的糖尿病管理模式。同时,在此基础上,采取降压、调脂(主要是降低LDL-C水平)和应用阿司匹林的措施,以降低心血管疾病反复发生和死亡的风险,并且降低糖尿病微血管病变的发生风险。

7. 专病危急状况的识别及应急管理

急性并发症包括高血糖高渗状态(hyperglycemic hyperosmolarstate,HHS)、糖尿病酮症酸中毒(diabetic ketoacidosis, DKA)和乳酸酸中毒。HHS多发于老年人,且半数以上患者无糖尿病史。DKA的发生多有诱因,如感染、胰岛素治疗中断等。老年人因肝肾功能减退、心肺功能异常等易发生乳酸酸中毒,尤其是应用苯乙双胍者。

慢性并发症是老年糖尿病防治的重点。老年糖尿病大血管病变以动脉粥样硬化为基本病理改变。心脑血管并发症是老年糖尿病致残、致死的主要原因。老年糖尿病大血管病变具有病变广泛、严重、临床症状轻或缺如的特点。

糖尿病微血管并发症(如老年糖尿病肾病)可能是多种危险因素共同作用的结果。糖尿病视网膜病变发生率随年龄增大而增加,多与糖尿病肾病共同存在。老年糖尿病神经系统损害包括中枢神经系统形态和结构改变、认知功能减退、周围神经病变及自主神经病变。

低血糖对于老年糖尿病患者的危害巨大,有时甚至是致命的。年龄是严重低血糖的独立危险因素。然而在老年患者中,这种致命的危害常无症状而直接导致功能损害,例如跌倒、骨折以及逐渐减退的认知功能等。反复发作的低血糖,伴有其他并发症(如自主神经病变)或服用某些药物(如β-受体阻滞剂)易发生无症状低血糖,增加了发生严重低血糖的风险。

另外,认知功能的损害也使患者无法自我判断低血糖的发生。选择低血糖风险低的降糖药物、简单的治疗方案,将有助于减少低血糖的发生,有利于患者依从性的提高。

一旦出现上述严重的急慢性并发症及严重低血糖,建议到大型综合医院就诊。

8. 管理效果评估

(1)社区糖尿病患病总人数估算＝社区常住老年总人口数×老年糖尿病的患病率[社区老年糖尿病患者普查、社区抽样调查或选用中国(我省)近期老年糖尿病的患病率]。

(2)社区老年糖尿病的管理率＝社区卫生服务机构已管理的老年糖尿病患者数/社区老年糖尿病总人数×100%。

(3)社区老年糖尿病的知晓率＝社区老年人知道自己患有糖尿病的人数/社区老年糖尿病总人数×100%。

(4)社区糖尿病的治疗率＝社区已服降糖药的老年糖尿病患者数/社区老年糖尿病总人数×100%。

(5)社区老年糖尿病的控制率＝社区血糖达标的老年糖尿病患者数/社区老年糖尿病总人数×100%。

(6)社区管理老年糖尿病患者群的控制率＝社区接受管理的治疗达标的老年糖尿病患者数/社区接受管理的老年糖尿病患者数×100%。

以上多项统计指标可在社区老年糖尿病管理前后得到比较,也可逐年统计比较。

(二) 自我管理

糖尿病是一种终身性疾病,糖尿病患者发生微血管和大血管病变的风险显著高于非糖尿病患者,减少糖尿病患者发生大血管和微血管病变的风险不但依赖于高血糖的控制,还依赖于其他心血管疾病危险因素的控制和不良生活方式的改善。因此,患者的行为和自我管理能力的强弱是糖尿病控制是否成功的关键。

患者出现乏力、口干、多饮、多尿及体重减轻等症状,应及时到医院检查空腹血糖,必要时检查糖耐量试验以明确自己是否有血糖异常,一旦发现有血糖偏高或糖尿病时,应找糖尿病专科医生就诊,进行空腹血糖、餐后2h血糖、糖化血红蛋白、胰岛素及C肽水平等检查以评估血糖升高的严重程度及自身胰岛的功能,以便制定合适的控糖方案,同时需做糖尿病相关并发症的筛查(如眼底检查、尿微量白蛋白检查、血管超声等)以明确糖尿病相关并发症的存在及严重程度。

具体的治疗方案包括以下内容。

1. 糖尿病的教育和管理

每位糖尿病患者一旦确诊,即应接受糖尿病教育,教育的目标是使患者充分认识糖尿病并掌握糖尿病的自我管理能力。内容包括糖尿病的自然进程,临床表现,危害及如何防治急慢性并发症,个体化的治疗目标,个体化的生活干预方式(饮食、运动),口服降糖药、胰岛素治疗及规范的胰岛素注射技术,自我血糖监测和尿糖监测(当血糖监测无法实施时),血糖测定结果的意义和应采取的干预措施,口腔护理、足部护理、皮肤护理的具体技巧,针对特殊情况(如疾病、低血糖、应激和手术)的应对措施,糖尿病患者的社会心理适应等。

2. 2型糖尿病的医学营养治疗

老年糖尿病患者应当保证饮食能供给所需的热量、合理调配饮食结构(适当限制甜食,多食用能量密度高且富含膳食纤维、升血糖指数低的食物)

和进餐模式(少吃多餐、慢吃、后吃主食),以保持良好的营养状况,改善生活质量。饮食结构中,碳水化合物供能应占50%～60%。没有肾脏病限制时,蛋白质的摄入量应为1.0～1.3g/(kg·d),推荐以蛋、奶制品,动物肉类和大豆蛋白等优质蛋白为主。ADA推荐膳食纤维的摄入量为14g/(1000kcal·d)。具体的配置需要因人而异,适合个体差异大的老年人的需求。

3. 2型糖尿病的运动治疗

老年糖尿病患者的运动管理更需要个体化。正常体能者、老龄体弱者、肢体残障者、智能障碍者分别选择能进行、容易坚持的全身或肢体运动方式。运动前需进行运动安全性评估。结合轻中度运动消耗量的安排时间,提倡餐后的适量室内活动与每周3～4次的体能锻炼相结合,有利于缓解餐后高血糖,并保持或增强体质。结合有计划的抗阻力运动(如举重物、抬腿保持等)可以帮助老年患者延缓肌肉的减少。肥胖者可通过适当增加有氧运动量来消耗脂肪储存。

4. 糖尿病的药物治疗

老年2型糖尿病降血糖药物治疗路径见图6－1－1。

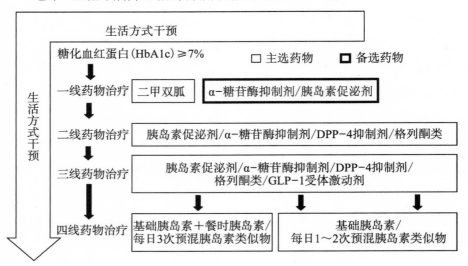

图6－1－1 老年2型糖尿病降血糖药物治疗路径

注:DPP-4抑制剂为二肽基肽酶4抑制剂;GLP-1受体激动剂为胰高血糖素样肽1受体激动剂。

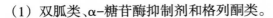

（1）双胍类、α-糖苷酶抑制剂和格列酮类。

二甲双胍是2型糖尿病患者控制高血糖的首选或一线用药。它较小的低血糖风险对于老年人有一定的益处，但是药物带来的胃肠道反应与体重减轻对于瘦弱的老年患者可能不利。

双胍类药物本身没有肾毒性，因其以原型从肾脏排出，如果估算的肾小球滤过率（eGFR）在45～60ml/min之间，则二甲双胍应该减量；如果eGFR＜45ml/min，则二甲双胍不能使用。双胍类药物禁用于肝功能不全、心力衰竭、缺氧或接受大手术的患者，以避免乳酸性酸中毒的发生。影像学检查使用碘化造影剂时，应暂时停用二甲双胍。

α-糖苷酶抑制剂：包括阿卡波糖、伏格列波糖和米格列醇。其主要作用是降低餐后血糖浓度，低血糖的风险较低，对于以碳水化合物为主要能量来源的老年糖尿病患者更为适合。服药后的胃肠道反应可能会影响这类药物的使用，从小剂量开始，逐渐加量可以有效减少不良反应。单独服用本类药物通常不会发生低血糖。合用α-糖苷酶抑制剂的患者如果出现低血糖，治疗时需使用葡萄糖制剂，食用蔗糖或淀粉类食物纠正低血糖的效果差。该类药物95％以上在肠道水解后排出，不增加肝肾的代谢负担。

格列酮类包括罗格列酮和吡格列酮，增加胰岛素敏感性的作用明确，有延缓糖尿病进程和较长时间稳定血糖的临床疗效，但有增加体重、水肿，加重心力衰竭、骨折的风险，在老年人中的应用还存在一定的负面影响。除老年早期或有特殊需求者外，一般不推荐在老年糖尿病患者中使用。

（2）胰岛素促泌剂。

磺脲类是胰岛素促泌剂类中临床应用经验多、价格相对便宜的降糖药物。

对老年患者来说，这类药物的低血糖风险相对较大，格列本脲的低血糖风险最大，不宜用于老年患者。对于肝肾功能正常的老年糖尿病患者可考虑选择每日1次的磺脲类药物，或根据血糖谱的特点选择中短效的磺脲类药物。格列齐特缓释片、格列吡嗪控释片、格列美脲片，每天服用1次，且体内药物浓度波动平缓，低血糖发生风险小，推荐老年患者选用。有轻中度肾功能不全的患者,可考虑选择格列喹酮。

格列奈类为非磺脲类短效胰岛素促泌剂,以降低餐后血糖浓度为主,需餐前服用,起效快、半衰期较短。在相同降糖效力的前提下,格列奈类药物低血糖的风险较磺脲类药物低。瑞格列奈(从胆汁排出)较那格列奈受肾功能影响更小。

(3)肠促胰素类。

二肽基肽酶4(DPP-4)抑制剂:通过延长体内自身胰高血糖素样肽-1(GLP-1)的作用改善糖代谢。主要降低餐后血糖,低血糖风险很小,耐受性和安全性比较好,不增加体重,对于老年患者有较多获益。

GLP-1受体激动剂:GLP-1受体激动剂以降低餐后血糖为主,低血糖风险较低,经其他降糖药治疗后血糖控制不佳、肥胖或贪食者可考虑本药。但是这类药物可能导致恶心等胃肠道不良反应及体重减轻,对于比较瘦弱的老年患者不适合。肾功能不全时药物需要减量。有胰腺炎病史者须慎用。目前尚缺少老年人应用的经验。

(4)胰岛素。

现有的胰岛素制剂品种较多,包括动物来源、基因合成人胰岛素或胰岛素类似物。按皮下注射后起效时间分为速效、短效、中效、长效和超长效胰岛素,根据需求而配置不同比例的短(速)/中效预混制剂。

对于根据病情需要需使用胰岛素的老年患者,应考虑老年人群的特殊性(如视力或手部灵活性问题可能是部分老年患者使用胰岛素的障碍),在使用胰岛素进行降糖治疗前应认真考虑低血糖的风险。与人胰岛素相比,胰岛素类似物发生低血糖的风险相对较低,但价格也更高。

5. 糖尿病的检测

糖尿病的检测包括血糖监测、其他心血管危险因素和并发症的监测。

血糖监测:基本指标包括空腹血糖、餐后2h血糖和糖化血红蛋白(HbA1c)。建议患者应用便携式血糖仪进行自我血糖监测,指导调整治疗方案。持续血糖监测可作为无症状低血糖和(或)频发低血糖患者自我血糖监测的补充。HbA1c用于评价长期血糖控制的情况,也是临床指导调整治疗方案的重要依据之一。

血糖监测的频率：采用生活方式干预糖尿病的患者可每月仅监测空腹及餐后2h血糖；使用口服降糖药且血糖控制良好者可每周仅监测空腹及餐后2h血糖；使用口服降糖药且血糖控制欠佳者，可每周2～4次监测空腹及餐后2h血糖，或在就诊前一周内连续监测1～3d，每天至少监测5个时点（空腹、早餐后、午餐后、晚餐后和睡前）的血糖，出现低血糖症状或怀疑低血糖时应随时监测血糖。

使用胰岛素治疗的患者：血糖控制良好者可每周监测1d的血糖，至少包括空腹、早餐后、午餐后、晚餐后和睡前5个时点的血糖水平；血糖控制欠佳者或强化胰岛素治疗者可每天监测7个时点（早餐前后、午餐前后、晚餐前后和睡前）血糖。

（1）使用基础胰岛素的患者应监测空腹血糖，根据空腹血糖调整睡前胰岛素的剂量。

（2）使用预混胰岛素者应监测空腹和早餐后2h血糖，根据空腹血糖调整晚餐前胰岛素的剂量，根据早餐后2h血糖调整早餐前胰岛素的剂量。

（3）使用餐时胰岛素者应监测餐后血糖或餐前血糖，并根据餐后血糖和下一餐前血糖调整上一餐前的胰岛素剂量。

糖化血红蛋白（HbA1c）：糖尿病患者初诊时应进行常规检查，开始治疗后应每3个月检查1次，若血糖控制良好且稳定，可酌情延长间隔时间。

糖化血清蛋白：每2～3周检测1次。

糖尿病并发症的监测：已有糖尿病相关并发症者建议每3～6个月查眼底、尿白蛋白与肌酐比值、颈动脉B超，无相关并发症者每年至少进行1次并发症的筛查。

合并症及危险因素的监测：每次就诊时均应测量血压，每1～3个月查血脂、尿酸、肝肾功能等。

糖尿病治疗的目标：糖尿病治疗的近期目标是通过控制高血糖和相关代谢紊乱来消除糖尿病症状和防止出现急性代谢并发症；糖尿病治疗的远期目标是通过良好的代谢控制达到预防慢性并发症、提高患者生活质量和延长寿命的目的。

随访(复查时间和项目)见表6-1-4。

表6-1-4 随访(复查时间和项目)

监测项目	初访	随访	每季随访	每年随访
体重、身高	✓	✓	✓	✓
腰围	✓	✓	✓	✓
血压	✓	✓	✓	✓
空腹、餐后2h血糖	✓	✓	✓	✓
糖化血红蛋白	✓		✓	✓
尿常规	✓	✓	✓	✓
血脂	✓			✓
尿白蛋白、尿肌酐▲	✓			✓
血肌酐、尿素	✓			✓
肝功能	✓			✓
促甲状腺素	✓			✓
心电图	✓			✓
眼(视力及眼底)	✓			✓
足(足背动脉搏动)	✓		✓	✓
神经病变的相关检查	✓		✓	✓

注:▲在条件允许的情况下进行。

(俞晓映)

第二节　老年甲状腺疾病的防治与管理

第一部分　老年甲状腺功能减低

一、定　义

甲状腺功能减低(甲减)是甲状腺激素合成及分泌减少,或其生理效应不足从而导致机体代谢降低的一种疾病,是老年人常见的内分泌疾病。本病临床上并不少见,各年龄均可发病,以中老年妇女多见,男女患病之比为1:5,按其病因分为原发性甲减、继发性甲减及周围性甲减三类,临床上以原发性甲减为常见。由原发于甲状腺的疾病引起的甲状腺激素分泌不足所致的甲减称为原发性甲减;由下丘脑、垂体疾病引起的甲状腺激素分泌减少所致的甲减称为继发性甲减。

二、病　因

(1) 自身免疫性甲状腺炎、慢性淋巴细胞性甲状腺炎或桥本甲状腺炎是老年甲减的主要原因。本病以缓慢进行性的淋巴细胞浸润并破坏甲状腺为特征,最终导致甲状腺功能低下。

(2) 甲状腺手术,放射性碘或颈部放射治疗。

(3) 缺碘和高碘。正常人每天摄入碘$100\sim200\mu g$是较适宜的,每日碘摄入量少于$50\mu g$可因缺碘导致甲状腺代偿性肿大,严重缺碘失代偿时会导致甲减。过量的碘摄入可干扰甲状腺内碘有机化,抑制甲状腺激素合成而导致甲减,其主要发生在易感的个体中。

（4）抗甲状腺药物引起甲减，甲亢患者治疗中由于抗甲状腺药物过量或没有及时调整剂量导致药物性甲减。

（5）继发性甲减，由下丘脑—垂体功能降低引起，由于促甲状腺素（TSH）分泌减少所致。如垂体肿瘤、垂体脑卒中、垂体炎等。

（6）少数患者的甲减原因不明，称为特发性甲减。

三、临床表现

甲减起病缓慢、隐匿。多数患者为亚临床甲减，由于无自觉症状往往不易发现。典型甲减症状为患者畏寒、嗜睡、记忆力减退、乏力等，以后逐渐发现颜面及全身浮肿，体重增加，但由于浮肿为组织黏液性水肿，呈非凹陷型，有时不易察觉。反应迟钝，声音嘶哑，皮肤变干、粗糙、苍白，少汗，毛发干燥无光，手心等色素浅的部位可呈现淡黄色，食欲减退、厌食、腹胀、便秘。重者可出现麻痹性肠梗阻。胆囊因收缩力减弱而胀大，半数患者有胃酸缺乏，导致恶性贫血与缺铁性贫血。心率缓慢、心输出量减少，血压低，心脏扩大，心音低钝，心电图可出现ST-T改变、低电压和传导阻滞，有时可伴有心包积液和胸腔积液，重症者发生黏液水肿性心肌病。四肢肌肉疼痛，可呈假性肌肥大，肌肉软弱无力、强直，可伴有关节病变（如慢性关节炎）。女性患者月经过多，久病闭经，有不育症；男性患者阳痿，性欲减退。少数患者出现泌乳，继发性垂体增大。

老年甲减的特点是临床表现不典型，容易误诊、漏诊，误诊以冠心病、贫血为多。误诊主要原因：①老年甲减症状不典型，与正常衰老表现不易区别；②老年人病情复杂，以他病为主要表现时容易掩盖本病；③甲减表现与常见老年病（如冠心病、心功能不全、高脂血症和脑动脉硬化等）表现相混，易被误诊。

四、诊　断

一旦有上述甲减症状，就要到医院化验甲状腺功能，包括TSH、总三碘甲状腺原氨酸（TT_3）、总甲状腺素（TT_4）、游离三碘甲状腺原氨酸（FT_3）、游离甲状腺素（FT_4）；还要查自身免疫抗体，如甲状腺球蛋白抗体（TGAb）、甲状腺过氧化物抗体（TPOAb）；并检查甲状腺超声，以了解甲状腺大小、形状改变、回声及血供情况,以帮助明确甲状腺功能减低的原因。如有TT_3、TT_4、FT_3、FT_4水平降低,或仅有TT_4、FT_4水平降低,无论促甲状腺素水平升高或降低,即可做出甲减的诊断。再根据促甲状腺素水平来诊断中枢性或甲状腺性甲减。

五、防治要点

如明确诊断甲状腺功能减低,则要积极治疗。甲状腺激素替代治疗是甲减治疗的基本方法,国内当前常用药物为左旋甲状腺素钠片($L-T_4$)和甲状腺片(甲状腺干片)。甲状腺片由于各厂家和每批取材不同,各厂家间甚至同一厂家不同批号所生产的药片,其有效的T_4和T_3含量很不一致,造成疗效差异甚大。而左旋甲状腺素钠片为人工合成制剂,其每片含左旋甲状腺素钠量恒定而准确。

老年甲减患者替代治疗应特别注意下述原则。

(1)强调从小剂量开始的原则。老年人易有冠心病,对甲状腺激素耐受力差,如起始剂量大,容易诱发心绞痛、心律失常,一般起始量为每日左旋甲状腺素钠片$12.5\mu g$(或甲状腺片10mg),逐渐缓慢加量,直到临床症状明显改善和甲状腺功能指标恢复正常。

(2)注重临床效果。一般甲减患者治疗是要求TT_3、TT_4、FT_3、FT_4和促甲状腺素水平恢复到正常水平。但老年甲减由于心脏病等原因,有的患者还未达到正常水平,已出现心绞痛、心律不齐或心动过速等,心脏及全身情况不能耐受。因此,替代剂量是否足够应以临床表现为主要指征,既要尽可能消除甲减临床症状和体征,又要使患者能耐受,不能苛求激素水平正常。一般来说,FT_4以控制在正常范围的低值为宜;如为原发性甲减,则TSH宜控制为在正常范围里的高值。

(3)根据具体情况选择药物剂型。一些老年人特别是有严重全身性疾病者,应用左旋甲状腺素钠片的效果不佳,而应用甲状腺片(因含有T_3)的效果更好些。

(4)继发性甲减治疗。若有肾上腺皮质功能降低,必须先用氢化可的松或强的松替代治疗,剂量一般为氢化可的松每日20～30mg,强的松每日5.0～

7.5mg,不可先替代或只替代甲状腺激素,以免诱发肾上腺皮质危象。

六、基层医院和社区医院管理

甲状腺功能减低是常见疾病,在老年人群中更加常见。基层医院或社区医院在管理老年甲状腺功能减低中尤其重要,因老年人大多生活在基层和社区。有条件的基层和社区医院应对老年人进行健康宣教。宣教的重点应是甲状腺功能减低的病因和临床表现。对有甲状腺疾病家属史、甲状腺手术史、甲状腺肿的患者,应进行体检和实验室检查,尽早明确诊断,建立专病患者的健康档案。条件许可的医院可开设内分泌代谢病专病门诊,对老年甲状腺功能减低患者进行规范化管理。定期随访和复查,及时调整治疗方案。

七、自我管理

如怀疑有甲状腺功能减低的老年患者,应尽早去基层和社区医院或大医院内分泌专科医生处就诊,及时了解甲状腺功能减低的性质和危害。常规的检查包括甲状腺激素和相关的自身抗体检查以及甲状腺B超,据此即可做出初步的诊断。治疗的方法非常简单,补充甲状腺素即可,应在医生的指导下调整药物剂量。甲状腺功能减低一般需要长期的治疗,药物剂量调整阶段可在2周左右复查,待剂量调整稳定后可在3～6个月复查,而后逐渐延长至6～12个月复查。

第二部分　老年甲状腺结节的诊治

一、定义和流行病学

甲状腺结节是指由多种原因导致甲状腺内出现一个或多个组织结构异常的团块。甲状腺结节是老年人内分泌系统最常见的疾病之一。随着年龄的增长,其发生率愈高。病理发现,70岁以上人群中有80%的甲状腺有一个或多个结节。结节的超声检出率为50%～70%,临床触诊10%有甲状腺结节。年龄越大,甲状腺结节的检出率越高。在检出的甲状腺结节中约10%为甲状腺癌,女性多于男性。老年甲状腺结节的性质与一般人群相似,90%以上为良性,少数为恶性,值得重视的是老年甲状腺癌的预后较中青年人为差。甲状腺未分化癌和恶性淋巴瘤在老年人群中的发病率明显高于一般人群。

甲状腺结节的确切发病率受诸多因素影响,如医生的经验、检查方法、疾病本身的情况。国内报道的数据不一,国外报道的数据与一般人群相似。但总的来说,年龄越大,甲状腺结节的发病率越高。

二、病 因

甲状腺结节可由多种原因引起,但进一步确切的病因尚未完全清楚。

(一)增生性结节性甲状腺肿

碘摄入量过多或过少、服用致甲状腺肿的药物或甲状腺激素合成酶缺陷等都可致甲状腺肿,长期甲状腺肿可导致结节形成。

(二)肿瘤性结节

甲状腺良性肿瘤和恶性肿瘤及转移癌。

(三)囊 肿

结节性甲状腺肿、腺瘤退行性变化和陈旧性出血斑囊性变、甲状腺癌囊性变等导致的囊肿。

(四)炎症性结节

急性化脓性甲状腺炎、亚急性甲状腺炎、慢性淋巴细胞性甲状腺炎均可以结节形式出现。

三、甲状腺结节与碘摄入的关系

近年来甲状腺结节的发病率有所增加,特别是服用加碘盐后,有专家认为可能与过量服碘有关。正常人每日碘生理需要量为150~500μg,食入的元素碘有90%被甲状腺所摄取,并快速转变为有机碘而供生理需要。缺碘会导致甲状腺素合成障碍,引起甲状腺肿,还易引发甲状腺未分化癌。在20世纪初,美国中西部由于缺碘而使未分化癌占全部甲状腺癌的20%左右,但自20

世纪30年代全民食用加碘盐后,迄今未分化癌的发生率已降至1%左右。过量摄碘对甲状腺的危害也是存在的,它可能与甲减、甲亢、桥本甲状腺炎及甲状腺癌的发生有关。但碘与甲状腺结节发生之间的关系尚未明确。

四、临床表现

女性甲状腺结节的发病率较男性高。甲状腺结节大小不等,性质不同,症状也不同。甲状腺小结节可无临床表现。随着结节的增大,可表现为甲状腺肿大,两侧可对称,后期两侧常不对称。甲状腺结节可伴发囊性变,若并发囊内出血,结节可在短期内迅速增大而引起疼痛。当结节较大时,可压迫气管、食管、血管、神经等而引起各种压迫症状。

五、临床诊断

甲状腺结节的临床诊断是非常重要的,在治疗前应鉴别结节的良恶性,如为恶性的,还需了解是否有区域淋巴结转移和远处转移,同时要鉴别结节是原发病灶还是转移灶。

(一) 体 检

需使患者尽可能放松,仔细检查肿块的部位、质地、大小、活动度、区域淋巴结是否肿大,尤其要注意颈内静脉丛的淋巴结。因甲状腺癌常有淋巴结转移,必要时需行喉镜检查,了解声带的活动情况。当肿块呈现不规则、质地偏硬、活动度差或有颈部淋巴结肿大时要考虑恶性肿瘤的可能,同样甲状腺呈弥漫性、对称性肿大时要考虑桥本甲状腺炎或甲亢等。

(二) 超声检查

超声检查是甲状腺结节诊断的最有价值的手段之一。美国甲状腺学会推荐对所有怀疑的甲状腺结节均行超声检查。目前使用的高频探头的灵敏度高,可探测到2mm的结节。超声检查可以了解肿块数目、大小、部位、形态、有无包膜、实质性或囊性、血流情况及有无钙化、区域淋巴结有无肿大。钙化又可分为粗大钙化、壳化钙化及砂粒样钙化。对超声检查出现形态不规则、无明显包膜、无晕轮,尤其是在甲状腺结节实质中血流丰富伴有砂粒样钙化、中央区或颈侧区异常肿大淋巴结时,要考虑恶性肿瘤的可能。有经验的B超医生,通过B超判断甲状腺结节良恶性的符合率可达到90%。

(三) 细针穿刺

对可疑的甲状腺结节行细针穿刺检查可以鉴别肿瘤的良恶性。超声指导下的细针穿刺的准确性更高,可达95%。但要注意的是对滤泡样癌,细针穿刺很难做诊断,因只有当肿瘤侵犯至包膜外才能诊断为滤泡样癌,细胞学是无法做到的。对肿大淋巴结细针穿刺也有助于诊断,当颈部淋巴结内出现甲状腺滤泡成分时,甲状腺癌的诊断即可成立。

(四) 核医学检查

可以帮助临床了解甲状腺的功能。根据甲状腺摄碘的情况判断结节的性质,当出现"热结节"时要考虑功能性腺瘤;"温结节"常提示结节性甲状腺肿或腺瘤可能;"冷结节"或"凉结节"结合超声提示为实质性肿瘤时,要考虑恶性肿瘤。但要注意的是,当肿瘤出现液化或呈囊性肿瘤时,核医学检查也提示为"冷结节"或"凉结节"。核医学检查对诊断异位甲状腺很有意义,对了解是否有甲状腺癌转移很有作用。

(五) 影像学检查

CT、MRI可以帮助了解肿瘤与周围组织的关系。增强CT的价值较大,可以了解肿瘤的部位与气管、食管的关系,是否有气管移位、气管受压、食管受侵。对了解颈部是否异常淋巴结及胸骨后甲状腺的诊断很有帮助。

(六) 实验室检查

主要检查的项目是甲状腺功能(T_3、T_4、TSH),TGAb,TPOAb,降钙素等。甲状腺功能检查的目的是了解血液中甲状腺激素水平,对术后随访的患者亦可指导服药的剂量。在全甲状腺切除后的患者中检测甲状腺球蛋白(Tg)可了解患者是否存在复发转移,亦可评价核医学治疗的效果。在甲状腺仍然存在的情况下,其水平的高低意义不大。TGAb、TPOAb的检查目的是诊断桥本甲状腺炎。降钙素水平的升高是甲状腺髓样癌的肿瘤标志物。如降钙素水平升高,应追加检查癌胚抗原(CEA);如两者均升高,甲状腺髓样癌的诊断应可确立。

PET-CT是一种新的癌症诊断手段,但对分化性甲状腺癌的诊断意义尚不清楚,对转移病灶、甲状腺未分化癌、髓样癌有意义。

六、甲状腺结节的治疗

甲状腺结节是临床常见病、多发病,并不是所有的甲状腺结节均需手术,甲状腺良性结节常可保守治疗,只有诊断甲状腺癌的患者才必须手术。

临床最常见的甲状腺良性结节是结节性甲状腺肿,大多数结节性甲状腺肿可以保守治疗。保守治疗的方法是①定期随访;②定期随访加小剂量甲状腺素(左旋甲状腺素钠25~50μg/d)。只有在以下情况下可以考虑手术:①结节压迫气管、食管;②结节坠入纵隔;③结节伴甲亢;④怀疑有癌变;⑤患者有思想顾虑。

可以根据结节的部位、数量、大小等行全甲状腺切除术、甲状腺腺叶切除术、甲状腺次全切除术及甲状腺结节切除术。

甲状腺腺瘤、囊肿的治疗主要靠外科手术,手术的原则同结节性甲状腺肿。

七、甲状腺癌的治疗

临床上最常见的癌是分化性甲状腺癌(乳头状癌、滤泡样癌),占全部恶性肿瘤的90%以上。其次为甲状腺髓样癌、甲状腺未分化癌,甲状腺未分化癌主要见于老年患者。

甲状腺癌的治疗主要是外科手术,目前对甲状腺癌的手术方法尚有争议。手术原则是原发病灶位于一侧腺叶的,行腺叶切除术+峡部切除术+中央区淋巴结清扫术。病灶位于两侧腺叶的,行全甲状腺切除术+气管前淋巴结清扫术。对颈侧区淋巴结转移的,同时行功能性颈部淋巴结清扫术。对临床无颈部淋巴结转移的患者可暂不行颈部淋巴结清扫术。约有10%的患者在随访期间出现颈部淋巴结转移,当出现转移时再行清扫术并不影响预后。

甲状腺髓样癌属中度恶性肿瘤,其手术治疗方式与分化性甲状腺癌一样,但可适当放宽颈部淋巴结清扫术的指征,尤其要重视对气管前、前上纵隔的淋巴结清扫。

甲状腺未分化癌是恶性的肿瘤之一,好发于老年人,绝大多数患者在诊断明确后一年内死亡。目前主要的治疗方法为放疗加化疗的方法,其预后极差。

甲状腺恶性淋巴瘤亦好发于老年人,其病理形态上常会与未分化癌混淆,要注意鉴别。因甲状腺恶性淋巴瘤可以行化疗,其预后远好于甲状腺未分化癌。

晚期甲状腺癌的治疗,对远处转移的分化性甲状腺癌可以行 ^{131}I 治疗,在 ^{131}I 治疗前必须将全甲状腺切除。^{131}I 对肺转移效果较好;对颈部淋巴结转移大多无效;对孤立的骨转移可行外放疗。目前治疗晚期甲状腺癌的药物有索拉非尼、舒尼替尼、阿西替尼和莫替沙尼,临床Ⅱ期试验时均有效。由于甲状腺滤泡样癌对化疗有先天性多药耐药性,故化疗常无效。但对晚期的甲状腺癌可用阿霉素＋铂制剂＋5-FU,有时能有部分缓解。

八、甲状腺结节的随访

无论是保守治疗还是手术治疗,对所有的患者均需定期随访。对用药物保守治疗的患者除了要了解结节的变化,还要注意甲状腺功能及甲状腺素的副作用。甲状腺素除了对心脏有副作用以外,还会引起缺钙,老年人尤其是老年妇女常有骨质疏松,故在长期服药期间要注意补钙。甲状腺恶性肿瘤术后,要定期复查甲状腺功能、超声、胸片,必要时要检查增强 CT、MRI,有条件的可做 PET-CT 检查,可以及早发现有无复发或转移。

甲状腺结节的治疗一定要规范化,除甲状腺未分化癌,绝大多数的甲状腺肿瘤患者经科学合理的治疗均能长期生存。故在治疗甲状腺结节时既要注意治疗疾病,同时也要注意患者的生存质量。

九、基层医院和社区医院的管理

甲状腺结节是常见疾病,老年人群中更加常见,而且老年人群中甲状腺结节恶性的概率较年轻人高。基层医院或社区医院在管理老年甲状腺结节中可发挥重要作用,因老年人大多生活在基层和社区。基层医院和社区医院可对老年人进行甲状腺结节的知识宣教,重点应是甲状腺结节的随访和良恶性的鉴别。对有甲状腺肿瘤家属史、甲状腺炎史、甲状腺肿、碘缺乏或碘摄入过多等情况的患者,应常规进行甲状腺结节的筛查。因甲状腺结节为常见病,基层医院和社区医院的体检中应包括甲状腺B超,以尽早发现、诊断甲状腺结节。甲状腺结节的随访非常重要,应建立专病患者的健康档案,做好随访工作。开设有内分泌代谢病专病门诊的基层医院或社区医院,对老年甲状腺结节患者进行规范化管理,定期随访和复查。

十、自我管理

无论既往有无甲状腺结节,老年人体检时都应常规进行甲状腺结节的B超筛查。有经验的B超医生,都能发现甲状腺结节并初步鉴别良恶性。如B超发现甲状腺结节,应尽早去基层医院和社区医院或大医院内分泌专科医生处就诊,进一步做甲状腺功能和其他一些检查,以明确诊断。如为恶性结节,大多需要手术治疗,手术后按医生的要求进行随访;如为良性结节,起初可3～6个月复查,以后逐渐延长至6～12个月复查。

(李成江)

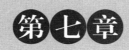

老年精神心理疾病的防治与管理

第一节　老年期痴呆的防治与管理

一、定　义

老年期痴呆(senile dementia, SD)是指60岁以上的老年人持续出现广泛的认知功能损害,表现为记忆、计算、思维、定向障碍,伴有情感障碍、人格改变,社会功能和日常生活能力减退。临床常见的有阿尔茨海默病(alzheimer's disease, AD)、血管性痴呆(vascular dementia, VD)、额颞叶痴呆(fronto-temporal dementia, FTD)、路易体痴呆(dementia with Lewy bodies, DLB)等多种类型。值得特别提出的是,有相当多的痴呆患者会出现明显的心理和行为症状,而且往往是导致患者住院治疗的主要原因。对此,国际老年精神病学会(international psychogeriatric association, IPA)制定了新的疾病现象学术语即痴呆的行为和心理症状(the behavioral and psychological symptoms of dementia, BPSD),并定义为"痴呆患者经常出现的紊乱的知觉、思维内容、心境或行为等症状"。

阿尔茨海默病(AD)是一种中枢神经系统原发性退行性变化性疾病,主要临床相为进行性的认知功能广泛减退,即痴呆综合征,常起病于老年期或老年前期,缓慢起病,逐渐进展。病理改变以大脑的弥漫性萎缩和神经细胞的变性坏死形成老年斑,以及神经元纤维缠结为特点,迄今为止病因未明。过去认为该病仅见于老年前期,故被称为早老性痴呆(presenile dementia)。后来的研究结果表明,老年期痴呆患者乃至健康老年人的脑组织中也有与AD相同的病理改变,仅程度不同而已。因此,自20世纪70年代以来,国际上形成了一种共识,即除了发病年龄迟早以外,两者的临床症状及脑病理改变均无显著不同,系同一种疾病。65岁以前发病的称为早发性,65岁以后发病的称为晚发性;有家族遗传倾向的称为家族性AD,反之,称为散发AD。起病于老年前期者,多有家族史,病情进展较快。

我们这里主要介绍AD。

二、病　因

AD的确切病因尚未完全阐明。依据大量的研究报告,比较公认的与AD有关的危险因素为年龄、家族遗传因素、脑外伤和唐氏综合征等。此外,还存在各种假说,如铝中毒假说、感染假说、免疫假说、胆碱功能低下假说等。目前无法单用哪一种假说来解释其病因,而是认为可能是多种有害因素相互作用的结果。

AD神经病理学改变表现为脑皮层弥漫性萎缩,脑沟增宽,脑室扩大,大脑灰质和白质绝对减少。组织病理学除额颞叶皮层细胞大量死亡脱失外,尚有以下显著特征:细胞外老年斑或轴突斑、细胞内神经元纤维缠结和颗粒空泡变性,称为三联病理改变。目前研究发现,淀粉样蛋白跨膜蛋白的片断,是老年斑的主要组成成分,而过度磷酸化的tau蛋白则在神经元纤维缠结中的含量很高。

三、临床表现

AD通常起病潜隐,慢性进行性发展。少数患者在躯体疾病、骨折,或遭受精神刺激后很快出现症状。60岁以后发病率逐步增高,女性高于男性,约为2:1。

早期常表现为记忆减退,尤其是近记忆减退,家属常常难以察觉。晚期临床相充分发展为典型的痴呆综合征,病情不可逆。近记忆减退往往是AD的首发症状,表现为健忘和顺行性遗忘,学习新的知识和复述困难。如经常遗落东西,忘记约会,记不住人名,或忘记关煤气等,有时言语啰唆、重复,随后其他智能(如概括、判断、推理、计算等抽象思维,日常生活常识等)衰退情况日益严重,如外出后找不到自己的家门,叫不出家人的名字,甚至说不出自己的姓名、年龄和婚姻状况等。有时因记忆减退而出现错构和虚构;或因遗忘找不到自己放置的东西而怀疑被别人偷窃(被窃妄想);或因嫉妒而怀疑配偶不忠(嫉妒妄想)。一般来说,这些片段的妄想可随着痴呆加重而逐渐消退。晚期患者可丧失言语能力,生活不能自理,大部分患者因营养不良、继发肺部感染、褥疮,或其他躯体疾病而死亡。

某些患者在起病的早期以情感症状为主,一般表现为淡漠、呆滞,也有的表现为躁狂,或抑郁、焦虑,或欣快状态,有可能被误诊为所谓的"功能性"精神障碍。

人格改变和行为异常也颇为常见。有的患者在早期就出现性格改变,缺乏羞耻感,不注意个人卫生,收集破烂等。

AD出现BPSD的比例可高达90%以上,这些症状是引人注目的,是导致护理和生活照顾困难的主要原因。

有些患者偶可发生意识障碍甚或谵妄,常由躯体疾病、心理和环境因素所促发,可导致病情恶化。

AD的病程呈进行性发展,患者往往于躯体疾病后出现谵妄,使得认知功能急剧退化,可能再也不能恢复。AD的总病程为10～20年,多数在患者起病后2～5年后才被临床发现,临床诊断后死亡的时间取决于医疗干预和生活照料的情况而定,几乎无自愈的病例。

四、诊　断

本病临床诊断的依据包括①符合痴呆的诊断标准;②强调潜隐起病,进行性发展;③排除所有特定病因所致的痴呆。脑影像学检查、脑脊液检查及神经心理学检查等有助于诊断。

五、治　疗

由于病因未明,目前AD尚缺乏特效的治疗方法。治疗重点在于护理和支持治疗。治疗原则主要包括以下几个方面。

(1) 一般支持治疗:注意患者的饮食营养、大小便、睡眠等一般日常生活,让其适当进行运动和物理治疗。对躯体疾病如高血压、心脏病等进行对症或支持治疗。

（2）社会心理治疗：目的在于尽可能维持患者的社会功能和日常生活能力，保证患者的安全和一定的生活质量。对早期的轻症患者，应加强社会心理支持和日常功能训练，对重症患者应以护理和生活照顾为主。心理治疗主要采用认知疗法和行为指导。

（3）智能减退的药物治疗：近年来，随着对 AD 病因及病理机制的深入研究，有许多药物被应用于临床，旨在改善 AD 患者的认知功能或阻止其进一步减退以及提高患者的社会功能。这些药物包括胆碱酯酶抑制剂和拟胆碱药（如多奈哌齐片、卡巴拉汀、加兰他敏、石杉碱甲等），非竞争性谷氨酸受体拮抗剂（美金刚），促进大脑代谢药（氢化麦角碱、吡拉西坦），抗氧化剂（维生素E、司来吉兰等），非特异性抗炎药，雌激素，褪黑素、钙拮抗剂等。上述药物中胆碱酯酶抑制剂和谷氨酸受体拮抗剂被认为有明确的疗效，其他药物的疗效尚不理想。

（4）抗精神病药物的对症处理：这类药物主要用于控制患者的 BPSD，由于 AD 患者常伴有胆碱能神经功能低下，使用抗精神病药物应避免长期使用抗胆碱能药物，详见其他有关章节。

六、预防与康复

（一）倡导"早期—全面—系统—长期"的防治理念

我们应该坚信预防一定是正确的，利用现有的手段积极治疗也是必要的。遗憾的是，不论是在预防方面还是在治疗方面，目前还没有一个完整的、科学的理念来指导我们在 AD 的整个病程中进行临床实践，因此，整理现有的研究结果，结合临床实践，我们提出了"早期—全面—系统—长期"的防治理念。这一理念对于 AD，不论是预防还是治疗都是实用的。

1. AD 的早期预防与治疗

目前的研究显示，AD 病理改变的发生早于其临床症状的出现至少10年左右。因此，早期预防就显得异常重要。那么什么时候开始预防呢？一般来说AD 常在老年期发病，如果在其发病前10年左右就出现了病理改变，我们有理由判断50岁左右是本病病理改变的年龄段。然而,预防并非一日之功,没有一定的时间是不会有明显效果的,由此可见,人一旦进入中年,即45岁以后就应该积极预防AD了。所以,目前提出"早预防、早干预、早获益"的口号,鼓励人们早点行动起来。

2. AD的全面预防与治疗

导致AD的危险因素众多,目前被广泛认可的有年龄因素、遗传因素、躯体疾病、心理社会因素和生活方式因素等,因此,预防AD的发生只预防某一种危险因素是远远不够的,必须全面预防。而年龄和遗传两个危险因素又是难以预防的,因此需从优生优育开始,促进健康老龄化,改变不良的生活方式,消除各种可能的危险因素。

3. AD的系统预防与治疗

AD的预防与治疗要有目的、有计划、有准备、有评估,遵循科学的原则,讲究方法,循序渐进,而不是没有科学计划的、随意的预防。

4. AD的长期预防与治疗

AD的病理生理特点,决定了AD的预防和治疗必须是长期的,否则不会取得满意的效果。

(二) 照料与康复

(1) 在照料者的帮助下,充分利用患者的残存能力是非常重要的,即能自己做的事情就尽量自己做,能独立做的事情就独立去完成,这样可以延缓疾病进展。

(2) 认知训练是有益的,鼓励患者用脑是正确的,阅读、书写、分析问题、手工、手指操、能够从事的家务劳动都是简单易行的方法。

(3) 保障患者的安全是最重要的,跌倒是最常见的问题,外出安全、饮食安全、居家安全、睡眠安全等都是重点要关注的问题。

(4) 关心患者,满足患者的合理要求,让患者能够做感兴趣的事情,是使患者保持愉悦心情的主要方法,愉悦的心情是保障患者生存质量的基本条件。

(5) 患者维持社交活动对促进康复是非常有益的。

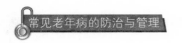

七、基层医院(包括社区医院)管理与照料

(一) 基层医院(包括社区医院)管理

1. 防治策略

老年期痴呆的防治策略是早期控制危险因素(如高血压、高血糖、高血脂、脑外伤等),早发现、早治疗,控制病情进展。

2. 防治措施

老年期痴呆的防治措施分为三级,以下就社区医院及基层医院可开展实施的内容进行概述。

(1) 一级预防,即病因预防,目的在于消除病因,避免或减少致病因素的影响,防止老年期痴呆的发生。对基层医院及社区医院来讲,可开展的工作包括普及预防老年期痴呆的相关知识,提高人群对预防疾病重大意义的认识,增强人群主动预防的能力。具体为开展健康教育,提高人群对老年期痴呆相关知识的知晓率;指导人群提高自我保健意识,增强抗病能力,如改善工作条件、养成良好生活习惯、戒烟限酒、合理饮食、科学锻炼、积极治疗躯体疾病等。同时,保护易感人群,对易感人群,如老年人、老年期痴呆阳性家族史者、文化程度低者、头部外伤史者、高血压患者、有抑郁症病史者、高血脂患者、长期过量饮酒者及长期职业暴露者进行重点保护,定期开展健康状况及疾病监测,及时进行医疗干预。其次,定期进行心理咨询,及时解决心理问题,保持良好的心境状态。

(2) 二级预防,即对痴呆早期患者的筛查,以便早发现、早就医、早诊断、早治疗。对基层医院来讲,可开展的工作包括以下内容。首先,提高人群早期识别老年期痴呆的能力。具体措施为指导特定人群的家庭成员、亲属、朋友、同事及社区工作人员等掌握老年期痴呆的常见早期症状;指导特定人群进行精神状态及智能状况的自我评定。其次,定期对特定人群进行智能状况调查和相关检查,或者对至基层医院或社区医院就诊的老年人常规进行智能状况评估,对发现的可疑患者做好其本人和家属的工作,进一步完善评估检查或转诊,以做早期诊断,进行系统治疗;对于诊断明确的患者,定期随诊,提供相应的咨询服务和健康指导。

（3）三级预防,即对痴呆的临床管理和对 AD 患者的生活照料,目的是使患者得到系统的治疗和照料。首先,根据制定好的治疗方案,对患者实行系统—全面—长期的治疗,延缓病情进展;一方面提供较好的医疗条件和休养环境,另一方面,给患者及患者家属进行健康教育,使患者提高治疗依从性,减轻精神负担,增强治疗信心。其次,改善患者的一般状况,进行社会心理干预,保证患者身心健康,提高其生活质量。具体措施有积极预防和治疗躯体并发症;合理安排生活,科学饮食,适当锻炼,注意休息;预防外伤,防止走失;进行康复训练。再者,增强照料者的照料能力,提高照料水平,如对社区或基层卫生机构的医务及照料人员进行照料、护理、治疗和康复等方面的指导和培训,以便其开展家庭教育,传授相关知识和掌握应对患者异常行为的技巧。

3. 社区老年期痴呆的评估方法

量表评估是检出老年期痴呆快速有效的方法,既可以应用于医院就诊人群,也可以用于社区调查。下面对画钟测验、简易精神状况检查(mini mental state examination, MMSE)进行简单介绍。

徒手画钟表是一项复杂的行为活动,除了空间构造技巧外,尚需很多认知功能参与,涉及记忆、注意、抽象思维、设计、布局安排、运用、数字、计算、时间和空间定向概念、运作的顺序等多种功能。画钟测验虽有多种评定方法,但以"0~4分法"最为简单、敏感和易行,其诊断痴呆的敏感性可达75%。

测验时要求被试者画一钟表盘面,把表示时间的数字(1~12)写在正确的位置,并画上时针、分针,把时间指到11:10等。记分:①画一封闭的圆,1分;②数字位置正确,1分;③12个数字无遗漏,1分;④分时针位置正确,1分。4分为认知功能正常,3、2、1分分别为轻、中和重度的认知功能障碍,其严重程度和MMSE计分的一致性较好。

简易精神状况检查能全面、准确、迅速地反映被试者的智力状态及认知功能的缺损程度。有研究显示,MMSE总分和痴呆患者的脑萎缩程度呈正相关。因此,MMSE可为临床的诊断、治疗以及研究提供科学依据。它包含19个项目,涵盖时间定向、地点定向、语言即刻回忆、延迟回忆、检查、注意、计算、语言、理解及视空间等内容。

MMSE的总分为30分,27～30分通常被认为表示正常的认知功能。国内通常采用上海精神卫生中心制定的分界标准,文盲组(未受教育)17分以下,小学组(教育年限≤6年)20分以下,中学或以上组(教育年限>6年)24分以下,提示可能存在痴呆。

(二) 对老年期痴呆者的照料

鉴于老年期痴呆的疾病特点,患者因认知功能减退而逐步丧失自我管理的能力,这里重点对老年期痴呆者的照料进行介绍。

1. 认知维持与训练

尽可能维持目前的认知状态,恢复或者部分恢复受损的认知功能,从而延缓疾病的临床进展,提高患者的生活质量。具体包括①病因、诱因等相关因素的管理,经专业医生诊断,明确相关的病因和诱因。照料者根据上述结果,在日常生活中贯彻落实营养治疗方案、药物治疗方案,观察所有药物的作用与不良反应,定期反馈。②认知功能训练:遵循个性化和标准化相结合、独立训练与群体训练相结合、传统医疗和现代医疗相结合、家庭和社会相结合、专业医疗与日常生活相结合、训练与评定相结合的原则。建议每周实施5～6次认知训练,每次1h,强调以患者为主体,时间和强度均遵循个体化原则。常见的训练方法包括记忆力训练、定向力训练、语言交流能力训练、视空间与执行能力训练、计算能力训练。

2. 日常生活照料

提供以患者为中心的个性化生活照料,最大限度地利用患者的残留功能,允许其有自主行为,促进和维持其独立能力,鼓励患者做有意义、感兴趣的活动,保持健康平衡的饮食和有规律的运动。首先需对患者的日常生活能力进行评估,并根据评估结果进行照料,对不同严重程度的患者的照料重点各不相同。轻度痴呆:此阶段患者的日常生活能力虽然受损,但生活能够自理,有时需要帮助指导和改善日常的生活能力,如处理财务、乘车、做家务、使用家电等。中度痴呆:此阶段患者的认知功能逐渐减退,日常生活能力降低,需要照料者帮助患者应对生活中的各种障碍。重度痴呆:此阶段患者基本丧失了生活的自理能力,完全需要别人帮助,要重点关注其口腔卫生、营养、排泄等状况,避免吸入性肺炎、压疮、深静脉血栓等并发症。

3. 精神行为的照料与管理

痴呆的精神行为症状指痴呆患者除了记忆等认知功能损害之外,常常会出现感知觉、情感及思维行为的异常或紊乱,包括幻觉、错觉、妄想、焦虑、抑郁、淡漠、易激惹、冲动行为及脱抑制行为等。BPSD照料的原则:①专业照料与家庭照料结合;②了解患者的个性、爱好、尚存的能力、过去的经历等信息,在此基础上找到以患者为中心的适宜的照料方法;③定期评估效果,持续改进,精神行为症状的照料要贯穿疾病的全病程;④非药物干预是BPSD的首选方案,药物治疗也应合并非药物干预,干预要逐步连贯地进行,并且在干预前后进行评估,不断改进照料方式;⑤保护患者的安全,隔离危险品。

4. 居住环境设置

随着认知功能的减退,患者对环境的定向力和适应能力越来越差,不但容易发生跌倒和走失,而且对环境不熟悉。环境中刺激不当都会给认知障碍患者带来不安全感,并可能诱发激越行为。因此,应为认知障碍患者设置友好化的居住环境。设置原则:①确保环境的安全性,防走失、防跌倒、防意外伤害;②维持环境的稳定性和熟悉性,避免突然变换;③设计时间和定向线索,帮助患者进行时间和地点定向;④提供适当的感官刺激。

5. 文娱活动安排

积极参与文娱活动可为认知障碍患者提供自我表达及社会交往的机会,有助于维持个人技能,带来愉悦体验。①身体锻炼:身体锻炼有助于增强患者的体质,维持其社会功能,应引导认知障碍患者进行有规律的活动,如散步、逛公园、爬山、打太极、做保健操等;另外,可带领认知障碍患者做肢体和手指活动,如摆动上肢、手指操等。②家庭性活动:家人是认知障碍患者最重要的社会支持因素,与家人一起活动是患者最熟悉和最有安全感的体验。③怀旧活动:认知障碍患者尚有一定的记忆能力时,建议通过一起翻看和谈论老照片、听唱老歌曲、看老电影、谈论往事、故地重游等方式,激发其对过去事件或经验的回忆。④感官和认知刺激活动:建议根据认知障碍患者的喜好和现存的能力,安排适当的感官和认知刺激活动,如唱歌、听音乐、跟随音乐打拍子;与患者一起做简单的计算、识记物品并归类、棋牌等活动,避免强迫患者做难度大的计算。

6. 痴呆终末期的照料与管理

痴呆终末期指痴呆进展到了最严重的阶段,患者的记忆与其他认知能力严重受损,无自主要求,日常生活能力丧失,二便失禁。常见的并发症有吞咽困难、发热或肺部感染等。终末期的患者多采用舒缓治疗与临终关怀方式,需医生与监护人共同商定照料与医疗方案。医生将患者的疾病预后、可供选择的方法、需遵循的医疗原则告知监护人,并运用开放式对话方式,回答监护人的疑问。监护人可根据患者生前的意愿、家庭的习俗等因素决定适合患者的照料与医疗方式。如果采用积极辅助生命存活的治疗方式,那么患者将可能进入到医院的急重症监护抢救室;采用舒缓治疗与临终关怀方式,可以在家庭、养老院、护理院、临终关怀医院或其他相关机构进行。

(于恩彦)

第二节 老年期焦虑障碍的防治与管理

一、定 义

焦虑障碍是老年期的一种常见病,老年人以持久而典型的烦躁不安和情绪容易激动为主要表现,担心失去控制和预感风险或不幸的到来,发作时常伴有紧张不安、注意力集中困难、记忆力差和无法松弛,有头晕、胸闷、心悸、呼吸困难、口干、尿频尿急、出汗、震颤和运动性不安等症状;其紧张惊恐的程度往往与现实事件并不相称。以突如其来的持续性精神紧张或发作性的惊恐状态为特征,还有反复发作的特点,发病常与应激事件有关。经过积极治疗,大多数患者可有明显缓解,但小部分患者有残留症状或者转为慢性。焦虑症严重影响老年人的身体健康和生活质量。本病在西方国家常见,近年来在中国也有增多的趋势。

广义的焦虑障碍包括广泛性焦虑(generalized anxiety disorder, GAD)、惊恐障碍(panic disorder, PD)、强迫障碍(obsessive compulsive disorder, OCD)、社交恐惧症、创伤后应激障碍(post traumatic stress disorder, PTSD)、躯体化障碍和疑病症等。本文所说的老年期焦虑障碍是狭义的,主要是焦虑性神经症,临床分为PD和GAD,老年人还较多见器质性焦虑及躯体疾病伴发的焦虑。

二、病 因

(一)遗传因素

有资料支持遗传因素在焦虑障碍的发生中起一定的作用,但多数群体研究未能区分GAD和其他形式的焦虑障碍。Noyes等报道GAD先证者的一级亲属中本病的患病率为19.5%,远高于一般人群的患病率。Kendler等研究了

1033对女性双生子,认为焦虑障碍有明显的遗传倾向,其遗传度约为30.0%,且认为这不受家庭和环境因素的影响。但某些研究表明,上述遗传倾向主要见于PD,而在GAD患者中并不明显。

（二）生物学与生化因素

脑内苯二氮䓬受体系统异常可能为焦虑的生物学基础。该受体的浓度以枕叶为最高,提示该障碍可能与枕叶功能异常有关。脑影像学研究也发现本病患者的枕叶有异常存在。各种类型的焦虑反应还涉及边缘系统、基底节和前额叶等。

（1）乳酸盐假说:PD是能够通过实验诱发的少数几种精神障碍之一。Pitts等给焦虑症患者注射乳酸钠,结果诱发了多数患者的PD,但这一现象的发生机制至今尚不清楚。

（2）去甲肾上腺素(noradrenaline, NE):焦虑症患者的NE能活动的增强,表现在以下方面:①在焦虑状态时,脑脊液中NE的代谢产物增加。②儿茶酚胺(肾上腺素和NE)能诱发焦虑,并能使有PD史的患者复发PD。③蓝斑含有整个中枢神经系统50%以上的NE神经元,NE水平由蓝斑核的胞体及α_2自受体调节。动物实验表明,电刺激蓝斑可引起明显的恐惧和焦虑反应,同时有蓝斑神经冲动发放的增加和中枢NE更新的加速。④临床研究发现,α_2受体拮抗剂,如育亨宾(yohimbine)能使NE增加而致焦虑,而α_2受体激动剂可乐定对焦虑治疗有效。

（3）5-羟色胺(5-HT):5-HT系统对GAD发病也有重要作用。许多主要影响中枢5-HT的药物对焦虑症状有效,表明5-HT参与了焦虑的发生,但确切机制尚不清楚。

此外,多巴胺(DA)、γ-氨基丁酸等可能也与焦虑有一定的关系。

（三）心理社会因素

精神分析理论认为,焦虑是一种生理的紧张状态,起源于未获得解决的无意识冲突。自我不能运用有效的防御机制,便会导致病理性焦虑。认知理论认为,焦虑是面临风险的一种反应。信息加工的持久歪曲导致对风险有误解和焦虑体验。心理性焦虑则与对威胁的选择性信息加工有关。行为主义理论认为,焦虑是对某些环境刺激的恐惧而形成的一种条件反射;动物模型说明,焦虑发作是通过学习获得的对可怕情境的条件反应。心理动力学理论认为，焦虑源于内在的心理冲突，是童年或少年期被压抑在潜意识中的冲突在成年后被激活，从而形成焦虑。

造成老年人焦虑的心理社会因素可能有①体弱多病，行动不便，力不从心；②疑病，从周围同龄人或其他人中听到的生老病死的消息也常常成为老年人焦虑产生的诱因；③各种应激事件，如离退休、丧偶、丧子、经济窘迫、家庭关系不和、搬迁、社会治安以及日常生活规律的打乱等。

（四）躯体疾病及药物因素

某些疾病，如痴呆、甲状腺功能亢进、低血糖、体位性低血压等；某些药物的副作用，如抗胆碱能药物、咖啡因、β-受体阻滞剂、皮质类固醇、麻黄素等，均可引起焦虑反应。

三、临床表现

焦虑包括指向未来的害怕不安和痛苦的内心体验、精神运动性不安以及伴有自主神经功能失调表现这三方面的症状。

（一）急性焦虑主要表现为惊恐障碍

发生 PD 时可出现意识模糊感，担心即将晕倒，注意力不能集中，记忆力减退，思考较为简单，甚至出现怕失去控制而发疯或濒临死亡的威胁，有失去支持和帮助感。行为方面可因注意力涣散而出现小动作增多，东张西望，坐立不安，甚至搓手顿足，惶惶不可终日，对外界缺乏兴趣，工作和社交中断；有的老年患者表现为激惹，言语和动作行为偏激，行动怪异、过激，情绪激动且在晚上多见；在情绪极度偏激时有自杀念头。生物学症状表现为多种躯体不适症状，各种表现及主诉纷繁复杂，常见有肌肉紧张、震颤、头痛、心悸、脉快、胸闷、透不过气、大汗淋漓、口干、腹痛、便稀、尿频、食欲不振或其他的表现及其他自主神经功能紊乱的一系列症状等，部分患者可表现为几天不进食，体重减轻；睡眠障碍（如入睡困难、睡眠时间短、睡眠不足）可使患者感觉头昏脑涨，困乏无力，兴趣锐减，话语重复甚至思维紊乱。

（二）慢性焦虑表现为持续性精神紧张

老年期焦虑性神经症以GAD居多。老年人由于对自身健康的不安全感，又对某些处境适应不良，对自身"角色"的定位或转变不适应，容易产生焦虑。主要表现为心理学症状方面的焦虑不安，经常或持续的无明确对象和无固定内容的恐惧害怕或莫名其妙的提心吊胆或似大难临头。躯体不适常是焦虑老年人最初出现的症状，可涉及任何内脏器官和自主神经系统。持久过度的焦虑可严重损害老年人的身心健康，加速衰老，增加失控感，损害自信心，并可诱发高血压、冠心病；急性焦虑发作可导致脑卒中、心肌梗死、青光眼、高血压性头痛及跌伤等意外发生。

（三）临床上急慢性焦虑症状同时存在的现象

老年人的焦虑障碍常需排除器质性病变，因为焦虑症状可能是器质性疾病的一部分（脑部表现）或心理继发症状，也常常与其他精神障碍共病。

四、诊　断

老年焦虑障碍患者的诊断较复杂，各种不同的临床表现用现有的诊断标准来诊断分类确实存在一定的困难，还要考虑焦虑和抑郁混合、其他共病情况、症状的改变等。

（一）诊断工具和标准

老年期焦虑障碍应根据临床症状、病史、病程、躯体检查、神经系统检查和实验室检查综合分析做出诊断。各种量表有利于帮助诊断，如焦虑症自评量表、贝克焦虑量表、医院焦虑抑郁量表、汉密顿焦虑量表、焦虑状态特质问卷等。

（二）诊断标准

1. GAD

（1）情绪症状：在没有明显诱因的情况下，患者经常出现与现实情境不符的过分担心、紧张害怕，这种紧张害怕常常没有明确的对象和内容。患者感觉自己一直处于一种紧张不安、提心吊胆、恐惧、害怕、忧虑的状态中。

（2）自主神经症状：头晕、胸闷、心慌、呼吸急促、口干、尿频、尿急、出汗、

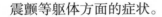

震颤等躯体方面的症状。

（3）运动性不安：坐立不安，坐卧不宁，烦躁，很难静下心来。

（4）必须是至少几周内的大部分时间有焦虑症状，通常已持续6个月以上。

2. PD

（1）濒死感或失控感：在正常的日常生活中，患者几乎跟正常人一样。而一旦发作时（有的有特定触发情境，如封闭空间等），患者突然出现极度恐惧的心理，体验到濒死感或失控感。

（2）自主神经系统症状：同时出现如胸闷、心慌、呼吸困难、出汗、全身发抖等。

（3）一般持续几分钟到数小时，发作开始突然，发作时意识清楚。

（4）极易误诊：发作时患者往往拨打"120"急救电话，去看心内科的急诊。尽管患者看上去症状很重，但是相关检查结果大多正常，因此诊断往往不明确。发作后患者仍极度恐惧，担心自身病情，往往辗转于各大医院的各个科室，做各种各样的检查，但不能确诊。

五、治 疗

目前比较有效的治疗老年期焦虑障碍的方法是药物治疗和非药物治疗相结合。药物治疗一般采用：①抗焦虑药，如苯二氮䓬类、艾司唑仑、阿普唑仑、劳拉西泮、氯硝西泮等；②抗抑郁药也具有抗焦虑作用，以前多采用三环与四环类，目前临床上多采用选择性5-HT再摄取抑制剂（SSRIs）、5-HT和去甲肾上腺素再摄取抑制剂类药物（SNRIs）；③β-受体阻滞剂心得安（普萘洛尔）对某些老年期焦虑与激惹有很好的疗效，抗组胺药苯海拉明对轻中度焦虑也有很好的疗效。非药物治疗方法包括心理治疗与改善环境因素等，认知行为疗法是目前国内外治疗老年期焦虑障碍的常规治疗方法。

（一）药物治疗

1. 三环类和四环类抗抑郁药

这类药物具有抗焦虑作用，但不良反应比较多，所以对于老年患者，这类药物不作首选的考虑，可从小剂量开始逐渐加量，三环类药物治疗PD需8～

12周方可达到最佳疗效。

2. 新型抗抑郁药

选择性5-HT再摄取抑制剂具有抗焦虑作用,如氟西汀(10～40mg/d)、帕罗西汀(20mg/d)、舍曲林(50mg/d)、西酞普兰(20mg/d)、氟伏沙明(50～150mg/d)和艾司西酞普兰(10～20mg/d)。其不良反应比三环类和四环类抗抑郁药要少得多,而且服用方便,每天只需服药1次,即使药物过量也比较安全,比较适合老年患者使用。这类药的不良反应主要为5-HT功能系统亢进症状,如恶心、呕吐、腹泻、激越、失眠、静坐不能、震颤、性功能障碍和体重减轻等,不同类型的该药引起的上述不良反应的严重程度和频率可有不同。

3. 单胺氧化酶抑制剂

单胺氧化酶抑制剂适用于对其他抗抑郁药不能耐受者;合并非典型抑郁症或社交恐惧症者可作为首选。

4. 苯二氮䓬类

苯二氮䓬类适用于对各种抗抑郁剂不能耐受者,预期焦虑或恐怖性回避很突出以及需要快速见效的病例可首选。常用药物有阿普唑仑(0.4～2.0mg/d)、氯硝西泮(1～4mg/d)、地西泮(5～20mg/d)、劳拉西泮(0.5～2mg/d)。一般可分为长效制剂(半衰期为20h左右),如地西泮、氯硝西泮、氟西泮等;中效制剂(半衰期为12h左右),如阿普唑仑、劳拉西泮等;短效制剂(半衰期为3h左右),如三唑仑、咪达唑仑等。半衰期较短的药物多用于入睡困难者,但记忆障碍、撤药综合征较多。半衰期较长的药物适合焦虑、激惹和睡眠的维持治疗,以及嗜睡、运动性损害较重的患者。常见的不良反应有头晕、共济失调、呼吸抑制、认知损害、精神运动性损害、车祸及跌倒、耐药、成瘾等。苯二氮䓬类药能增强酒精和抗精神病药的镇静作用,突然停药可致抽搐,使用时应加以注意,应尽可能用小剂量。

5. 丁螺环酮

丁螺环酮没有镇静作用,对认知和运动功能没有影响,也没有明显的药物依赖性和戒断症状,所以比较适合老年期GAD患者,常用剂量为15～45mg/d,该药起效比较慢。

6. 其他药物

5-HT和去甲肾上腺素再摄取抑制剂文拉法辛（75～225mg/d）、NE和5-HT能药物瑞美隆（15～30mg/d）可适用于其他药物治疗效果不佳的患者，抗胆碱及心血管系统的不良反应小，耐受性也比较好，且起效比选择性5-HT再摄取抑制剂快，可酌情选用。普萘洛尔（10～30mg/d）用于减轻患者自主神经功能亢进的躯体症状有一定的疗效，但有较多的禁忌证。

（二）心理治疗

1. 心理健康教育

心理健康教育的内容包括介绍有关本病的性质和相关知识，让患者对疾病有一定的了解，可以缓解患者对健康的过度担心，并与医生合作。对老年患者的焦虑程度进行评定；指导和帮助老年患者及其家属认识分析焦虑的原因和表现，正确对待离退休问题或其他生活事件，设法解决家庭经济困难，积极治疗原发疾病，慎用可引起焦虑症状的药物；指导老年患者保持良好的心态，学会自我疏导和自我放松，建立有规律的活动与睡眠习惯；帮助老年患者的子女学会谦让和尊重老年患者，理解老年患者的焦虑心理，鼓励和倾听老年人的内心宣泄，真正从身心上去关心体贴老年患者。让老年患者可以有意识地多参加一些有益的社会活动，培养健康的兴趣爱好，让精神世界充实而不空虚，转移注意力，化解不良情绪。一些气功训练（如调气训练、放松训练）也可一试，户外活动（如打太极拳、跳健身舞、郊游等）也有利于减轻焦虑症状。

2. 认知行为疗法

认知行为疗法能有效地治疗焦虑状态，老年人群要根据需要进行认知行为疗法的调整，可有效改善焦虑、烦恼及抑郁状况。认知行为疗法包括焦虑处置技术和认知重建两种方式。医生可以通过让患者回忆、想象焦虑时的情绪、思维及行为诱导出焦虑，然后进行放松训练来减轻紧张和焦虑时的躯体症状；也可以通过帮助患者认识认知模式，寻找负性自动性的思维和纠正根本性的信念，来进行认知重建。同时，自信心的建立非常重要。

六、预防与康复

(一) 预防意识

前面所述的各种有害因素都是导致焦虑的原因,因此,要注重病因的预防,消除导致焦虑的直接和间接因素。改善老年患者的生活环境、生活质量和心理感受,可以预防焦虑障碍的发生。

(二) 生活护理

帮助患者处理日常卫生,包括洗脸、刷牙、漱口、梳头、整理床铺、更衣、大小便等。焦躁不安引起的食欲不振是焦虑患者常出现的胃肠道方面的问题,应向患者宣传摄取营养的重要意义,并给予营养丰富的饮食。可以组织患者集体进食,也可采取少量多餐的方法。如果患者坚持不进食或者进食少,或者体重持续减轻,就必须采取必要的措施。

(三) 安全防护

老年焦虑症患者常会因情绪极度偏激而有自杀倾向,因此,安全防护对保护患者的生命十分必要。应密切观察患者的情绪变化及异常言行,患者有无流露出厌世的想法和收藏危险物品。在夜间、凌晨、午休、饭前和交接班时或病房护理人员较少时以及在走廊尽头、厕所、洗漱室、暗角处等地方都应定时巡视和仔细观察。患者夜间入睡难,易早醒,不能让患者蒙头睡觉,要采取措施保证患者有足够的睡眠并及时记录睡眠时间。发特殊药品时,对情绪有问题的患者,应仔细检查口腔,严防藏药或蓄积后吞服;测体温时,严防咬吞体温计。

(四) 心理康复

密切观察病情,主动与其交谈,取得信任,从而劝导患者面对现实,激发患者对生活的向往,使其学习新的适应方法。充分调动患者家庭的积极性,使患者在生活上得到关心、体贴,解决患者的实际问题,使其在心理上树立信心,感到自己在社会中、在家庭中及家人心目中的地位。根据患者的临床表现,协助医生对患者进行个别心理治疗,以利患者早日康复。

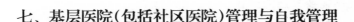

七、基层医院(包括社区医院)管理与自我管理

(一) 基层医院(包括社区医院)管理

1. 防治目的

防治目的是缓解或消除患者的焦虑及伴随症状,最大限度地减少病残率和自杀率;使其恢复社会功能,提高生存质量;预防复发。

2. 社区老年期焦虑障碍的健康教育

焦虑障碍虽然目前不属于重性精神疾病,规范化综合性治疗的效果较好,但患者普遍存在治疗依从性差,对药物不良反应敏感,长期反复发作致脑功能和脑结构异常,社会生活严重受损,反复就医消耗大量医疗资源及增加家庭经济负担的现象。因此,需要患者及家属特别注意:每天按时服药;某些药物(非苯二氮䓬类药物)可能几周后才会起效;症状改善后需要继续服药;不要自行减药、停药;及时就医了解如何处理不良反应和其他相关问题;及时合理安排日常活动或自己喜欢的运动;尽可能地正常生活、学习、工作等。同时,需要进行综合性治疗,如基于评估的药物治疗、心理治疗、物理治疗、家庭社会干预、文体活动等。

3. 社区老年期焦虑障碍的检出

量表评估是检出焦虑障碍快速有效的方法,既可以应用于医院就诊人群,也可以用于社区调查。常用筛查量表见表7-2-1。

表7-2-1 常用筛查量表

内容	完全不会	几天	一半以上的日子	几乎每天
感到紧张、焦虑或烦躁	0	1	2	3
不能停止或控制担心	0	1	2	3
对各种各样的事情担忧过多	0	1	2	3
很难放松下来	0	1	2	3
由于不安而无法静坐	0	1	2	3
变得容易烦恼或急躁	0	1	2	3
害怕将有可怕的事发生	0	1	2	3
总分=_____+_____+_____+_____				
总分>4分,提示可能存在焦虑问题,即可寻求医生帮助				

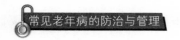

4. 患者管理中需要关注的内容

（1）患者症状的变化，原有症状的缓解与波动，新症状的出现，躯体健康状况的变化。

（2）药物的规范应用，有无自行减药、停药。

（3）有无药物不良反应发生。

（4）患者的社会功能和生活质量。

（二）自我管理

1. 认识疾病的相关知识

认识疾病的相关知识，包括疾病特点，药物维持治疗意义，常规维持治疗时间，过早减量、停药可能面临的风险等。

2. 放松训练

（1）控制过度换气。对于惊恐障碍的患者，常出现过度换气的征象，如呼吸频率大于24次/分时，就应学习降低自己的呼吸频率；在焦虑或惊恐障碍出现时做缓慢呼吸训练[屏住呼吸，数到5（不要深呼吸）；当数到5时，用平静、镇定的方式呼气并对自己说"放松"，通过鼻子呼吸，每6秒1个循环，这将有助于患者保持每分钟10次的呼吸频率，在每分钟末再屏住呼吸5s，然后继续重复每6秒1次的呼吸动作]，直到过度呼吸症状消除为止。

（2）循序渐进的肌肉放松训练。患者应当学会自我放松的方法，身体放松的两大原则：①有目的地使肌肉紧张以便识别紧张的感觉；②放松肌肉，让身体摆脱紧张。1次充分的肌肉放松训练约需20min。

3. 结构式问题的解决方法

结构式问题的解决方法主要针对广泛性焦虑障碍和各种应激性障碍。在生活中面临困难时，许多患者缺乏适当的应对技能，所以他们感到不能控制正在发生的事情。因此，周围的应激可使他们感受到威胁。这些威胁感和缺乏控制的感觉对患者焦虑和紧张情绪的发展起非常大的作用。对有高度焦虑和应对生活问题困难的患者，应帮助他们学会结构式问题的解决方法，从而使其减少、控制甚至预防日常生活中的焦虑。

（于恩彦）

第三节 老年期精神分裂症的防治与管理

一、定 义

精神分裂症（schizophrenia）是一种常见的病因尚未完全阐明的精神疾病，多起病于青壮年，常有知觉、思维、情感和行为等方面的障碍，一般无意识及有智能障碍。精神分裂症患者病程多迁延，约占精神科住院患者的一半以上，最终约一半左右患者出现精神残疾，为社会以及家庭带来沉重的负担。一般将40岁以后首次发病者，称之为晚发性精神分裂症，60岁以后起病者被Roth称为晚期妄想痴呆，或极晚发分裂症样精神病。晚发性精神分裂症的病因不明，常缺乏"典型"精神分裂症的许多特点，临床表现以妄想为主，精神衰退和思维紊乱现象常不突出。老年期精神分裂症（senile schizophrenia）指发生在60岁以上的老年人群的精神分裂症，最早是Fish于1960年描述这组60岁后起病、以精神分裂症状为主要表现的患者，应与M Bleuler于1943年发现的"晚发性精神分裂症"相区别。国际晚发性精神分裂症研究组将在60岁之后发病的称为"极晚发精神分裂症样精神病"（very-late-onset schizophreniform psychosis）。晚发性精神分裂症强调的是发病时的年龄，而老年期精神分裂症强调的是患者群的年龄阶段，它包括了延续至老年期的早发精神分裂症、晚发精神分裂症以及60岁以后起病的极晚发性精神分裂样精神病。

二、病 因

精神分裂症是由一组症状群所组成的临床综合征，它是多因素的疾病。尽管目前对其病因的认识尚不是很明确，但个体心理的易感素质和外部社会环境的不良因素对疾病的发生、发展的作用已被大家所共识。无论是易感素质还是外部不良因素都可能通过内在生物学因素共同作用而导致疾病的发生，不同患者的发病因素可能以某一方面较为重要。下面就有关因素概述如下。

有关精神分裂症发病的危险因素包括生物学因素、社会环境因素、社会心理因素等。

（一）生物学因素

1. 遗传因素

遗传因素在精神分裂症的发病中起重要作用，一级亲属中同患本病的概率为4.0%～14.0%，约是一般人群的10倍。若双亲均患精神分裂症，其子女患病的概率可高达40.0%。在患者的二级亲属中，患病概率约高于一般人口的3倍。国外不同地区对孪生子调查资料显示，精神分裂症单卵孪生子的同病率较双卵孪生子高。单卵孪生子的同病率为6.0%～73.0%；双卵孪生子的同病率为2.1%～12.3%。相关资料提示，随着发病年龄的增加，患者一级亲属中精神分裂症的患病风险会有所降低。发病年龄在40岁或45岁以后的患者，其一级亲属中精神分裂症的患病率为4.4%～19.4%，50岁或60岁以后发病者的一级亲属的患病率在1.0%～7.3%。既往的家系调查、双生子和寄养子调查表明，遗传因素在精神分裂症的发生中起一定的作用，血缘关系越近，风险率越高，且遗传因素的影响较环境及其他因素大。

有关遗传因素的现代研究主要是在精神分裂症的高发家族中寻找染色体和基因异常。用基因扫描的研究方法对精神分裂症患者的染色体进行多次扫描，阳性发现多集中在2、4、5、6、8、10和22号染色体上。目前，精神分裂症的基因定位研究尚无定论。大量的实验结果提示，精神分裂症可能是多基因遗传，由若干基因的叠加作用所致。晚发精神分裂症有一定的遗传倾向，但其遗传率显然低于青年期发病的精神分裂症。

2. 神经免疫、内分泌因素

抗精神病药的发展以及基础研究提示，精神分裂症患者可能存在多种神经递质的功能异常。

（1）多巴胺水平增高。多巴胺功能亢进假说主要来源于精神药理方面的研究,几乎所有的抗精神病药物均是多巴胺D_2受体的阻滞剂,所有可增高多巴胺水平的药物,尤其是苯丙胺均可导致精神症状的出现。这种假说的基础是认为脑内多巴胺通路异常。20多年的研究发展了这一假说,认为多巴胺D_1受体可能与阴性症状有关,甚至有学者开始研究利用D_1受体激动剂来治疗阴性症状。抗精神病药物也是通过阻滞DA受体功能来发挥治疗作用的,其效价与药物对D_2受体亲和力的强弱有关。

(2) 5-羟色胺水平异常。拟精神病药物LSD-25,是5-HT的抗代谢物,能在健康人身上引起一过性类似精神分裂症的症状,因此提出这一假说。非经典抗精神病药发展较快,其共同的特点是除了对中枢神经系统中DA受体有拮抗作用外,还对5-HT2A受体有很强的拮抗作用。5-HT2受体可能与情感、行为控制及调节DA释放有关。临床研究结果提示,非经典抗精神病药物对阳性和阴性症状都有效,可能就是由于它们对5-HT有相对高的亲和力,而5-HT神经元传递也可调节DA的激动和释放。间接提示5-HT在精神分裂症病理生理机制中起着重要作用。

(3) 谷氨酸水平低下。谷氨酸是大脑皮质神经元的主要兴奋性神经递质,其含量和功能的改变可直接影响人类的精神活动,中枢谷氨酸不足可能参与精神分裂症的发病过程。放射配基结合法及磁共振成像波谱技术发现,与正常人群比,在精神分裂症患者的大脑的某些区域谷氨酸受体亚型的结合力明显低于对照组,谷氨酸受体拮抗剂如苯环己哌啶(PCP)可使正常受试者出现类精神分裂症表现,包括幻觉、妄想等阳性症状和情感淡漠、退缩等阴性症状。

(4) 其他神经递质。乙酰胆碱(ACh)在几个脑区内都有抗多巴胺(DA)能效应。目前有人提出了精神分裂症的乙酰胆碱假说,还有待将来进一步的研究。

(二) 社会环境因素

1. 病前的个性特征

部分患者在病前就存在一些特殊的个性特征,如孤僻、内倾、怕羞、敏感、思想缺乏逻辑性、好幻想、嫉妒、猜疑、情感平淡、傲慢、自我中心以及极端的特立独行思想等,有人称之为分裂性人格。国外有学者发现,精神分裂症患者发病前有50%～60%具有分裂性人格,同时患者亲属中可发现类似的个性特征。具有这些人格特质者的人际关系较差,结婚率较低,生育子女的数量偏少,但他们的病前教育水平和职业能力却能发展到不错的水平。老年期精神分裂症患者独居的可能性较大(40%),独居者的精神分裂症的发病率较老年情感障碍和器质性精神障碍明显要高,他们病前较难与亲朋好友建立和维持良好的人际关系,具有害羞、保守、敏感多疑以及表达情绪或同情能力不佳的特点。高发家系的前瞻性对照研究表明,精神分裂症和精神分裂症样人格在遗传素质上可能有联系。

2. 环境因素

环境因素可分为家庭和家庭以外两方面。目前倾向于把家庭因素看成是慢性精神分裂症患者复发的可能诱导因素。家庭环境病因学的研究对我们了解家庭的功能来说还是很有意义的,目前已不再认为父母的影响是精神分裂症的病因。家庭环境诱发精神分裂症的原因可能有两个方面:一是家庭成员的不正常的角色关系,二是家庭内部有交流障碍。至于家庭外的环境因素,人们观察到精神分裂症患者出生时产伤发生率高,而产科并发症可导致各种神经、精神障碍。这些都支持遗传与环境相互作用的模式,这种模式认为神经病理损害,比如产伤、病毒感染,可使一个本来有着易感素质的人患精神分裂症。

(三) 社会心理因素

1. 老年期精神分裂症患者的社会心理因素

老年期精神分裂症患者病前常有很多社会心理因素,其中有些因素是老年期特有的,如离退休,社会和家庭地位的下降及经济能力的丧失,丧偶,与子女的分离等。这些因素可成为精神分裂症的促发因素。

孤独是老年人常见的问题,如丧偶、丧失亲朋好友、子女长大离家、离退休、视听能力损害等均是造成孤独的因素。老年期精神分裂症患者常常独自生活,且与多数的老年人不同。社会孤独使他们以自我为中心,沉浸在自己狭小的天地中,被固有的病态猜疑所困扰,日益脱离现实。大多数晚发性精神分裂症患者的个性是健全的,但有些患者倾向于偏执性或分裂样性格。低社会阶层及贫民区的人群因精神疾病(包括精神分裂症)而住院的比例明显高于生活较安定的高社会阶层人群。由于经济及个人的原因,患者更倾向于过那种孤独的、离群独居的生活。

2. 心理应激

老年期精神分裂症临床研究均证实,耳聋与偏执症状有关,40%的患者存在中重度感觉缺陷,有关的耳聋形式多是传导性而非退行性的。总体而言,发生早、持续时间长、双侧受累和程度较深的感觉缺陷(如耳聋)会加重患者本已存在的社会隔离和敏感多疑倾向。幻听是一类与耳聋紧密相关的心理生理现象,有报道称改善患者的听力可以减轻这类精神病性症状。

在20世纪70年代将社会环境模式作为精神分裂症发病模式的基础,这种模式认为普通人群中的某些人有精神分裂症易患性的生物学基础,在心理应激的作用下,可表现为精神分裂症的发作,心理应激是促发因素。很多研究表明,症状变化与生活事件刺激强度的关系密切,心理应激与症状学之间的关系是双向性的,症状的恶化可使患者有更多的紧张刺激的体验,同时自身精神活动完整性和协调性的破坏会增加生活事件发生的频度,由此形成一个心理应激和症状相互强化的反馈圈。

(四) 脑影像学研究

磁共振成像技术(MRI)检查发现,部分精神分裂症患者与年龄相当的正常对照组相比有明显的脑结构变化,主要表现为侧脑室扩大,脑皮质、额部和小脑结构较小,胼胝体的面积、长度和厚度有异常等,且这些改变与病程无明显关联。研究显示,边缘系统与精神分裂症可能有一定的关系,已发现精神分裂症患者的海马、杏仁核及海马旁回变小,而左颞叶角却有所扩大,海马、杏仁核以及皮质内侧神经细胞的数量减少。此外还发现,海马及海马旁回的白质部分也有缩小。另外,就胼胝体形状异常而言(胼胝体背侧和腹侧厚度),精神分裂症患者胼胝体的平均弯曲度较正常人要明显得多,且女性精神分裂症患者的胼胝体比男性要厚。对基底节的研究发现,长期服用神经阻滞剂可使尾状核增大。而丘脑背内侧核的细胞数量及整体容量均有减少,同时整个丘脑也有萎缩。中脑黑质的萎缩被认为是多巴胺能和去甲肾上腺素能活动低下所致。

三、临床表现

老年期精神分裂症的临床表现错综复杂,除意识障碍、智能障碍不常见外,可出现各种精神症状。

(一) 前驱期症状

在出现典型的精神分裂症的症状前,患者常常伴有不寻常的行为方式和态度的变化。由于这种变化较缓慢,可能持续几个月甚至数年,或者这些变化不太引人注目,一般并没有马上被看作是病态的变化,有时仅在回溯病史时才能发现。主要的前驱期症状按出现频度递减为注意力减退、动力和动机下降、精力缺乏、精神病性症状、睡眠障碍、焦虑、社交退缩、猜疑、角色功能受损和易激惹。

(二) 精神症状

1. 思维障碍

(1) 思维形式障碍:又称联想障碍。主要表现为思维联想过程缺乏连贯性和逻辑性,这是精神分裂症最具有特征性的症状,与精神分裂症患者交谈多有难以理解和无法深入的感觉。病情严重者的言语支离破碎,根本无法和其进行交谈(思维破裂);有时患者会对事物做一些不必要的、过度具体化的描述,或是不恰当地运用词句;有的患者使用普通的词句、符号甚至动作来表达某些特殊的、只有患者本人才能理解的意义(病理性象征性思维);有时患者会创造新词或符号,赋予特殊的意义(词语新作)。逻辑推理荒谬离奇(逻辑倒错性思维);或者中心思想无法捉摸,缺乏实效的空洞议论(诡辩症);或者终日沉湎于毫无现实意义的幻想、宏伟计划或理论探讨,不与外界接触(内向性思维)。有时患者脑中出现两种相反的、矛盾对立的观念,无法判断对错,影响行为取舍(矛盾思维)。有的可在无外界因素影响下思维突然出现停顿、空白(思维中断),或同时感到思维被抽走(思维被夺)。有的患者可涌现大量思维并伴有明显的不自主感、强制感(思维云集或强制性思维),有时患者会感到某种不属于自己的、别人或外界强行塞入的思想(思维插入)。慢性患者可表现为语量贫乏,缺乏主动言语,对问题只能在表面上产生反应,缺乏进一步的联想(思维贫乏)。

(2) 思维内容障碍:主要是指妄想。精神分裂症的妄想往往荒谬离奇、易于泛化。在疾病的初期,患者对自己的某些明显不合常理的想法可能持将信将疑的态度,但随着疾病的进展,患者逐渐与病态的信念融为一体。妄想的发生可以突然出现,与患者的既往经历、现实处境以及当时的心理活动无关(原发性妄想);也可以逐渐形成,或是继发于幻觉、内感性不适和被动体验。最多见的妄想是被害妄想与关系妄想。妄想有时表现为被动体验,这往往是精神分裂症的典型症状。患者丧失了支配感,感到自己的躯体运动、思维活动、情感活动、冲动都是受人或受外界控制的。被动体验常常会与被害妄想联系起来,或被描述为影响妄想(被控制感)、被洞悉感。其他多见的妄想还有释义妄想、嫉妒或钟情妄想、非血统妄想等。

2. 感知觉障碍

精神分裂症最突出的感知觉障碍是幻觉,以言语性幻听最为常见。精神分裂症的幻听内容可以是争论性的或评论性的,也可以是命令性的。幻听有时以思维鸣响的方式表现出来。患者行为常受幻听支配,表现为与声音长时间对话,或因声音而发怒、大笑、恐惧,或喃喃自语,或侧耳倾听,或沉湎于幻听中自语自笑。其他类型的幻觉虽然少见,但也可在精神分裂症患者身上见到。如一位患者拒绝进食,因为她看见盘子里装有碎玻璃(幻视);一位患者感到有人拿手术刀切割自己的身体,并有电流烧灼伤口的感觉(幻触)等。

3. 情感障碍

情感障碍主要表现为情感迟钝或平淡。情感平淡并不仅仅以表情呆板、缺乏变化为表现,患者同时还有自发动作减少、缺乏体态语言。在谈话中很少或几乎根本不使用任何辅助表达思想的手势和肢体姿势,讲话语调很单调,缺乏抑扬顿挫,同人交谈时很少与对方有眼神接触,多茫然凝视前方。随着疾病的进一步发展,患者的情感日益淡漠,对一切无动于衷,丧失了与周围环境的情感联系。患者的情感反应可表现为与内在思维或外界环境的不协调。有的患者在谈及自己不幸遭遇或妄想内容时,缺乏应有的情感体验,或表现出不相称的情感。少数患者出现情感倒错,如获悉亲人病故却表现欣喜。

4. 意志与行为障碍

患者的活动减少,缺乏主动性,行为变得孤僻、被动、退缩(意志减退)。患者在坚持工作、完成学业、料理家务方面有很大困难,往往对自己的前途毫不关心、没有任何打算,或者虽有计划,却从不施行。患者可以连坐几个小时而没有任何自发活动,或表现为忽视自己的仪表,不知道料理个人卫生。有的患者吃一些不能吃的东西,如喝尿,吃粪便、昆虫、草木,或伤害自己的身体(意向倒错)。有时,患者可出现愚蠢、幼稚的作态行为,或突然的、无目的性的冲动行为,甚至感到行为不受自己的意愿支配。有的患者表现为紧张综合征,全身肌张力增高,包括紧张性木僵和紧张性兴奋两种状态,两者可交替出现,是精神分裂症紧张型的典型表现。木僵时以缄默、随意运动减少或缺失以及精神运动无反应为特征,木僵患者有时可以突然出现冲动行为,即紧张性兴奋。

患者对自己的精神状态是否正常失去了判断能力,称之为内省力受损,其分为内省力缺失(无内省力)和部分内省力。

四、诊　断

中国临床和科研工作中较为通用的疾病诊断标准包括中国的CCMD-3、世界卫生组织的ICD-10和美国的DSM-Ⅳ。这三大诊断标准中均没有针对老年期精神分裂症诊断标准的描述,DSM-Ⅲ-R取消了精神分裂症诊断的年龄限制。DSM-Ⅳ取消了精神分裂症诊断的经典分型。从目前临床应用来讲,三大诊断标准中的精神分裂症诊断标准同样适合于老年期精神分裂症临床诊断使用。下面介绍ICD-10精神分裂症的诊断标准。

诊断精神分裂症通常要求在一个月或以上时期的大部分时间内确实存在属于以下(1)到(4)中至少一个或(5)到(9)中来自至少两组症状群的十分明确的症状。符合此症状要求但病程不足一个月的状况(无论是否经过治疗),应首先诊断为急性精神分裂症样精神病性障碍,如症状持续更长的时间,则再重新归类为精神分裂症。

（1）思维鸣响、思维插入或思维被夺以及思维广播。

（2）涉及躯体或四肢运动，或特殊思维、行动或感觉的被影响、被控制或被动妄想；妄想性知觉。

（3）对患者的行为进行跟踪性评论，或其他人对患者加以讨论的幻听，或来源于身体一部分的其他类型的听幻觉。

（4）与文化不相称且根本不可能的其他类型的持续性妄想。

（5）任何形式的持续性幻觉，每天发生且持续至少一个月，伴有妄想，无明显的情感色彩，或伴有持续性的超价观念。

（6）思维破裂，思维插入或语词新作，或言语不连贯、无关言语。

（7）紧张性行为，如兴奋、作态，或蜡样屈曲、违拗、缄默及木僵。

（8）阴性症状，如显著的情感淡漠、言语贫乏、情感反应迟钝或不协调。

（9）个人行为的某些方面发生显著而持久的总体性质的改变，表现为丧失兴趣、缺乏目的、懒散、自我专注及社会退缩。

排除的指标为①排除躁狂或抑郁发作；②排除脑器质性疾病，以及物质或药物所致的精神疾病。

五、治　疗

（一）药物治疗

1. 抗精神病药物的应用

老年患者生理变化（包括血流量的变化）明显，心、肝、肾各重要器官功能减退，直接影响药物在体内的吸收、分布、代谢及排泄，在进行抗精神病药物的治疗时，安全性属首先考虑的问题。在选药、剂量调整、不良反应监测等方面均应慎重。老年精神药理学特点：①老年人的药代动力学和药效动力学比年轻人更敏感。②肝肾功能明显减退，会造成较高的血药峰浓度和更长的半衰期，产生中毒和不良反应的可能性更大。③起效缓慢和疗效缓慢。④应用镇静药物易发生跌倒，导致臀部骨折甚至可能致死；镇静药物会引起认知功能障碍。因此应提醒患者及其家属有关跌倒的危险性和可能的认知功能损害，在浴室等地方要有扶手和其他安全设施。⑤老年期初发躁狂通常可能是潜在躯体障碍的一个信号。⑥由于老年人应用药物的平均种类数较多,他们更有可能发生因药物间相互作用而导致的不良反应,从而增加生理上的易感性。

2. 抗精神病药物的选择

由于典型抗精神病药物的不良反应较大,故不将其作为首选药物,而非典型抗精神病药物利培酮、奥氮平、喹硫平、阿立哌唑、齐拉西酮、氨磺必利等能同时有效治疗阴性和阳性症状,对认知缺损也有效果,且心血管系统不良反应较小,锥体外系的不良反应的发生率低,其为老年患者的首选药物。对治疗不合作者可慎重考虑使用长效制剂。

3. 抗精神病药物剂量的调整

起始剂量宜低,一般不超过年轻成人患者的1/4,并且剂量滴定速度应缓慢,有效剂量为成人剂量的1/3～1/2。也不否认有些药物是在老年人需要与年轻患者同样的剂量时才能奏效,因此老年人用药的关键在于用药的个体化和缓慢加量及避免不良反应。此外,在治疗过程中达到症状的淡化,便应视为达到治疗目的。因为有些症状,特别是某些妄想,难以彻底根除,这种保守态度有其积极的意义。老年患者多伴有躯体疾病,如高血压、冠心病、糖尿病等,合并用药常见,使用抗精神病药物治疗时应注意药物的相互作用。

4. 抗精神病药物不良反应的监测

老年人常见的抗精神病药物不良反应有①过度镇静,表现为倦怠及白天嗜睡。②锥体外系反应,表现为静坐不能、运动不能及帕金森综合征。这种表现随药物剂量增加而出现,随剂量减少而缓解;老年人、妇女及合并器质性脑病患者最具有危险性。老年人群中,抗精神病药物所致迟发性肌张力障碍的风险非常高,年轻患者中这类不良反应的年累计发生率为4%～5%,而中老年人群的发生率高达25%～30%。③随年龄增加,迟发性运动障碍的发生率增加。有研究报道,长期应用抗精神病药对迟发性运动障碍的影响更大。10%～20%的患者在应用抗精神病药一年或更长的时间内出现这种症状,不受血浆药物浓度影响。④体位性低血压,多发生在夜间起床小便时。患者由于血压骤降而跌伤,也可因体位性低血压而诱发脑缺血或心肌缺血。⑤心脏方面的不良反应,可有心律失常、心肌收缩力减弱及心电图改变。⑥抗胆碱作用可致口干、便秘、尿潴留、大小便失禁和视力模糊。⑦老年人皮肤似乎对抗精神病药更敏感,可有皮肤色素沉着发生率增加。⑧用药期间还应监测老年人的吞咽情况,吞咽困难往往发生在锥体外系反应发生之前,容易引起噎食、呼吸道堵塞等严重不良事件。治疗中应加强观察和监测,注意血药浓度的监测,慎用长效抗精神病药物。

(二) 物理治疗

1. 老年人的改良电抽搐治疗

对伴有明显抑郁自杀企图或兴奋躁动、拒食、木僵或幻觉妄想的患者,或对药物治疗效果不明显的身体健康老年人,在条件许可的情况下,可采用改良电抽搐治疗。但改良电抽搐治疗会对老年精神分裂症患者带来比较严重的认知损害,故应用时需谨慎。

2. 经颅磁刺激治疗

操作简便,耐受性好,对老年期精神分裂症(阴性症状)、抑郁症状等有不错的效果。

(三) 心理治疗

心理治疗是老年期精神分裂症综合治疗中的一个重要组成部分。良好治疗关系的建立尤为重要。尽管治疗师没有必要认同患者的妄想,但其需要表达出理解和同情。临床医生也应尽可能地给患者提供必要的心理援助。因此在治疗过程中,要了解与发病有关的应激事件,了解患者在病情好转阶段对疾病的态度、顾虑,协助患者解除生活中的急慢性应激因素,并给予支持性的心理治疗,这对疾病的预后十分重要。

(四) 心理、社会环境安排

由于老年人有特定的心理及环境因素,有必要重视心理、社会环境的治疗作用。应调动家庭和社会给患者提供心理援助以及生活上的帮助,消除其孤独感;应给予患者安全感、温馨感,药物治疗的同时辅以心理和音乐等各项治疗;帮助患者改善生活自理能力并立足于社会。

六、预防与康复

（一）病因预防

精神分裂症的预防应从生物、社会、心理多个层面着手,针对疾病发生、发展的不同过程采取相应的措施。一般起病较急,有明显诱因,病前性格无明显缺陷,家族遗传史不明显,间断发作者的预后较好。如能早期发现及治疗,多数可获得满意疗效,症状可及时得到控制。

（二）加强家庭与社会支持

国内外的调查资料均表明,家庭成员对患者的不正确态度、生活中的不良心理应激均可影响疾病的预后或导致复发。对患者家属进行心理教育或对患者本人进行社交技能训练,可减少来自家庭与社会生活中的不良应激,降低复发率。当前,精神病的防治工作范围已从医院扩展到社区,以促使慢性精神病患者尽早回归社会,提高患者的生活质量,减少疾病负担。

（三）心理社会干预

针对老年人的心理特点,患病初期,可进行门诊或家庭病床治疗,这时应调动家庭和社会提供心理援助和生活上的帮助,消除其孤独感,增强其治疗依从性。如果症状严重,对个人或他人有威胁,或家人无力照顾,便是住院指征。住院环境应为安静、安全、温馨,同时应开展音乐、工疗等治疗措施。心理治疗可帮助患者建立良好的人际关系,以促进其康复和回归社会。对于个别有暴力冲动的患者,在药物发挥作用之前,可采用最低限度的强制措施,如暂时性使用隔离室。患者出院也应重新安排其社会环境,帮助其立足于社会,并改善其生活自理能力。

（四）躯体疾病的合并治疗

老年人常伴有数种躯体疾病,如高血压、冠心病、糖尿病等,且有听力和视力等的下降,因此,应及时治疗躯体疾病,改善身体健康状况。改善听力可借助助听器,积极治疗眼疾,对减少和预防疾病的发生有重要意义。积极治疗躯体疾病是老年期精神分裂症治疗的一个重要方面,在合并药物治疗时,应注意药物间的相互作用。

七、基层医院(包括社区医院)管理与自我管理

(一) 基层医院(包括社区医院)管理

1. 精神分裂症的防治策略

提供以患者为中心的医院、社区一体化的连续治疗和康复措施,早期发现、早期治疗、防止复发,减少因病所致的残疾,是精神分裂症主要的预防和康复目标。

2. 基层医疗机构的主要职责

精神分裂症属于重性精神疾病,根据《中华人民共和国精神卫生法》和国家、各省精神卫生防治规范规定,各地市均有重性精神疾病防治的具体实施方案。其中,基层及社区医疗机构职责包括以下内容。

(1) 承担辖区内重性精神疾病患者的信息收集与报告工作,开展重性精神疾病患者的线索调查,登记已确诊的重性精神疾病患者并建立居民健康档案;必要时联系上级精神卫生中心办公室安排精神卫生医疗机构对未确诊的患者进行诊断复核。

(2) 定期随访患者,指导患者服药,向患者的家庭成员提供护理指导,有条件的地方,可实施患者个案管理计划。

(3) 协助精神卫生医疗机构开展重性精神疾病患者的应急医疗处置。

(4) 向精神卫生医疗机构转诊病情不稳定及疾病复发的患者。

(5) 参与重性精神疾病防治知识的健康教育工作。

(6) 对发现的疑似重性精神疾病,但未经精神科执业医生确诊者,转诊到就近精神疾病医疗机构确诊,或联络会诊;向就近精神疾病医疗机构转诊确诊的、病情严重的患者。

3. 对已确诊精神分裂症患者的基层医疗机构管理的建议

(1) 宣传普及精神疾病防治知识。通过科普读物、宣传画册及精神卫生活动等多种方式、多种渠道,加强精神卫生知识的健康教育。提高患者、家属及社区人员对精神卫生知识的知晓率,消除对精神病患者和其家庭的偏见,为患者回归社会营造良好的社会氛围。

（2）定期举办讲座与咨询。向患者及家属介绍有关疾病的相关知识,使其了解病因、常见症状、影响病情复发的因素及疾病控制的方法。指导患者把握情绪的释放与控制以及进行精神药物治疗教育等,使之能正确认识和对待精神疾病,主动配合治疗,从而保证患者长期良好的康复。

（3）加强患者家属的联谊活动,构建家属的交流平台,使他们相互交流发病、治疗、恢复等各个阶段的护理经验,彼此支持,重建并巩固患者对康复的信心。针对患者的特点,采取相应的措施,制订合理的个性化康复计划,为患者创造适宜的环境。针对问题及缺陷,对患者进行训练,培养其自理能力、与人相处的能力和参与家庭生活的能力等。对患者进行社会适应能力、职业技能和社会交往能力培训,使其真正回归社会。

（4）建立社区活动站。以娱乐和工疗为主,充实患者的闲暇生活,培养其自主能力和互助精神。同时与药物治疗相结合,帮助患者逐渐改善认知,恢复社会功能,防止疾病复发,增加重新回归社会的可能性。

（5）对社区协管员、残联工作人员和公安干警等不同群体进行有计划、有步骤的精神卫生知识培训,让他们共同参与社区精神病患者的康复工作。

（6）培训一批社区精神科康复护士,为患者提供持续完整的优质护理。一方面提供心理护理,帮助患者处理不良情绪,鼓励其表达内心的意愿,并给家属提供支持帮助;另一方面通过定期家访、电话联系等方式,了解患者的服药情况,观察患者的精神状况,协调患者与家属、邻居的关系,协助患者安排日常生活,改善生活质量。若患者的病情有所波动,马上与医生联系,安排患者就诊或住院,让患者及时接受治疗,防止病情复发。

4. 精神分裂症患者的评估

应用简明精神病评定量表（brief psychiatric rating scale, BPRS）、社会功能缺陷筛选量表（social disability screening schedule, SDSS）评估患者的症状严重程度及社会功能受损程度,并以此作为精神分裂症患者管理效果的评估指标。

（二）自我管理

1. 概念

有研究者对精神分裂症患者自我管理的概念及内涵做了进一步澄清和界定，即在医务人员的协助下，患者及其主要照顾者在应对精神分裂症过程中形成的管理药物、症状、生活以及健康资源能力和支持能力的总称。精神分裂症患者的自我管理中强调主要照顾者的参与。

2. 主要内容

（1）自我效能感：对自己进行药物、症状的管理，维持日常生活和社会功能以及利用医疗资源与支持能力的自信心。

（2）药物的自我管理：掌握与药物相关的基本知识，按时按量服药，识别并处理药物所致的不良反应，管理药物（储存、获取等）。

（3）症状的自我管理：识别并处理复发的早期信号，监测并应对残存的精神症状。

（4）维持日常生活及社会功能：生活自理，具有沟通、表达的能力，坚持学习或工作，能够维持一些社会关系。

（5）利用医疗资源及支持：利用可及的资源（医务人员、书、报、网络、电视、广播等）主动寻求支持系统（医疗机构、家人、朋友、单位或社区）。

（于恩彦）

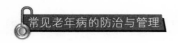

第四节　老年期抑郁障碍的防治与管理

一、定　义

老年期抑郁障碍又称老年抑郁症,是指存在于老年人群中的抑郁障碍,包括老年期前发病,由于病情迁移进入老年期的抑郁障碍和在老年期发病的抑郁障碍。老年期抑郁障碍是否有别于青壮年起病的抑郁障碍,国内对此的研究不多,国外的报道也不统一,尚存在诸多争论。但由于老年人的生理、心理特点,老年期抑郁障碍的临床表现有其特征。

进入21世纪,世界人口的平均寿命延长了10～20岁,大多数发达国家和部分发展中国家都进入了老龄化社会,伴随着老年人口的迅速增加和工业化、都市化进程加速,老年人群患抑郁障碍的危险性将逐渐增加,患病的绝对人数和相对比例都将相应增加。在大于60岁或65岁的情感障碍患者中,焦虑、心境恶劣、抑郁是常见的症状。老年人受躯体状况、经济状态、社会关系因素的影响,其问题比青壮年患者更加复杂。一些患者坚持认为他们完全是因为躯体不适(如背痛、头痛、胃肠道疾病、心脏问题)而进行多种昂贵的实验室检查,故不会寻求精神科医生的帮助。即使在发达国家,抑郁症中有至少一半的患者不会主动就诊,另一半又不一定能被正确诊断,这种情况在中国更是如此。由于常伴有躯体疾病及老年人的生理改变,老年患者的抑郁障碍即使在诊断明确之后,其在治疗上的问题也比青年患者复杂。

二、病　因

(一) 心理和社会因素

老年人遭受各种各样的心理社会应激事件的机会增加,心理和生理的老化,使其承受和缓冲精神创伤的能力有所下降,这往往成为本病发生和发展的重要诱因。诱发老年抑郁障碍的社会心理因素主要有丧偶、独居或分居、家庭矛盾、经济生活窘迫、子女不孝、身患重病、社交隔绝等。

(二) 遗传因素

有研究发现,载脂蛋白E(ApoE)ε4是晚发性抑郁症的危险因子;ApoEε2则是早发性抑郁症的保护因子,它可改变老年抑郁症的发病年龄,使老年抑郁症的发病年龄推迟。Stewart等发现,存在记忆障碍的抑郁症患者有较高的ApoEε4等位基因频率。

于欣对首发年龄大于60岁的45位情感障碍患者进行分析,单相躁狂及双相情感障碍共11例,单相抑郁34例,有情感障碍家族史者2例,占4.4%。由此推测,遗传因素在发病中的作用随年龄增大而减少。

(三) 生化代谢异常

20世纪60年代初期,就有学者注意到单胺类神经递质随着老化的进程有增龄性改变。在老年人的某些脑区,尤其是扣带回,5-羟色胺(5-HT)含量明显下降,脑脊液5-HAA水平亦明显下降。5-HT在抗抑郁药物和情感疾病的研究领域一直受到重视,选择性5-HT耗竭剂可逆转三环类抗抑郁药(TCA)和单胺氧化酶抑制剂(MAOI)的抗抑郁作用,自杀者脑中的5-HAA含量明显降低。有人发现,脑脊液5-HT的浓度与抑郁程度相关,浓度越低,抑郁越重。

中枢去甲肾上腺素(NE)和多巴胺(DA)含量降低也和大脑老化有关。单胺假说强调药物对突触前摄取的急性效应,受体假说则侧重突触后受体对药物的某些适应性变化。目前普遍认为抗抑郁药对受体的慢性作用较突触部位单胺水平的急性升高更为重要。此外,DA和GABA、胆碱能系统功能障碍也与情感障碍有关。Wachtel提出第二信使假说:正常情况下,NE由于cAMP系统功能减退而导致抑郁,由于cAMP系统功能增强而导致躁狂。

(四) 大脑解剖结构与病理

近几十年来,CT和MRI技术相继用于情感障碍的研究。45岁以上抑郁症患者的皮层下脑组织结构改变的发生率增加,这已经得到MRI影像学的证实。"纹状体—苍白球—丘脑—皮层"通路受损导致与情绪控制有关的神经递质,如 NE 和 5-HT 的功能失调,从而导致抑郁症。Harrison 通过大量的尸解研究发现,额前区皮质的变化可能在重性抑郁症中起关键性的作用,如胶质细胞的数量或密度减少,眶额区(orbitofrontal)皮质和前扣带回(anterior cingulate)的某些神经元大小与密度减少。在老年抑郁症中,神经病理学研究描述了额前区背外侧的白质密度增高的特异性。Almeida 等对 27 名晚发性抑郁症(首发在 60 岁以后)、24 名早发性抑郁症患者及 37 名对照组进行了 MRI 测试,发现晚发性抑郁症患者与早发性及对照组比较,右额叶的容量分别小 8.0% 及 5.6%,左额叶的容量无明显不同。Ballmaier 等发现老年抑郁症组患者的前扣带回和眶额眼部皮质双侧灰质体积明显减少,前扣带回和双侧白质体积明显减少。Lin 的研究发现,脑萎缩与白质高密度信号在老年抑郁症中常见,尤其是在脑室周围更突出。

（五）其他因素

多种药物(如止痛剂、洋地黄类、利血平、左旋多巴、镇静剂等)和多种躯体疾病都可引起抑郁情绪。心、肝、肾疾患,肿瘤,痴呆都可导致抑郁。躯体疾病与抑郁之间的关系远比药物与抑郁的关系复杂。

三、临床表现

有许多研究发现,老年抑郁症的症状表现与一般抑郁症有所不同。老年抑郁症患者的焦虑、自杀意念、疑病、偏执、记忆力减退、迟缓症状较突出,而抑郁心境、睡眠障碍不典型。

（一）疑　病

60 岁以上的老年抑郁症患者中大约有 1/3 的患者以疑病为首发症状,约 65% 的老年抑郁症有疑病症状。疑病内容常涉及消化系统症状,胃肠不适、便秘是此类患者最常见的,也是较早出现的症状。患者常以某一种不太严重的躯体疾病开始,表现出对正常躯体功能的过度注意,对轻症疾病的过分反应,此时应该考虑到老年抑郁症的问题。

（二）焦虑激越

焦虑激越往往是比较严重的抑郁症的继发症状,也可能成为患者的主要症状。激越症状常见于老年抑郁症,其发生率随年龄增长而增加,患者表现为坐立不安、六神无主、惶惶不可终日,终日担心自己和家庭将遭遇不幸。有的喋喋不休地诉说其不适和"悲惨"经历,情绪脆弱、波动性大,易激惹,更多见敌意。

(三) 自杀意念

老年抑郁症患者往往觉得前途无望,加上身体的不适,自杀的意愿特别坚决。而其常常不会清楚地表露自杀观念,也否认自己有自杀的念头。但只要仔细观察患者的反常表现,如变得勤快、对亲人特别关心、把有关的事情交代得特别清楚等,都提示有自杀可能,必须引起足够的重视。

(四) 躯体症状

疼痛综合征:如头疼、胸痛、背痛、腹痛及全身疼痛。

胸部症状:胸闷、心悸。

消化系统症状:厌食、胃腹不适、腹胀、便秘。

自主神经症状:口干、手颤、出汗、周身乏力等。

(五) 认知损害

记忆力减退、反应迟缓是老年抑郁症患者的症状特征之一。Lobo 调查显示,18.2%的重性抑郁症患者有认知障碍。Lesser 等发现皮层下白质高信号是老年抑郁症患者常见的病理现象,且与执行功能障碍有关。Rabheru 发现,老年抑郁症患者执行功能比年轻抑郁症患者或无抑郁症老年人差,说明老年抑郁症患者有认知损害。

四、诊 断

老年期抑郁障碍的诊断应根据临床症状、病史、病程、躯体检查、神经系统检查和实验室检查等综合分析得出。实验室诊断应该包括心电图、尿常规、血常规、甲状腺功能以及维生素 B、叶酸和药物水平的检测。目前仍无特异性诊断手段。由于 ICD-10、DSM-IV 和 CCMD-3 均没有把本病作为一个独立的疾病单元,因此,目前只能参考现行的情感障碍分类与诊断标准。Birre 提出,诊断老年抑郁症,除符合抑郁症的9条标准中的至少5项(心情沮丧,睡眠障碍,对活动缺乏兴趣和爱好，感到惭愧和没有价值，精力疲乏，无法集中注意力和做出决定，厌食或体重降低，精神运动兴奋或抑制，自杀倾向）外，在2周内每天都发病，或者Beck抑郁症量表得分＞10分，或者是老年抑郁量表（GDS）得分＞10分，都支持老年抑郁症的诊断。

五、治　疗

由于老年人有别于年轻人的生理、心理特点，其情感障碍的临床表现及治疗反应也有所不同。在治疗中既要贯彻抑郁障碍治疗的一般原则，也要针对老年人的特点选择适宜的治疗方案。老年期抑郁障碍的主要治疗方法包括药物治疗、心理治疗、电抽搐治疗及其他方法。

（一）药物治疗

治疗老年期情感障碍遵循抑郁障碍的一般治疗原则。依据规范化治疗程序，符合抑郁症诊断的患者首先单一应用一线抗抑郁药（SSRIs或SNRIs）2～4周。若症状明显缓解，则继续治疗4～6个月后进入维持治疗阶段；若无明显反应，可试行加量，再无效时可换用同类或不同类的其他药物；若不良反应明显，可以减量或换用同类、不同类的其他药物。采取上述措施后仍无效者，排除诊断、治疗依从性等因素影响，采用增强剂、二线药或联合用药。仍然无效者考虑行电抽搐治疗。

1. 抗抑郁剂

SSRIs和SNRIs为老年抑郁症的首选一线药。以迟滞为主的抑郁症可选用氟西汀、文拉法辛、丁氨苯丙酮，这些药物有较好的激活作用。如果激越明显，那么米氮平的治疗效果可能更好。对焦虑色彩较突出的抑郁症患者，可选用帕罗西汀、艾司西酞普兰、西酞普兰、舍曲林、氟伏沙明等SSRI类药物及文拉法辛、米氮平等。如果患者有持久而严重的失眠，曲唑酮应该是较好的选择。如果抑郁程度很重，建议首选文拉法辛或丁氨苯丙酮，在仔细权衡利弊后，TCA类药物也可以考虑使用。对于有非典型抑郁（如有较突出的嗜睡、贪食、运动迟滞、情绪反应过激等）症状的患者，MAOI的疗效优于其他药物。伴有强迫症状的患者，可选择氟伏沙明或舍曲林。对于轻中度抑郁，可以选择植物药

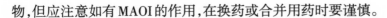

物,但应注意如有MAOI的作用,在换药或合并用药时要谨慎。

2. 对认知的影响

SSRI类药物的血清抗胆碱能成分浓度较小,未达到加重已有认知损害程度的浓度,在改善抑郁症状的同时,可提高患者的注意力和认知速度。盐酸氟西汀可刺激大脑神经营养因子(neurotrophic factor; neurotrophic factors, BDNF),促进海马神经元的再造,能提高认知功能。研究证实,脑外伤患者使用盐酸氟西汀后可缓解抑郁情绪,提高连线测验和工作记忆的成绩。西酞普兰可提高精神运动反应能力并能维持注意力,明显减少选择反应时间。Schmitt比较了舍曲林和帕罗西汀对认知功能的影响,结果显示舍曲林的多巴胺再摄取作用可帮助提高语词表达的流畅程度,帕罗西汀的抗胆碱能作用可解释它对长时记忆的损害,这两种药物对认知功能的影响差别在老年抑郁症患者身上体现得更明显。

3. 其他因素

以下几个方面也需引起临床医生的重视和关注:①既往治疗史及家族史。一般说来,以往有效或家族中同类疾病患者治疗有效的药物,很可能会再次有效。②患者对特定不良反应的耐受程度。如有的患者不能耐受口干,有的患者认为难以接受体重增加。③费用。新型的抗抑郁剂及心境稳定剂的价格昂贵,需要关注老年患者是否有医保或进一步的经济支持。④治疗依从性。对依从性差的患者,长半衰期药物(如氟西汀)会更合适。

4. 药物治疗的维持时间

有文献报道,60岁以上的老年抑郁症患者,第1次发病后24个月内的复发率高达70%,发作次数多,缓解期逐渐缩短。发病年龄越大,复发次数越多,再次复发的危险性也越高。可见老年期抑郁障碍的维持治疗十分重要。维持治疗的指征包括病程中有3次以上发作或2次短期复发;既往有心境恶劣病史;急性期治疗反应不良;伴焦虑障碍或物质滥用;60岁以后发病的抑郁或双相障碍。

维持治疗应持续多久尚无定论。大部分研究者主张60岁以上第1次起病的抑郁症患者达到临床痊愈后,至少应维持治疗12个月。若出现复发,则需维持服药2年以上，如果患者有3次以上的抑郁发作、严重失能或危及生命的发作，2次发作间有持续的抑郁症状时要长期维持治疗。

需要不断对药物治疗进行评估，因为只有40%的患者在治疗中用第一种药物就能达到完全反应；如果正规治疗6～8周后症状没有改善，要考虑诊断是否正确、是否存在精神病性抑郁或双相抑郁，或其他精神性因素（如物质滥用等），排除这些，确认诊断无误后在安全剂量范围内可加量，如6～12周后仍然没有改善就要考虑换药或合并用药。维持治疗的剂量应达到最低有效剂量。

（二）心理治疗

心理治疗可使患者及家属正确认识疾病，提高治疗依从性，改善不适当的思维及行为方式，提高总体疗效，故在抑郁障碍的治疗中占据着重要地位。Wei等研究表明，心理治疗更多应用于年龄在65～74岁的老年人、接受过大学教育者、高收入者、与配偶共同生活者、生活于大城市中的患者中。Keller对老年抑郁症患者进行心理治疗的一项荟萃分析研究指出，心理治疗与不治疗或安慰剂对照组之间比较的总体有效率为0.78。而患者更愿意选择心理治疗，因为药物的副作用和相互之间的作用使患者对药物治疗有顾虑。在美国的抑郁症治疗指南中，推荐的心理治疗方法有认知疗法、面对面交谈、非特异性支持治疗等。循证医学证据（2级）表明，轻中度老年抑郁症的心理治疗首选认知行为疗法（cognitive behavioral therapy, CBT）与人际心理治疗（interpersonal therapy, IPT）。此外，社会支持、心理教育、电话疾病处理（telephone disease management, TDM）、合理的营养和膳食、体育锻炼、户外阳光照射也有一定的治疗作用。

（三）电抽搐治疗

电抽搐治疗（electroconvulsive therapy, ECT）是以短暂适量的电流通过大脑，引起患者意识丧失、皮层广泛性脑电波发放和全身性抽搐，以控制精神症状的一种治疗方法。改良的ECT是在通电前加用静脉麻醉药和肌肉松弛剂，在通电后不发生抽搐或抽搐明显减轻，使患者无恐惧感，易被患者接受，也称无抽搐ECT，可以用于老年人，特别适合用于抗抑郁药治疗无效或因某些原因不能耐受抗抑郁剂引起的不良反应以及有强烈自杀观念急需很快控制病情的患者。禁忌证包括近期心肌梗死、脑肿瘤、脑动脉瘤和无法控制的心力衰竭。

老年人采用ECT治疗抑郁有疗效确定、见效快的特点,一般每周治疗2～3次,2～3周症状基本缓解,其后加用药物巩固治疗,但这一治疗仍存在一定的心血管系统危险性。有报道治疗前应用β-受体阻滞剂或钙拮抗剂可以减少危险的发生。ECT可伴短期记忆损害,双侧及优势侧刺激比非优势侧单独刺激严重,可以采用非优势侧刺激或延长治疗间期来预防。ECT是一项有效的短期治疗,但是超过6～12个月后复发率较高,有药物抵抗史的患者在使用ECT后复发率也较高。Rabheru对239例老年抑郁症的随访表明,ECT能加速抑郁缓解,即使用于原有心血管疾病者,并发症也少,但随着治疗次数的增加,跌倒频率也增加。Flint研究了ECT治疗老年抑郁症的有效性、安全性和可耐受性,他认为年龄本身不增加ECT对认知的负面影响,但随着与年龄有关的神经功能障碍的增加,如AD、脑血管病等,这种负面影响会增加。

(四) 其他治疗

光照疗法对部分老年抑郁症有效,尤其是具有季节性抑郁特点的老年抑郁症,同时可以改善失眠。明亮的绿光曾被报道可抑制褪黑激素,转换昼夜节律并减轻抑郁症状,有证据表明绿光可能与白光具有相似的有效性,而且有可能效果更加显著。Loving等的研究表明,在60～79岁患者中应用绿光治疗在疗效上虽然与对照组无明显差异,但几乎没有任何副作用,且患者的耐受性很好,与应用8个星期以上的药物组存在相当的效果,因此在药物治疗效果欠佳和耐药的情况下可考虑光照疗法。最近的研究显示,少量蓝光即可发挥上述抑制褪黑激素的效果,可能与视网膜下丘脑纤维束含有吸收蓝光的光色素神经节细胞有关,至于其如何产生抗抑郁作用尚不明确。

部分睡眠剥夺已经越来越多地应用于抑郁症的治疗中,起效迅速,几乎没有副作用产生,并且不需抑郁症患者长期停药进行观察,它是简单、安全、有效、接近生理性的治疗方法,在临床上推广使用起来也很方便,可作为抑郁症治疗的新方法之一。不少研究表明,在持续使用光照疗法时,使用一晚的部分睡眠剥夺可增加抗抑郁治疗的效果。Loving等认为,绿光治疗疗效好且患者的耐受性好,而单纯使用部分睡眠剥夺在老年患者中的疗效仍然不理想,可能与高龄患者的依从性下降有关，而且其治疗作用是短效的、波动的，疗效持续的时间不等也是原因之一，所以推荐将两者结合使用。

六、预防与康复

Birre指出，尽管老年患者缓解症状需要更长的时间，但年轻患者和老年患者的预后基本相同，大多数患者的治愈率为54%～84%，复发率为12%～24%，患病率或病残率为4%～28%。Denihan等随访研究了127名老年情感障碍患者3年的预后，其中10.4%痊愈，34.9%仍有抑郁，24.5%有其他精神障碍，30.2%死亡。老年躁狂症多数预后较好并有自愈倾向；老年抑郁症约有20%预后欠佳，最终成为慢性抑郁症。Baldmin等认为，疾病期较长，存在心境恶劣、回避或依赖型人格障碍，合并躯体疾病，神经系统或影像学检查存在异常，以及治疗的不及时、不充分及不进行维持治疗等都与疾病迁延不愈有关。因此，预防十分重要。预防的重点是致病危险因素的预防。

虽然老年情感障碍的治疗并不乐观，但也无须过于悲观。"老年人健康生活鼓励计划（Program to Encourage Active, Rewarding Lives for Seniors, PEARLS）"增强了我们的信心。138例接受PEARLS干预的患者与一般照顾组的患者相比，抑郁症状减少≥50%的概率更大（43%：15%）；抑郁症完全缓解的概率更大（36%：12%），在机能健康和情绪健康方面有更明显的改善。如果我们在熟悉老年情感障碍发病原因及相关因素的基础上，积极开展针对性的预防性健康教育，早期识别、及时干预，坚持合理、正规用药，会大大改善其预后。

复发的因素可能为躯体情况、明显的社会心理因素或服药依从性不佳。因此，在维持治疗期间，应密切监测血药浓度并嘱患者定期进行复诊观察。由于双相抑郁障碍有反复发作的特点，为慢性病程，治疗需要长期进行，必须取得患者与家属的认同与合作，教育患者和家属了解疾病的临床症状，尤其是早期表现，以便他们自行监控，及时复诊。复发的早期表现可能为出现睡眠障碍或情绪波动，此时可及时给予相应处理，如短期应用苯二氮䓬类药物（BDZs)或其他药物，以避免复发。

七、基层医院(包括社区医院)管理与自我管理

(一) 基层医院(包括社区医院)管理

1. 防治策略

抑郁障碍的防治策略是提高知晓率、就诊率、识别率和治疗率,并且督促患者维持治疗,降低复发率。

2. 健康教育

健康教育的主要内容强调:①抑郁是一种疾病,而不是人的一种缺点或性格的缺陷。②抑郁大多能康复。③有许多能够使抑郁好转的治疗方法,每位患者都有适合自己的治疗方法。④知晓经过治疗后会达到100%的恢复,并维持身心健康。⑤抑郁的复发率很高,发作1次的患者的复发率为50%;发作2次的患者的复发率为75%;而发作3次以上者的复发率高达90%,因此预防复发很重要。⑥患者及家属可学会识别抑郁复发的先兆,从而及早进行治疗,使发作的严重性大大减轻。⑦提供相关疾病和治疗的信息可大大提高患者的依从性。

3. 社区老年抑郁障碍的检出

量表评估是检出抑郁障碍快速有效的方法,既可以应用于医院就诊人群,也可以用于社区调查。常用筛查量表见表7-4-1。

表7-4-1　常用筛查量表

在过去的两周里,有多少时间您被以下问题所困扰?请在对应格子中打"√"	完全不会	几天	一半以上的日子	几乎每天
1. 做什么事都感到没有兴趣或乐趣	0	1	2	3
2. 感到心情低落、沮丧或绝望	0	1	2	3
3. 入睡困难、很难熟睡或睡眠过多	0	1	2	3
4. 感到疲倦或无精打采	0	1	2	3
5. 胃口不好或吃太多	0	1	2	3
6. 觉得自己很糟,或觉得自己很失败,或让自己或家人失望	0	1	2	3
7. 注意力很难集中,例如阅读报纸或看电视	0	1	2	3
8. 动作或说话速度缓慢到别人可以察觉的程度,或正好相反,烦躁或坐立不安、动来动去的情况比平常更严重	0	1	2	3

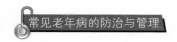

续表

在过去的两周里,有多少时间您被以下问题所困扰?请在对应格子中打"✓"	完全不会	几天	一半以上的日子	几乎每天
9. 有不如死掉或用某种方式伤害自己的念头	0	1	2	3
总分=_____+_____+_____+_____				
总分>4分,提示可能存在抑郁问题,即可寻求医生的帮助				

4. 危急状况识别及应急管理

抑郁症患者的自杀率高,对患者进行自杀风险评估尤为重要。在治疗过程中,对于自杀危险性要进行不断的评估,抑郁症状的波动也会导致自杀风险的变化。

自杀警示信号:自杀是唯一解决我的问题的方法,我看不到有其他选择;我要自我了结;我不再是曾经的我了;如果没有我的话,我的家庭会更好;你不再有机会看到我了;我总是感到我该上路了;我真的坚持不住了;再这样忍受下去真是太过分了;生命对我已经失去了意义;不再有人再需要我了;如果这样或那样的事情发生,我将会杀了我自己;我即将解脱了;把这些(有价值的物品)都带走吧,我不再需要它们了。

自杀预防的具体策略和步骤:①仔细倾听;②询问有关感受的问题;③对每一个主诉均认真对待;④评估个体的不安程度;⑤询问有关自杀计划的问题;⑥不要被误导和让个体独处;⑦使环境尽可能安全;⑧专业治疗。

抑郁症不仅严重危害患者的自身健康,而且还可能导致一些罕见的、灾难性的后果,就是针对他人实施暴力行为。患者暴力行为的危险性可以由专科医生评估,基层及社区医生同样需要对此进行跟踪随访。

5. 患者管理中需要关注的内容

(1)患者症状变化,原有症状的缓解与波动,新症状的出现,躯体健康状况的变化。

(2)药物的规范应用,有无自行减药、停药。

(3)药物不良反应的发生情况。

(4)患者的社会功能和生活质量。

（二）自我管理

1. 认识老年期抑郁障碍

抑郁症状是以心境低落、兴趣和愉悦感丧失以及易疲劳为核心的一组症状,还包含睡眠障碍,感到惭愧和没有价值,无法集中注意力和做出决定,厌食或体重降低,精神运动兴奋或抑制,有自杀倾向等。抑郁症的诊断需要精神科医生根据临床症状、病史、病程、躯体检查、神经系统检查和实验室检查等综合分析得出,常配合相应量表进行评估。患者可根据上述症状进行自我评估,症状越多,则提示抑郁的可能性越大,从而寻求专科医生的帮助。

抑郁症符合慢性疾病的特点,反复发作,可能存在残留症状,预防复发重于治疗,需要患者及患者家属参与管理。

2. 老年期抑郁障碍的治疗

（1）治疗目标:获得临床治愈,提高生存质量,预防复发。

（2）治疗策略:全病程治疗,可分为急性期治疗(8~12周)、巩固期治疗(4~9个月)和维持期治疗(一般倾向2~3年,对于多次复发或有明显残留症状患者,推荐进行长期治疗)。

（3）抗抑郁药物治疗是目前抑郁障碍的主要治疗方法。

（4）药物不良反应的应对与处理:不同抗抑郁药物的不良反应有所不同,大部分新型抗抑郁药的总体耐受性、安全性较好。部分药物的不良反应在用药早期出现,不需处理或简单对症处理后仍对其可以耐受,不影响治疗进程。治疗过程中出现药物不良反应时,应及时寻求医生的帮助,商讨、调整治疗方案,切勿自行终止治疗。

（5）终止治疗和随访。经医生判断,达到治疗目标,符合停药指征的,可在医生指导下,逐渐减停药物。减停药物过程中及终止治疗后,医生可根据患者的症状波动情况,发现复发先兆并及时处理。

3. 自我评估及监测

关注情绪变化、睡眠及饮食状况等抑郁发作及复发的早期征兆;与医生探讨并评估自身当前的生活质量,在医生指导下根据自身实际状况,设立自己的生活质量目标,并对生活及行为方式进行调整。

4. 可获取帮助来源

家庭成员主要提供疾病照料、情感支持以及治疗监督;精神或心理专科医生,即为自己提供诊疗服务的专科医生,一般回答专科相关问题,制定及调整诊疗方案;基层或社区医生,提供躯体疾病治疗及健康咨询等;各政府机关及社区工作人员,提供其他心理社会支持,协助处理解决生活中实际面临的困难和问题。

(于恩彦)

第五节　老年期躯体形式障碍的防治与管理

一、定　义

躯体形式障碍是一种以持久性担心或相信各种躯体症状的优势观念为特征的神经症。症状可涉及身体的任何部分和器官。主要特征是患者反复求医，反复向医生陈述躯体症状，不断地要求进行医学检查，无视反复检查的阴性结果，不管医生关于其症状做出并无躯体基础的再三保证；即使患者有时存在某种躯体疾病，但其所患的躯体疾病并不能解释其症状的性质和程度或患者的痛苦与先占观念。患者经常伴有焦虑或抑郁情绪。这些症状的出现往往和长期存在的不愉快的生活事件或内心冲突密切相关，但患者通常拒绝探讨心理原因，甚至有明显的抑郁和焦虑情绪时也同样如此。男女均有这类障碍，这类障碍为慢性波动性疾病。

在综合医院就诊的患者当中，经常可以见到一些患者诉说各种躯体症状，如胸闷、心悸、呼吸不畅、头痛、倦怠等，经过各种检查，却不能发现相应的身体疾病的证据。这些患者常常反复就诊于各种综合医院，往返于不同的科室之间。而精神科医生所遇到的往往是具有多年的就诊经历、大量临床检查资料，用过多种药物甚至行外科手术但效果不佳的病例。由于目前综合科医生对此类患者的识别率较低，故常常造成诊断和治疗此类疾病的延误。因此，提高当代各科医生对躯体形式障碍的识别能力无疑具有重要的现实意义。

本病通常以女性居多，农村妇女尤为常见，起病年龄多在30岁以前。患者的文化程度一般偏低，而暗示性较高。老年躯体形式障碍患者部分是在老年期首次发病，部分患者是青壮年发病延续至老年期。由于各国的诊断标准不同，缺乏可比较的流行病学资料，在中国，有报道显示住院患者中疑病性神经症占各种疾病的1%。

二、病　因

（一）遗　传

现有的一些研究显示躯体形式障碍与遗传易感素质有关。既往的寄养子研究显示，遗传因素可能与功能性躯体症状的发生有关。有分析显示，家庭遗传史与疼痛量呈正相关。但就目前的资料，尚不能做出遗传因素对此类疾病有影响的结论。

（二）个性特征

一些研究显示，躯体形式障碍患者多具有敏感多疑、自我中心、固执、易紧张、易烦恼、对健康过度关心、依赖性突出的神经质个性特征。他们更多地把注意力集中于自身的躯体不适及其相关事件上，导致感觉阈值降低，增加了对躯体感觉的敏感性，易产生各种躯体不适和疼痛。

（三）神经生物学

有研究发现，躯体形式障碍的患者可能存在着脑干网状结构的滤过功能障碍，使得患者的内激感增强，各种生理变化信息不断被感受，久而久之，这些生理变化就可能被患者体会为躯体症状。另外，情绪冲突时，体内的神经内分泌、自主神经及血液生化等的改变导致血管、内脏器官、肌张力等发生改变，这些生理反应也可被患者感受为躯体症状。躯体性抑郁症患者的脑脊液中，肾上腺素浓度较一般抑郁症患者是低的，且肾上腺素水平与病情严重程度呈负相关。检查证实，躯体形式障碍患者多伴有大脑半球双侧额叶的功能缺陷及非优势半球的功能减退。

（四）心理社会因素

家庭环境、教育因素（如父母或其他长辈对疾病的态度）、文化程度的限制、社会环境对此类疾病缺乏足够的包容、负性生活事件的刺激及性别的差异（如女性相对比较敏感、多疑等）都可能是躯体形式障碍的易患因素。

（五）医源性影响

医源性影响指错误的诊断，反复检查和长期未能确诊，错误的治疗以及

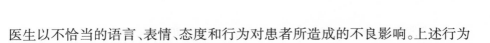

医生以不恰当的语言、表情、态度和行为对患者所造成的不良影响。上述行为均可强化患者的疑病观,使他们认为自己的疾病很重且难治。

(六)特有成因

(1)认识能力下降:面对身体素质的每况愈下,有些老年人总要求自己的身体像年轻时一样强壮,对生物性衰老、健康状况的"自然滑坡"认识不够,而对一些慢性病未有足够重视,病情明显了才意识到,并由此产生恐病心理。

(2)敏感多疑:老年人往往多思善虑,经常把自己身上的不适与医学科普文章上的种种疾病联系起来,并容易自以为是,而表现出高度敏感、关切、紧张和恐惧等情绪。

(3)环境的刺激:老年人经常去医院探望患者或参加追悼会,知道别人的疾患与去世,容易联想到自己。此外,老年人患慢性病者较多,家庭中的环境、气氛不和谐,劣性刺激及周围人群对自己病情的反应,哪怕一句话、一个动作、一个表情,都会使患者惶惶不安而产生恐病情绪。在求医过程中,也会产生一些刺激,如医生的诊断失误或治疗失当,或者医务人员使用不恰当的言语、态度和行为都可能促使老年人产生疑病观念。

(4)从精神分析角度看,老年恐病症或疑病症倾向是一种自恋活动,表现为对自身的过分关切和爱怜。据研究,老年妇女的疑病观念显著多于老年男性。

(5)医疗思维模式的限制:在中国,由于受到五千年来中医传统诊疗方式的影响,国人习惯主诉躯体症状而很少谈及心理感受。患者更可能因文化、政治或害怕背负"精神病"的种种压力而不愿提起心理问题。和许多发展中国家一样,由于环境、人口、医疗设备的限制,加上医生受生物医学模式的影响,过多地关注躯体症状并将这些当作躯体疾病治疗而忽视心理症状,缺乏经验和时间进行定期心理咨询,患者似乎只能以一些较为直接、易于接受的躯体症状作为主诉,从而能在繁忙的医疗机构中得到最快捷的药物治疗。

三、临床特点

躯体形式障碍患者的躯体症状可涉及全身各个系统,可有多种症状同时存在,不同临床类型虽各有其相应的突出表现,但经医学检查不能发现器质性病变的证据,或虽有器质性病变存在,但患者的不适体验要比存在的病理改变可引起的症状严重得多,无论在症状的持续时间或严重程度上都很不相称。各种医学检查均为阴性,医生的解释或劝告均不能打消患者的疑虑,患者过分地关注躯体疾病并深感痛苦,有频繁的就医史,常伴有明显的焦虑和抑郁,社会功能常受到损害。有证据表明,其躯体症状的发生、持续和加剧与心理因素有密切联系。

（一）躯体化障碍

躯体化障碍(somatization disorder)又称为 Briquet 综合征,其主要特征为复杂、多部位、多样、反复出现、经常变化、查无实据的躯体症状表现;它可涉及任何器官和功能,可以模拟任何一种疾病表现。常于30岁前起病,病程至少持续2年以上。病程长者常伴显著的社会功能损害。常见的躯体症状归纳如下。

1. 疼痛

疼痛为经常存在的症状,部位涉及广泛,可以是头部、颈部、腹部、背部、关节、四肢、胸部、直肠等各种性质的疼痛,部位不固定于某一处,疼痛性质一般不强烈,与情绪状况有关,情绪好时可能不痛或减轻。可发生于月经期、性交和排尿时。

2. 胃肠道症状

胃肠道症状为常见症状,可表现为嗳气、反酸、恶心、呕吐、腹痛、腹胀、腹泻、便秘等多种症状。有的患者可对某些食物感到特别不适。胃肠道检查有时仅见浅表性胃炎或肠道激惹综合征。

3. 泌尿生殖系统

常见的有尿频、排尿困难、尿潴留;生殖器或其周围不适感;性功能障碍可见性冷淡、勃起或射精障碍;月经紊乱、经血过多;异常的或大量的阴道分泌物等。

4. 呼吸、循环系统

如气短、胸闷、胸痛、心前区不适或心悸等。

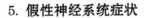

5. 假性神经系统症状

常见的有共济失调,肢体瘫痪或无力,抽搐,吞咽困难或咽部梗阻感,触觉或痛觉缺失,失音,失明,失聪,复视,异样的皮肤感觉(瘙痒、烧灼感、刺痛)等。但神经系统检查不能发现相应的神经系统器质性损害的证据或阳性体征。

(二) 未分化躯体形式障碍

未分化躯体形式障碍(undifferentiated somatoform disorder)患者常诉述一种或多种躯体症状,症状具有多样性、变异性的特点,其临床表现类似躯体化障碍,但构成躯体化障碍的典型性不够,其症状涉及的部位不如躯体化障碍广泛,症状形式也不那么丰富。病程在半年以上,但不足2年。患者感到痛苦,有显著的社会功能障碍。常见的症状有疲乏无力、食欲缺乏以及胃肠道或泌尿系统不适。

(三) 疑病症

疑病症(hypochondriasis)又称疑病障碍,是一种以担心或相信自己患严重躯体疾病的持久性优势观念(疑病观念)为基本特征的躯体形式障碍。

主要临床表现是患者对自身健康或疾病过分担心,害怕自己患了某种严重疾病,或认为自己已经患了严重疾病而感到十分烦恼。其烦恼的严重程度与患者的实际健康状况很不相称。有的患者确实存在某些躯体疾病,但不能确切解释患者所述症状的性质、程度或患者的痛苦与优势观念。这类患者常敏感多疑,对健康过分关注并要求较高,对自己身体的变化特别警觉,身体功能的任何微小变动(如心跳、腹胀)等都会引起患者的注意。而这些在正常人看来微不足道的变化,却被患者特别关注,不自觉地加以夸大或曲解,成为患了严重疾病的证据。在警觉水平提高的基础上,一般轻微的感觉也会引起患者明显不适或严重不安,从而使其感到难以忍受,并确信自己患了某种严重疾病。

老年疑病症患者求医时对病情的诉说会喋喋不休,对病因、首发症状、部位、就医经过均会一一介绍,生怕自己说漏一些信息,唯恐医生疏忽大意。患者对自身的疾病十分忧虑,甚至会达到恐慌的程度,别人劝得越多,疑病程度就越重。医生的再三解释和保证甚至会使患者认为医生有故意欺骗和隐瞒行为,从而引发医患纠纷。

(四) 躯体形式的疼痛障碍

躯体形式的疼痛障碍(somatoform pain disorder)又称心因性疼痛(psychogenic pain),指那些不是由于任何躯体或特殊精神障碍所引起的慢性的、持续的、严重的疼痛,其严重性足以导致患者痛苦或社会功能受损,并且可能没有器质性的病理基础,也无导致疼痛的相应病理生理机制;即使存在相关的器质性病理基础,疼痛或其所致的社会或职业损害也超过了躯体问题可能导致的程度。可以肯定情绪冲突或心理社会问题是导致疼痛发生的直接原因,并与疼痛的持续存在和加重恶化密切有关。病程常迁延,持续6个月以上。

主要临床特征即是主诉疼痛。患者身体的任何部位均可发生疼痛,但典型的疼痛是头痛、非典型面部痛苦、腰背痛和慢性的盆腔痛。疼痛可位于体表、深部组织或内脏器官,性质可为模糊的钝痛、胀痛、酸痛或锐痛。

四、诊　断

以各种躯体症状作为这类疾病的共同特征。凡患者以一种或多种躯体不适症状为主要表现,而医学检查却不能发现相应的器质性病理改变的证据;或虽然有躯体疾病的存在,但与其症状的严重程度或持续的时间很不相称;患者对其躯体疾病深感关注和痛苦,社会功能常受到损害;并且有证据表明,患者躯体症状的发生、持续和加剧与心理因素有密切联系,则就要考虑到躯体形式障碍的可能。诊断主要根据临床特征。另外,还要考虑病前个性特征。持续时间在不同的临床类型上各有其相应的规定。诊断标准归纳如下。

(1) 有许多躯体症状没法用医学解释,或这些不适体验要比存在的病理改变可引起的症状要严重得多(这点必须是由本身的病史和体格检查所决定的)。

(2) 患者过分关心躯体疾病。

(3) 各种医学检查均为阴性,临床上找不到与患者倍感痛苦的躯体症状相对应的阳性检查证据。

（4）尽管屡次检查未见器质性改变，但仍有频繁的就医史。

（5）不顾医生的说明（没有严重的躯体疾病或异常的劝告），患者仍坚持相信有一种严重疾病存在，并表现出症状。

（6）实验室检查：本病目前尚无特异性实验室检查，当出现合并症，如感染时，实验室检查可显示并发症的阳性结果。

（7）其他辅助检查：本病目前尚无特异性辅助的实验室检查。

五、治　疗

躯体形式障碍患者的治疗相对较困难，应采取综合性治疗措施，包括心理治疗、药物治疗、物理治疗、中医治疗等手段，但必须注意个体化。

（一）心理治疗

心理治疗是躯体形式障碍的主要治疗形式，但是单纯心理治疗起效较慢，药物等治疗措施应同步进行。心理治疗的目的在于让患者逐渐了解自己所患疾病的性质，改变其错误的观念，解除或减轻精神因素的影响，使患者对自己的身体情况与健康状态有一个相对正确的评估。患者常常拒绝接受症状的实质在于心理问题，故以提高认知为目的的心理治疗可以帮助患者探究并解决引起症状的内心冲突。但有的患者对这种治疗有抗拒。

目前常用的心理治疗有支持性心理治疗、认知疗法、认知行为治疗、精神动力疗法、森田疗法、环境及家庭治疗、催眠暗示疗法等。研究表明，认知行为治疗是目前最为理想的方法。

（二）药物治疗

躯体形式障碍患者常伴发焦虑、抑郁情绪，并与躯体症状互为因果，形成恶性循环。使用抗焦虑药物、抗抑郁药物以及改善睡眠的药物，可切断恶性循环链，通过改善焦虑或抑郁，从而进一步改善认知。

1. SNRIs

这类药物（如盐酸文拉法辛和度洛西汀）具有双通道阻滞作用，改善躯体症状的效果得到了广大精神科医生的认同。但由于其胃肠道的副反应较大，一般不推荐老年人使用。文拉法辛由于具有升高血压的副反应，在合并有高血压病患者的使用中有一定的限制。

2. SSRIs

以氟西汀为代表的SSRIs类药物对改善抑郁、焦虑情绪有较好的疗效,但对躯体化障碍症状的疗效劣于SNRIs,较适合老年人的有西酞普兰、舍曲林和氟西汀。

3. 增效剂

在药物达到治疗剂量及足够疗程后症状仍未完全缓解,或药物还没达到有效剂量,但由于副反应或其他原因不能继续加药时,可加用增效剂。增效剂的选用不仅可增强基础药物的疗效,还可避免换药或加药带来的风险。常用的增效剂有非典型抗精神病药、情感稳定剂、谷维素、叶酸、甲状腺素等。需要注意的是,非典型抗精神病药和情感稳定剂宜小剂量服用。

4. 促眠药

失眠是躯体形式障碍患者较常见的伴发症状,是使躯体症状加重的恶性循环中的重要一环。常用的促眠药有苯二氮䓬类药物(如阿普唑仑、氯硝西泮等)和非苯二氮䓬类药物(如唑吡坦和佐匹克隆)。在老年人中使用时应注意避免跌倒、过度镇静等现象。

5. 其他

如新型抗抑郁剂草酸艾司、西酞普兰,由于具有5-羟色胺转运蛋白的双作用机制,因而起效快、疗效较好、副反应较小,适合老年人使用。

总之,对于老年患者的用药应掌握单药治疗、小量起步、缓慢递增的原则,密切观察药物的副反应,避免给患者增添新的心理负担。

六、预 防

躯体形式障碍虽日渐受到关注,但有关躯体形式障碍的预防与康复,却仍少有系统性的观察报告。现有的研究发现,通常情况下,不同个体虽然外在条件相似,但疾病发生可截然不同,提示个体特性在疾病发生中具有重要地位。因此,保持机体整体的健康状态,培养健康个性,认识和妥当处置躯体症状和心理痛苦之间的联系,在预防精神疾病包括躯体形式障碍的发生上是非

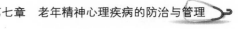

常关键的。

家庭环境,教育因素(如父母或其他长辈对疾病的态度),文化程度的限制,社会环境对此类疾病缺乏足够的包容,负性生活事件的刺激及性别的差异(如女性相对比较敏感、多疑等)都可能是躯体形式障碍的易患因素,应是预防的重点。

七、基层医院(包括社区医院)管理与自我管理

(一) 基层医院(包括社区医院)管理

1. 躯体形式障碍的识别

躯体形式障碍属于神经症性障碍,故而符合神经症性障碍的共性:①一般没有明显或持续的精神病性症状;②以症状没有明确的器质性病变为基础;③患者对疾病的痛苦体验;④心理社会因素、病前性格在疾病发生发展中起到一定的作用。同时,患者常具有以下特点:反复就医,症状不典型,显著焦虑情绪。具有以上特点的患者,需要高度怀疑躯体形式障碍,可进一步详细问诊或转诊至专科就诊。

2. 健康教育要点

躯体形式障碍是一种疾病,其带来的身体不适体验是真实的。规范化综合性治疗的效果较好,但患者普遍存在治疗依从性差、对不良反应敏感、长期反复发作致脑功能和脑结构异常、社会生活严重受损、反复就医消耗大量医疗资源及增加家庭经济负担的现象。因此,需要患者及家属特别注意:每天按时服药;某些药物可能几周后才会起效;症状改善后需要继续服药;不要自行减药、停药;及时就医指导如何处理不良反应和其他相关问题;及时合理安排日常活动或自己喜欢的运动;尽可能正常生活、学习、工作等。同时,需要采用综合性治疗,如基于评估的药物治疗、心理治疗、物理治疗、家庭社会干预、文体活动等。

3. 躯体形式障碍患者的筛查

在基层医院和社区中,可以应用量表对就诊患者或社区人群进行评估,筛查其精神健康状况。症状自评量表(SCL-90)是世界上最著名的心理健康测

试量表之一,是当前使用最为广泛的精神障碍和心理疾病门诊检查量表。测验的9个因子分别为躯体化、强迫症状、人际关系敏感、抑郁、焦虑、敌对、恐怖、偏执及精神病性。除反映患者躯体化症状外,尚可反映其多项心理健康状况。需要注意的是,SCL-90评估不能替代专科医生的诊疗。

(二) 自我管理

1. 认识疾病的相关知识

认识疾病的相关知识,包括疾病特点,药物维持治疗意义,常规维持治疗时间,过早减量、停药可能面临的风险等。

2. 保持身心健康状态

保持机体整体的健康状态,培养健康个性,认识和妥当处置躯体症状和心理痛苦之间的联系,在预防精神疾病包括躯体形式障碍的发生上是非常关键的。

3. 提高对自我的认识

人格特征在本病的发生中起到重要作用,故而认识自我的性格特点,特别是自身性格上存在的缺陷和不足,进而有针对性地去应对。

4. 坚持药物治疗

掌握与药物相关的基本知识,按时、按量服药,识别并处理药物所致的不良反应,进行正确的药物管理。

（于恩彦）

第六节　老年期睡眠障碍的防治与管理

一、定　义

睡眠障碍是人类常见的疾病,尤其是在老年人群中,表现为对睡眠的质量和睡眠的时间不满意,第二天有不适体验,社会功能受到影响,或睡眠的过程中出现异常行为。失眠是睡眠障碍中最常见的问题,在65岁以上的人群中约有30%有失眠,有50%以上有睡眠不良的主诉。有资料显示,70岁以上的人群有79%出现睡眠效率下降,短暂觉醒可达每小时15次左右,90%以上的老年人在一段时间里曾有失眠和白天睡眠过多的主诉。刘连启等发现山东省65岁以上的2003名老年人中的睡眠障碍患病率为55.7%;美国洛杉矶市调查发现51岁以上人群中,92.9%有睡眠障碍。这2组报道均以失眠症为最多,分别占29%和39.8%。美国老年人镇静催眠药的消耗量占总人口镇静催眠药消耗量的35%~40%,而老年人口只占总人口的12%。从老年期睡眠障碍的流行病学调查和药物消耗两方面来看,老年期睡眠障碍已成为重大的公共卫生问题,随着现在社会人口的老龄化,老年期睡眠障碍值得关注。

二、病　因

导致老年人睡眠障碍的因素有很多,常见的因素可归纳为以下几个方面。

(一) 年龄因素

有人提出老年人昼夜节律生理学的改变是老龄化进程本身的一个基本特征。但是年龄越大并不意味着会有更高的睡眠障碍发生率,这提示还有其他医学或生理学因素与老年期睡眠障碍有关。老龄化可伴有多种器官系统的生理储备下降,故老年人常不能抵抗以前能够忍受的较小的应激原。这些改变也可出现在维持睡眠的系统中。年龄的增加，可使提高睡眠质量的功能性储备减少，其因素包括活动量少、光照不足、唤醒阈降低、交感神经活动能力改变、昼夜节律改变、老年人发生各种疾病问题的概率增加，故老年期睡眠障碍的发生率较高。

（二）与疾病相关的睡眠障碍

1. 睡眠呼吸暂停综合征

1978年，吉尔米诺尔特等首次提出了睡眠呼吸暂停综合征的概念。睡眠呼吸暂停是指在每夜7h睡眠中呼吸暂停反复发作30次以上，或睡眠呼吸暂停/低通气指数≥5。睡眠呼吸暂停综合征可分为阻塞性睡眠呼吸暂停综合征（指口、鼻无气流，但胸腹式呼吸运动仍然存在），中枢性睡眠呼吸暂停综合征（指口、鼻无气流，胸腹式呼吸也不存在），混合性睡眠呼吸暂停综合征（指在1次呼吸暂停过程中，开始时出现中枢性呼吸暂停，继之出现阻塞性呼吸暂停）。广义的睡眠呼吸暂停分类中还包括匹克威克综合征（白天多嗜睡、低氧血症、肺动脉高压、红细胞增多症和肺心病）和重叠综合征（慢性阻塞性肺疾病与睡眠呼吸暂停合并存在），而临床上以阻塞性睡眠呼吸暂停最常见。阻塞性睡眠呼吸暂停低通气综合征是指睡眠时气道塌陷阻塞引起的呼吸暂停和通气不足，伴有打鼾、睡眠结构紊乱、频繁发生血氧饱和度下降、白天嗜睡等表现。阻塞性睡眠呼吸暂停综合征是指于睡眠期反复发作的呼吸暂停和低通气，呼吸暂停时出现持续的气流停止，但膈肌与胸廓运动仍然存在，伴有白天过度嗜睡等症状。年龄是阻塞性睡眠呼吸暂停低通气综合征重要的危险因素，Bixler等发现与非老年组（30～64岁）相比，65岁及以上者的阻塞性睡眠呼吸暂停低通气综合征的患病率要高2～3倍。睡眠呼吸暂停综合征易导致一些严重并发症，如高血压、心脑血管事件及认知功能降低等。

2. 不安腿综合征（restless leg syndrome, RLS）

不安腿综合征是指于静息状态下出现难以名状的肢体不适感，而迫使肢体发生不自主运动。本病亦称为下肢不适感觉或埃克邦综合征。不适感主要发生于下肢，多在腓肠肌和股部，可位于前面或后面，严重者的症状可波及上肢和躯干。症状常为双侧性的，但严重程度和发作频率可不对称，发生于单侧者罕见。晚上比白天更容易发生，在觉醒与睡眠的移行过程中，症状是最严重的。这种不适感常严重干扰睡眠，导致入睡困难、睡眠中的转醒次数增多。有时患者虽然并未意识到腿部存在的不愉快感，但在入睡或重新入睡时，需要花费比较长的时间。睡眠紊乱程度加重可使肢体不适感恶化。不安腿综合征患者可出现明显的焦虑和抑郁，部分患者的社会与职业功能受影响。在失眠的老年人中，16%～33%有夜间肌阵挛。

3. 周期性肢体运动障碍（periodic limb movement disorder）

周期性肢体运动障碍是指在睡眠期出现反复发作的刻板性肢体活动。下肢运动的特征是大脚趾外展，小腿关节、膝关节、髋关节部分性屈曲。患者主诉失眠和白天有过度睡意。而患者本人意识不到自己的症状。多导睡眠图检测有以下表现：反复出现肌肉收缩（持续0.5～5.0s），中间间隔为20～40s以及与运动相关的唤醒或觉醒。

4. 日落综合征（sundowner syndrome）

日落综合征的产生与社会人口结构和家庭结构的变化有关，许多老年人独居于家中，或住在疗养院，或因疾病常年卧床而无法自由行动。老年人由于脑功能退化，且长时间局限在所居住的环境中，缺乏外在环境的刺激。当太阳落山，光线变得晦暗时，患者可能出现幻觉、躁动及意识不清的现象，称为日落综合征。日落综合征是意识水平降低的表现，应尽可能寻找原因，例如是否存在痴呆，有无药物中毒、感染、电解质紊乱、突然停止饮酒或停用镇静催眠药物。

5. 精神障碍引起的睡眠障碍

Roth认为心理学问题也是导致失眠症发展的一个非常重要的危险的因素。抑郁症似乎是与老年期睡眠障碍相关的一个最大的因素，抑郁症通常伴有入睡困难和早醒，但也可能引起日间睡眠过度。据统计，在老年人群中，抑郁症的发生率可高达30%，而抑郁症患者的失眠率达100%。另外，焦虑与睡眠障碍存在强相关性。Bonnet认为情绪焦虑能引起人体代谢活动加强，失眠患者24h肾上腺素分泌水平比健康人高17%，晚间比健康人高达约20%，故影响人的睡眠。躁狂症患者的睡眠明显减少也是睡眠障碍的一种表现，严重者可多日通宵不眠,对患者的躯体状况的影响较大,应予以及时控制。

阿尔茨海默病患者晚上觉醒的次数增多,时间延长,慢波睡眠和快波睡眠减少,浅睡眠增多。有人提出下丘脑中交叉上核的退行性病变是老年人和阿尔茨海默病患者睡眠异常的病理学基础,交叉上核是人昼夜节律的起搏器,由于交叉上核的变性,所以睡眠觉醒有解体趋势,人出现片断化睡眠。

失眠是神经症的常见症状。具有幻觉、妄想等精神病性症状的精神障碍,如精神分裂症可出现明显的睡眠障碍,这既可以是幻觉的影响,也可以是妄想的干扰。

6. 药物及活性物质引起的睡眠障碍

老年人因多患有躯体疾病,故常服用各类药物,其中有些药物可影响睡眠,如拟交感神经药、类固醇、甲状腺片、精神安定剂、β-受体阻滞剂、抗抑郁药物、利尿剂和甲基多巴。过量饮用浓茶、咖啡和酒类,由于这些制品的兴奋和利尿作用,亦可引起睡眠紊乱。孙庆利等研究显示,慢性失眠患者中饮酒者占4.5%,显著高于对照组的0.8%,提示长期、大量饮酒是慢性失眠的危险因素之一。

7. 继发于躯体疾病的睡眠障碍

许多躯体疾病与睡眠之间存在着密切关系,其原因与机制是多方面的。广义地讲,任何引起身体不适的疾病都可引起失眠。心力衰竭可引起端坐呼吸及不时觉醒。20%~40%的脑卒中患者表现为睡眠和觉醒的异常。失眠是帕金森病最常见的睡眠障碍形式。门诊中重度功能障碍的帕金森病患者中,失眠发生率达80%。老年性前列腺增生引起的夜间尿频是导致老年期睡眠障碍的常见原因之一。

(三) 心理社会因素所致的睡眠障碍

有人认为进入老年期就是进入了"丧失期",虽然这是悲观论者的表达,但其现实情况不容忽视。首先是躯体的衰老,患病增多,功能退化,这是显而易见的;其次是心理的衰老,高级意志活动能力的减退及人格改变,当然可见个别老年人老而不衰,有些则未老先衰;再次,由于身体与心理衰老而导致社会功能的下降,社会活动的减少;另外,退休导致的收入减少,同事、朋友、亲

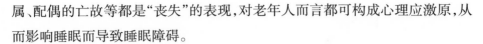

属、配偶的亡故等都是"丧失"的表现,对老年人而言都可构成心理应激原,从而影响睡眠而导致睡眠障碍。

（四）环境因素

环境因素对睡眠的影响是直接的,是老年期睡眠障碍的常见因素,但却容易被人们忽视。不论是正常老年人还是患有各种疾病的老年人,对环境的要求都比青壮年人要高,如睡眠的环境是否安静,光线的强弱,空气的湿度如何,空气是否流通,卧具是否符合既往的习惯以及室内的装饰和家具的摆放如何等,应引起重视,让环境尽量满足老年人的睡眠要求。

三、临床表现

老年人的睡眠结构可以发生以下几方面的变化:①夜间睡眠浅而且容易觉醒;②非快速眼动睡眠(NREM)时间减少,即深睡眠状态的慢波睡眠减少,夜间的有效睡眠时间减少;③由于慢波睡眠减少,睡眠的两个状态之间的潜伏期也相应缩短,两种状态之间的潜伏时间为70~80min,而年轻人的为90~95min,这说明老年人睡眠时相相对提前,故表现出早睡早醒;④睡眠昼夜的时间紊乱,夜间睡眠时间减少,白天睡眠时间增多。应该指出老年人夜间睡眠减少,并不说明老年人的睡眠需要量减少,而是获得慢波睡眠和长时间维持睡眠的能力下降。

失眠与年龄有一定的关系。与年轻人相比,老年人的睡眠模式发生变化,表现为夜间睡眠浅而易惊醒,睡眠中出现多次短暂的唤醒和早醒,睡眠效率下降;有些老年人出现睡眠时相提前,表现为早睡早醒;也可出现多相性睡眠模式,即睡眠时间在昼夜之间重新分配,夜间睡眠减少,白天瞌睡增多,经常小睡。因此,在24h中的总睡眠时间并不减少。

老年人早醒较常见,这是由老年人的生理特点决定的。但实际上,老年人在白天打瞌睡的时间也较多。有研究发现,老年人一天中真正的睡眠时间加起来超过10h,老年人的失眠比例较高是因为老年人的深睡眠时间减少且多梦。但并不是所有的老年人都有失眠,所以失眠可能与其他原因(如生活方式、躯体情况等)有关,应寻找原因,对因治疗,不要归咎于年龄。

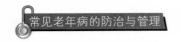

四、诊　断

（一）常用检查方法

1. 多导睡眠记录（polysomnography，PSG）

PSG是一种可以在整夜睡眠过程中，根据需要连续并同步地检测与记录多项生理指标的方法。它由仪器进行自动分析，再由人工逐项核实，以便对睡眠的结构与进程、睡眠期的异常脑电、呼吸功能和心血管功能做出分析。结合临床对检查结果进行综合分析，可以为睡眠障碍的诊断、分类和鉴别诊断提供客观依据，也可以为选择治疗方法及评价治疗效果提供重要的参考信息。PSG检查结果被认为是诊断多种睡眠障碍的金标准，PSG已经成为睡眠医学研究中极其重要的、不可替代的工具。PSG包括脑电图（EEG）、肌电图（EMG）、眼动电图（EOG）和呼吸描记装置。根据需要也可同时监测血压、脉搏等反映心血管功能的生理指标，还可以测定阴茎的勃起功能。

2. 多次小睡潜伏期试验（multiple sleep latency test，MSLT）

MSLT是专门测定在缺乏警觉因素情况下生理睡眠的倾向性。目前已将其用作评定白日过度嗜睡的严重程度、治疗效果与鉴别诊断的重要客观指标。MSLT检查通常安排在完成整夜PSG检查结束后1～3h进行。需要在黑暗、安静的单人房间进行检查。整个实验包括5次小睡，每次持续30min，每次间隔2h。一般是从上午8点开始，然后是10点、12点，下午2点及4点。然后计算每次小睡的入睡潜伏期和REM睡眠潜伏期。

3. 其他客观的评估方法

如夜帽、微动敏感床垫、肢体活动电图、唤醒标记仪、清醒状态维持试验、体重指数等。

4. 量表

睡眠质量的评定是通过计算睡眠效率，即实际入睡时间/床上时间×100％，并根据睡眠效率的百分数来确定睡眠质量。睡眠质量可分为0～5级：0级表示睡眠质量高，其睡眠效率大于80％；1级表示睡眠质量尚可，其睡眠效率为70％～80％；2级表示睡眠困难，其睡眠效率为60％～70％；3级表示轻度睡眠障碍,其睡眠效率为50%～60%;4级表示中度睡眠障碍,其睡眠效率为40%～50%;5级表示重度睡眠障碍,其睡眠效率小于40%。目前国际上使用的睡眠障碍评定量表有睡眠信念和态度量表、睡眠卫生知识和睡眠卫生习惯量表、阿森斯失眠量表、匹兹堡睡眠质量指数量表、爱泼沃斯思睡量表、状态–特质焦虑问卷、焦虑自评量表、抑郁自评量表、睡眠日记等。

(二) 失眠的诊断标准

1. 症状标准

(1) 几乎以失眠为唯一的症状,包括难以入睡、睡眠不深、易醒、多梦、早醒、醒后不易再睡,醒后不适感、疲乏或白天困倦等。

(2) 具有失眠和极度关注失眠结果的优势观念。

2. 严重标准

对睡眠数量、质量的不满可引起明显的苦恼或社会功能受损。

3. 病程标准

至少每周发生3次,并至少已持续1个月。

4. 排除标准

排除躯体疾病或精神障碍症状导致的继发性症状。

五、治 疗

(一) 常用的治疗方法

1. 病因治疗

病因治疗即积极消除导致睡眠障碍的各种因素,如各种躯体疾病、药物因素、精神疾病、心理社会因素、环境因素等。如日落综合征的治疗包括遵守睡眠卫生原则,限制白天小睡,在白天尽量让患者多暴露在阳光下(尤其是日落及日出时),维持夜间睡眠环境的稳定,不要经常变换睡眠场所,卧室内尽量用柔和的灯光,必要时可服用抗精神病药物进行调节与控制。

2. 心理治疗

心理治疗是治疗失眠的常用方法,对心理因素导致的失眠应是首选的治疗方法,在失眠治疗中具有重要的意义。

3. 行为治疗

许多行为治疗可有效地治疗失眠,包括放松训练、生物反馈、控制刺激、睡眠限制等。控制刺激治疗包括限制睡前过度兴奋、过度思考问题等。睡眠限制是避免卧床过度,白天活动、日光暴露等可稳定和启动时间节律系统而改善睡眠。与药物治疗比较,行为治疗虽然耗费时间较多,但疗效持久,值得推广。

4. 注意睡眠卫生,调节睡眠节律

于恩彦认为不论是失眠者还是睡眠正常者,养成良好的睡眠习惯都是非常重要的,否则这就可能成为睡眠障碍的一个诱发因素。莫林等采用随机安慰剂对照方法对比78例老年失眠患者的行为和药物治疗结果,分为认知行为治疗组(方法包括睡眠限制疗法、控制刺激疗法、睡眠卫生和认知疗法)和药物治疗组(替马西泮),探讨单独或联合行为和药物治疗对于老年人失眠的效果。结果显示,两种方法联合治疗比单独任何一种治疗更能改善睡眠。联合治疗组入睡后的觉醒时间的减少百分数最高(63.5%),其次分别为认知行为治疗(55%)、药物治疗(46.5%)和安慰剂治疗(16.9%)。随访显示采用行为治疗者的临床获益持久,用药物治疗者则不持久。结果提示,以改变不良的睡眠卫生习惯和对失眠的错误认识、错误态度为目的的治疗对老年人失眠有效。良好的睡眠卫生习惯包括避免烟酒、咖啡及其他影响睡眠的药物应用,也包括正常的饮食结构、生活规律、适当的体育锻炼等,这些都是预防失眠的重要方法。

5. 药物的使用

老年人使用苯二氮䓬类催眠药时宜使用奥沙西泮、替马西泮等,且用成人的一半剂量;对于同时存在慢性肺功能障碍或睡眠呼吸暂停综合征的患者,应慎用苯二氮䓬类催眠药,以免引起呼吸抑制;在准备停药之前先缓慢减量,避免出现反跳。对于已经产生依赖性的患者,特别是长期使用催眠药的老年患者,则不要违背其意愿强行撤药,此时,以小剂量长期使用。当然,如果能够结合心理治疗、抗抑郁药和β-受体阻滞剂戒除药物依赖则更好。有报道,难治性失眠伴抑郁、焦虑等共存症状时,建议用苯二氮䓬类制剂加适量抗抑郁

药的效果更佳。三环类或四环类抗抑郁药及5-羟色胺摄取抑制剂等新一代抗抑郁药(如多塞平、曲唑酮等)既能治疗抑郁症,又能治疗失眠。近来推出的新型苯二氮草类受体拮抗剂(如扎来普隆),对老年失眠患者有明确的催眠作用,并认为它在缩短睡眠潜伏期、维持睡眠和改善睡眠质量方面有较好的作用。褪黑素可不同程度地改善老年人的睡眠障碍。药物治疗老年人慢性失眠应遵循以下基本原则:①应用小剂量,通常为成人量的1/2左右;②间断用药(每周2~4次);③短期用药(不超过3~4周);④逐渐停药,防止停药后复发;⑤尽量不合用2种以上催眠药。

6. 常用药物

(1) 短半衰期安眠药见表7-6-1。

表7-6-1　短半衰期安眠药

药物名称	半衰期(h)	常用剂量(mg)	常见不良反应
扎来普隆	1.0~2.5	5~10	头痛、头晕、恶心、肌痛
唑吡坦	1.5~2.4	5~10	呕吐、烦躁不安
咪达唑仑	2~5	7.5~15.0	嗜睡、头晕、意识模糊
三唑仑	2~6	0.125~0.500	肌无力、偏头痛、眩晕、口干
佐匹克隆	5~6	7.5~15.0	嗜睡、口苦、口干、肌无力、遗忘

(2) 中半衰期安眠药见表7-6-2。

表7-6-2　中半衰期安眠药

药物名称	半衰期(h)	常用剂量(mg)	常见不良反应
劳拉西泮	10~20	0.5~2.0	疲劳、头晕
阿普唑仑	12~15	0.4~0.8	头晕、疲劳、嗜睡
艾司唑仑	10~24	1~2	嗜睡、头晕、乏力、口干

(3) 长半衰期安眠药见表7-6-3。

表7-6-3　长半衰期安眠药

药物名称	半衰期(h)	常用剂量(mg)	常见不良反应
硝西泮	21~30	5~10	嗜睡、头痛、头晕
氯硝西泮	20~50	2~4	嗜睡、共济失调、眩晕、眼球震颤
地西泮	20~80	5~10	嗜睡、头晕、乏力
氟西泮	50~100	15~30	嗜睡、头晕、共济失调

357

（4）抗抑郁药:有些抗抑郁药有镇静作用。因此,可用于失眠的治疗。一般用于抑郁所致的失眠和由于失眠而导致的抑郁状态,见表7-6-4。

表7-6-4　常用抗抑郁药

药物名称	半衰期(h)	常用剂量(mg)	常见不良反应
米氮平	20～40	15～30	嗜睡、恶心、过度镇静、口干、食欲增强、体重增加等
曲唑酮	5～9	25～50	困倦、头痛、恶心、直立性低血压
多虑平	20～40	12.5～25.0	疲倦、口干、便秘、视物模糊等
阿米替林	9～25	12.5～25.0	嗜睡、口干、便秘、视物模糊、排尿困难、心脏毒性等
氯丙咪嗪	21	12.5～25.0	口干、出汗、眩晕、震颤、视力模糊、排尿困难、体位性低血压

抗精神病药一般不建议用于睡眠障碍的治疗,需综合评估特殊情况后短期使用。

上述所列药物的剂量均为治疗失眠所用的剂量,故剂量偏小,对于老年患者不论是起始剂量还是总的剂量都要小些。

（二）特殊类型睡眠障碍的治疗

对特殊类型睡眠障碍如不安腿综合征(RLS),因其发病因素繁多,发病机制为多渠道性,应判断RLS系原发性或继发性,寻找病因,以个体化针对性治疗较为合理。有人试用多巴胺D_3受体高亲和力药物(如盐酸普拉克索)扩张周围血管,增加末梢血液循环、局部热敷及抗焦虑等治疗,取得肯定疗效。腓肠肌小血管及血管周围炎是最新发现的RLS病理特征,血管扩张剂和小剂量激素治疗也有肯定疗效。但安定、三唑仑等镇静催眠药,因其易形成药物依赖和逐渐追加药量,加重白天嗜睡及RLS等,应尽量避免使用。要治疗OSAS引起的失眠,必须先治疗OSAS,近几年用于治疗OSAS的医疗装置有了很大的发展,咽托、鼻导管、舌位置保持器,尤其是经鼻小型呼吸机(如持续气道内正压、双水平气道正压通气的应用),使OSAS得到了有效的治疗。但是,因为这些器械必须与托牙相结合才能发挥有效的作用,因此,这都不适用于老年人。对于阻塞性睡眠呼吸暂停综合征手术治疗,可采取扁桃体切除术、下颌成形术、悬雍垂软腭咽部成形术或加舌根部分切除术或加下鼻甲部分切除术,但效果不是十分理想。其他治疗包括①减轻体重;②若失眠与睡眠姿势有关,则改变睡眠姿势;③避免使用呼吸抑制的药物。

(三) 中医治疗

常用中药(黄连阿胶汤,归脾汤,安神定志丸,温胆汤,龙胆泻肝汤,乌灵胶囊等)对失眠的治疗有一定的效果。

此外,针灸及理疗等对短期及长期失眠症均有一定的疗效。

六、预防与康复

(一) 睡眠卫生

(1) 就寝和起床时间有规律。

(2) 减少待在床上的时间,除非是睡觉,尤其不在床上阅读或看电视。

(3) 卧室不要放钟。

(4) 分散注意力。

(5) 睡眠前避免摄入咖啡、烟酒。

(6) 合理安排工作时间。

(7) 培养业余爱好,丰富生活。

(8) 保持寝室环境舒适,气温适当,通风良好,被褥整洁。

(二) 养成健康的生活方式

很多睡眠问题是不健康的生活方式导致的,尤其是失眠。如经常熬夜玩麻将、唱歌等,酗酒,睡前饮用兴奋性饮料,不吃饭或过饱等,均应该避免。

(三) 保持良好的心理状态

对人生、幸福感、自己目前的状态有正确的认识是保持良好心理状态的内在基础;接受现实,适应环境,积极向上,克服困难,争做更好是良好心理状态的外在表现。具备了这样的基础和表现对形成良好的睡眠是非常重要的。

（四）进行经常性的适度锻炼

锻炼对健康有益,可以帮助睡眠,这是人们普遍接受的结论。但不适当的锻炼或过度的锻炼则适得其反。因此,要强调适度锻炼,以适合自身特点的锻炼方式锻炼,这对任何人群来说都是正确的,对老年人则更是如此。

（五）积极治疗躯体疾病和精神疾病

很多躯体疾病如各种导致疼痛的疾病、心肺疾病等可以导致睡眠问题,其中以失眠为常见,因此,应积极治疗。

精神疾病是导致失眠的常见原因之一,不管是重性精神病,还是轻度的精神疾病都会导致不同程度的失眠。值得一提的是,失眠也是精神疾病复发的早期症状之一。所以,预防精神疾病和促进精神疾病的康复非常重要。

七、基层医院(包括社区医院)管理与自我管理

（一）基层医院(包括社区医院)管理

（1）和患者探讨治疗目标,例如不用药物治疗而恢复正常睡眠,要征得患者同意。

（2）鼓励患者回家后坚持写睡眠日记,并评估白天的状态。这对于睡眠障碍的诊断和进一步的治疗很有帮助。

（3）排除和治疗任何潜在的问题。

①识别不良的睡眠习惯:不规律的作息时间,白天频繁小睡,喝咖啡、浓茶,睡前运动,睡前进食过多,睡前喝酒,在床上工作,和宠物一起睡觉,睡眠环境不适宜(太热、太冷、太亮、太吵等)。

②药物影响:常见的影响睡眠的药物包括咖啡因、酒精、β-受体阻滞剂、尼古丁、抗组胺药、抗抑郁药、皮质类固醇、减充血剂等。

③精神问题:焦虑、抑郁、精神分裂症、人格障碍、创伤后应激障碍等。

④原发性睡眠障碍:睡眠呼吸暂停及不安腿综合征。一旦发现这些障碍,要及时转诊患者给专科医生治疗。

⑤躯体疾病:充血性心力衰竭、慢性阻塞性肺疾病、胃食管反流病、肾脏疾病终末期、脑卒中、甲状腺功能亢进、前列腺肥大导致的夜尿增多、关节炎、

围绝经期综合征等。

（4）解释和安慰。医生应向患者解释其睡眠障碍的原因,适当对病情做出分析。

（5）选择合适的治疗方式。治疗睡眠障碍的一个常见错误就是过度使用镇静催眠药物。医生要鼓励有睡眠障碍的患者首先采用非药物疗法,对于非药物治疗无效的患者可以根据不同的情况,酌情使用药物治疗,基层医疗中使用药物治疗一般应该限制在2周内。

（6）患者管理中需要关注的内容:重视睡眠问题,许多老年人的长期慢性睡眠问题是睡眠问题出现早期未得到及时正确处理而慢性化造成的,因此在出现睡眠问题时应给予认真指导,妥善处理有助于减少慢性睡眠障碍问题的出现;传达正确的睡眠知识,如安定类药物是否有成瘾性问题,是否能够长期服用,如何服用等,缓解患者的焦虑而非加重患者的恐慌。

（二）自我管理

1. 养成健康的睡眠习惯

（1）只有在想睡觉或过性生活时才上床。

（2）如果在床上躺下超过半小时还没有入睡,就要做一些让自己放松的活动,等想睡时再回到床上来。

（3）创造一个适宜的睡眠环境。

（4）避免在床上阅读或看电视,晚上避免兴奋刺激(咖啡、运动等)。

（5）白天多做户外运动等。

2. 睡前放松的技巧

（1）形成一个有规律的、放松的睡前习惯,包括阅读、编织衣服、听轻音乐等,同时把光线调暗。

（2）腹式呼吸:上床后闭上眼睛,进行深而慢的呼吸,使每一次呼吸都比之前的呼吸更深些,用鼻子吸入,用嘴呼出,尽量使呼气的时间长于吸气。

（3）肌肉放松技巧:舒适地躺下,从脚开始,尽可能地将肌肉拉紧,默数10个数后放松。这样有意识地自下而上、从脚到头逐一地收缩、放松每一个部位。

3. 听从医生指导，重视睡眠问题

出现睡眠问题时，及时寻求专科医生的帮助，避免自行服药及不规律的诊疗。

4. 睡眠日记的使用

建议系统性地追踪自己的睡眠。因为人们经常低估自己的睡眠时间，所以，建议使用睡眠日记来记录你的睡眠习惯（表7-6-1）。

表7-6-1　睡眠日记

内容	星期一	星期二	星期三	星期四	星期五	星期六	星期日
上床时间							
起床时间							
睡着时间							
醒来时间							
睡眠潜伏期							
夜间觉醒次数							
夜间觉醒时间							
夜间离床时间							
夜间睡眠时间							
白天觉醒时间							

在记录睡眠日记的基础上，计算睡眠效率（实际睡眠时间/卧床时间×100%），进而有效进行睡眠限制，只有在1周的睡眠效率超过90%的情况下才可增加15min的卧床时间；当睡眠效率低于85%时，则减少15min的卧床时间，睡眠效率在85%～90%之间时则保持卧床时间不变，从而逐步改善睡眠。

（于恩彦）

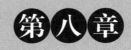

老年妇科疾病的防治与管理

第一节 老年妇女压力性尿失禁的防治与管理

一、定 义

国际尿控学会提出的压力性尿失禁为腹压的突然增加导致尿液不自主流出,而不是由逼尿肌收缩压或膀胱壁对尿液的张力压引起的。其特点是正常状态下无遗尿,而腹压突然增高时尿液自动流出。

流行病学调查结果显示压力性尿失禁在绝经后妇女中的发生率为20%~40%。

二、病 因

压力性尿失禁分为两型:90%以上为解剖型压力性尿失禁,为盆底组织松弛引起;约不到10%为尿道内括约肌障碍型压力性尿失禁,为先天发育异常。

(一)妊娠与阴道分娩

妊娠与阴道分娩为压力性尿失禁的主要原因。妊娠和分娩过程中胎先露对盆底肌肉过度压迫,使用胎头吸引器、产钳、臀牵引等造成手术分娩损伤,产后腹压增高(如过早从事体力劳动,特别是重体力劳动)等均可造成盆底组织松弛。同时,压力性尿失禁的发生与初产年龄、产次、胎儿出生体重及会阴麻醉明显相关。

(二)尿道、阴道手术

阴道前后壁修补术、宫颈癌根治术、尿道憩室切除术等,均可破坏尿道、膀胱的正常解剖支持。

（三）功能障碍

先天性膀胱、尿道周围组织发育不全或神经支配不全，绝经后雌激素水平降低，膀胱、尿道血供减少，上皮组织张力减退，尿道及周围盆底肌肉萎缩均与压力性尿失禁相关。

（四）盆腔肿物

盆腔内有巨大肿物（如子宫肌瘤、卵巢肿瘤）时，腹压增高。

（五）体　重

体弱多病、过分消瘦者，因盆底肌肉、筋膜薄弱，韧带松弛，易发生压力性尿失禁。另外，也有文献报道，压力性尿失禁的发生与患者的体重指数的增高有关。

三、危险因素

有阴道难产史，体质差，极度消瘦伴营养不良及伴膀胱、阴道壁膨出者。有多种慢性病，如慢性咳嗽、习惯性便秘，尚从事体力劳动者。

四、临床表现

几乎所有下尿路症状及许多阴道症状都可以是压力性尿失禁的表现。腹压增加下的尿失禁是最典型的症状，尿急、尿频、急迫性和排尿后膀胱区胀满感也是常见的症状，而尿痛和血尿很少见。80%压力性尿失禁患者伴有膀胱或阴道壁膨出。

（一）主观分度

轻度：尿失禁发生在咳嗽或打喷嚏时，至少每周发作2次。

中度：尿失禁发生在走路和体位改变等日常活动时。

重度：任何轻度体位变动均有尿失禁。

（二）客观分度

轻度：布垫试验有溢尿，但小于2g。

中度：布垫试验溢尿2～10g。

重度：布垫试验溢尿10～50g。

极重度：失尿大于50g。

五、诊　断

根据病史、症状、体征和检查，可做出初步诊断。以患者的症状为主要依据，当腹压增加超过尿道关闭压力时发生尿液外流。压力性尿失禁除常规体格检查、妇科检查及相关的神经系统检查外，还需做以下试验和检查，如压力试验、棉签试验、布垫试验、指压试验、尿动力学检查和超声检查，排除充盈性尿失禁及感染等情况。其中，超声测量压力性尿失禁的患者在最大压力期的膀胱尿道后角（PUVA-s），其角度明显增大，并与压力性尿失禁的严重程度呈正相关。因其诊断压力性尿失禁的特异度、正确率、阳性预测值最高，建议将PUVA-s≥140°作为辅助诊断的界值。压力性尿失禁的诊断标准有①尿液分析正常，尿培养阴性；②神经检查正常；③解剖学支持薄弱（棉签试验，X线或尿道镜检查）；④证实在压力情况下有溢尿（压力试验或布垫试验）；⑤膀胱内压测量图或尿道膀胱内压正常（残余尿、膀胱容量及感觉正常，没有非自主性逼尿肌收缩）。

六、治　疗

（一）非手术治疗

非手术治疗用于轻中度压力性尿失禁和手术治疗前后的辅助治疗。

（1）盆底肌肉锻炼：方法为做缩紧提肛肌的动作。每次收紧不少于3s，然后放松，连续15~30min，每日2~3次，或每天150~200次，6周为一疗程。30%~40%的患者会有不同程度的改善。

（2）盆底电刺激＋生物反馈治疗：能增强盆底肌肉的力量、收缩强度，提高尿道关闭压，改善控尿能力。

方法：产后6周开始，盆底电刺激＋生物反馈治疗，每周2次，每次20min，共8次。

产后1年的效果评估：盆底肌肉的各项生理指标均有明显改善，并能有效预防盆底功能障碍性疾病的发生。

（3）膀胱训练：指导患者每日饮水和排尿，延长排尿间隔，最后达到2~

3h排尿1次。

（4）药物治疗：α肾上腺素能受体激动剂可刺激尿道和膀胱颈部的肌肉收缩，增强尿道出口阻力。

雌激素替代疗法适用于雌激素水平低下者，尤其是绝经后妇女，可改善10%～30%压力性尿失禁者的症状。阴道内给药比口服见效快。

（二）手术治疗

压力性尿失禁的手术方法有100余种，手术治疗一般在患者完成生育后进行。目前公认的金标准术式为耻骨后膀胱尿道悬吊术和阴道无张力尿道中段悬吊带术，均为微创手术。

（1）耻骨后膀胱尿道悬吊术：缝合膀胱颈和近端尿道两侧筋膜至耻骨联合或Cooper韧带，从而提高膀胱尿道连接处的角度。术后1年的治愈率为85%～90%，随着时间推移会稍有下降。

（2）阴道无张力尿道中段悬吊带术：吊带可用自身筋膜或合成材料，吊带组织排异少、安全。因该术式更为微创，现已成为一线手术的治疗方法，适合年老体弱的患者。术后1年的治愈率为90%，最长术后11年随诊的治愈率在70%以上。

七、预 防

正确处理产程，避免第二产程延长。宫口未开全时，产妇不宜用力屏气。如经阴道助产术，应先做会阴侧切术。有头盆不称者应及早行剖宫产术。正确修补产道损伤，避免多产。产后避免过早进行体力劳动。产后保健操有利于盆底肌肉及筋膜张力的恢复。年老、体弱者适当注意营养。及时治疗慢性咳嗽、习惯性便秘。

八、基层医院（包括社区医院）管理与自我管理

（一）基层医院（包括社区医院）管理

由于一般妇女群众，特别是老年人，对老年妇女压力性尿失禁了解甚少，故基层医院（包括社区医院）的管理尤为重要。

（1）针对老年妇女压力性尿失禁，进行相关调查。了解本地区发病患者人数、疾病的相关因素、临床表现、是否治疗及治疗效果和目前患者的健康情况。

（2）调查内容。

①年龄、文化程度、职业。

②年轻时期的生育次数、是否有阴道难产。

③是否因盆腔巨大肿物（子宫肌瘤、卵巢肿瘤）而致腹压增高。

④是否有慢性咳嗽、便秘等病史。

⑤尿失禁的临床表现：次数及尿量，是否有下腹胀坠疼痛伴腰酸乏力等。

⑥是否治疗，采用何种治疗方式（盆底肌肉锻炼、盆底电刺激＋生物反馈治疗、药物、手术）及治疗效果。

⑦是否有并发症。

⑧患者目前的健康情况，包括精神状态，生活起居是否有规律，能否坚持一般性劳动及轻松的体育活动，对各种事物的反应情况，生活能否自理等。

⑨调查总人数、发病患者数以及两者的百分比。

（3）定期组织本地区的医务人员参加关于老年妇女压力性尿失禁的学术讲座或病例讨论，提高其对老年妇女压力性尿失禁的诊断、鉴别及处理能力。

（4）建立老年人健康档案的同时，建立老年妇女压力性尿失禁专病档案。

（5）管理效果评估，宜每年1次。

以上不仅可对老年人的生理、心理、生活节奏等方面给予指导，更是对老年妇女压力性尿失禁进行全程管理的有力措施。

（二）自我管理

1. 保持良好心态，消除一切烦恼

（1）认识疾病的性质和危害性。

（2）克服恐惧心理，相信科学。

（3）树立良好的心态，增强自我的抗病能力，自觉配合医生治疗。

（4）初步了解主要的检查、化验项目，以及相关的治疗方法。

2. 彻底消除下列错误观点

该病不致命，不治不要紧；发作时下身湿答答、水淋淋，实在难为情；勿外出、勿求医，最怕个人隐私被人知；精神不畅快，生活质量差，实在没办法。

3. 个人预防及管理措施

（1）保持生活有规律及合理节制。

（2）年老体弱者适当注意营养。

（3）及时治疗慢性病（如慢性咳嗽、腹胀、便秘、尿路感染、糖尿病等）。

（4）避免重体力劳动。

（5）可以参加一些力所能及的活动或体育锻炼（如散步、广播操等）。

（6）掌握自我检测方法。压力试验、布垫试验有助于对老年妇女压力性尿失禁进行分度。

4. 自我评估（表8-1-1），宜半年1次。

表8-1-1　自我评估

内容	结果		
	好	中	差
精神状态	精神良好	精神一般	精神萎靡
	反应正确	反应尚正确	反应差
饮食	量适中，不偏食	量虽少，不偏食	量少又偏食
睡眠时间	6～8h/d	5～7h/d	<5h/d
一般活动或步行时间	30～40min/d	20～30min/d	<20min/d
服药情况	按时服药	比较按时	不按时
自我检测方法	应用熟练	能应用	尚未应用
评估结果及康复情况	满意	较满意	不满意

（张景红）

第二节　老年妇女子宫脱垂的防治与管理

一、定　义

子宫从正常位置沿阴道下降,宫颈外口达坐骨棘水平以下,甚至子宫全部脱出于阴道口以外,称为子宫脱垂。子宫脱垂常伴有阴道前壁和后壁脱垂。

二、病　因

（1）分娩损伤,特别是产钳或头吸困难的阴道分娩,可能使盆腔筋膜、子宫主、骶韧带和盆底肌肉受到过度牵拉而削弱支撑力量。而第二产程延长者,甚至可出现以上筋膜、韧带、肌肉的撕裂。产褥期过早参加体力劳动将影响组织张力的恢复,导致未复旧的子宫有不同程度的下移。多次分娩可增加盆底肌肉的受损机会。

（2）腹压增加,盆腔积液,长期慢性咳嗽,习惯性便秘,经常超重负荷(举重、站立、盆腔肿瘤、腹水),导致子宫下移。

（3）绝经期后妇女因雌激素水平下降,盆底组织萎缩退化,是老年妇女发生子宫脱垂及子宫脱垂程度加重的主要原因。

（4）医源性原因,包括没有充分纠正手术所造成的盆腔支持结构的缺损。

三、危险因素

多产,阴道难产,产道损伤未及时正确修补,产后过早参加体力劳动,老年人体弱多病且营养不良,特别是患有慢性咳嗽、便秘,均为本病的危险因素。

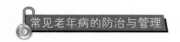

四、临床表现

（一）临床分度

以患者平卧用力向下屏气时，子宫下降最低点为分度标准，将子宫脱垂分为3度。

（1）Ⅰ度轻型：子宫颈外口距处女膜缘小于4cm，尚未达到处女膜缘；Ⅰ度重型：子宫颈外口已达到处女膜缘，在阴道口能见到宫颈。

（2）Ⅱ度轻型：宫颈已脱出阴道口外，宫体仍在阴道内；Ⅱ度重型：宫颈及部分宫体已脱出至阴道口外。

（3）Ⅲ度：宫颈及宫体全部脱出至阴道口外。

（二）症　状

Ⅰ度患者一般无症状。Ⅱ～Ⅲ度患者常有程度不等的腰骶部疼痛或下坠感，站立过久或劳累时症状明显，卧床休息后症状减轻，重症子宫脱垂常伴有便秘、排尿困难、残余尿增加，部分患者可发生压力性尿失禁、尿路感染。当脱垂子宫难以回纳时，长期摩擦会出现宫颈出血、溃疡、继发感染。

（三）体　征

不能回纳的子宫脱垂常伴有阴道前后壁膨出、阴道黏膜增厚角化、宫颈肥大并延长。

五、诊断与鉴别诊断

根据病史和检查可明确诊断和分度，同时了解有无合并阴道前后壁脱垂、会阴陈旧性撕裂伤、溃疡及感染等，并与下列疾病鉴别。

（1）阴道壁囊肿：壁薄，囊性，固定，边界清楚。

（2）子宫黏膜下肌瘤：患者有月经过多病史，宫颈口见红色、质硬、球状肿块，其周围可见宫颈。

六、治　疗

（一）非手术治疗

（1）盆底肌肉锻炼，适用于Ⅰ～Ⅱ度子宫脱垂者。患者行收缩肛门运动，用力收缩盆底肌肉 3s 以上后放松,每次 10～15min,每日 2～3 次。

(2) 放置子宫托。子宫托是一种支持子宫和阴道壁维持在阴道内不脱出的工具,适用于各度子宫脱垂患者。以下情况尤其适用:患者全身情况不适宜行手术;妊娠期和产后;手术前放置可促进膨出面溃疡的愈合。要教会患者自己能放。子宫托可能造成阴道刺激和溃疡,所以子宫托应间断性地取出、清洗并重新放置。

(3) 中药和针灸。补中益气汤(丸)等有促进盆底肌张力恢复、改善症状的作用。

(二) 手术治疗

对子宫脱垂超出处女膜伴有症状者(Ⅱ度以上),可考虑手术治疗,其目的是消除症状,修复盆底支持组织和脏器功能。根据患者的年龄、生育要求、全身健康情况,进行个体化治疗。常选择以下手术方法。

(1) 曼氏手术(Manchester 手术):包括阴道前壁修补、主韧带缩短及宫颈部分切除术,适用于各年龄段、宫颈长的子宫脱垂患者。

(2) 经阴道子宫全切除及阴道前后壁修补术:适用于年龄较大、无须考虑生育功能的患者,但重度子宫脱垂患者的术后并发症较高。

(3) 阴道封闭术:分阴道半封闭术(又称 LeFort 手术)和阴道全封闭术。术后失去性功能,仅适用于年老体弱而不能耐受较大手术者。

(4) 盆腔重建术:通过吊带、网片和缝线,将阴道穹隆或宫骶韧带悬吊固定于骶骨前或骶棘韧带,经阴道、经腹腔镜或经腹完成。经腹或腹腔镜下加用补片的骶前固定术、经阴道骶棘韧带固定术和高位骶韧带悬吊术为国际上公认的治疗非宫颈延长重度子宫脱垂的有效术式。阴道加用合成网片,能有效提高解剖治愈率,但并发症较多,有待进一步研究。

七、预 防

(1) 加强营养,劳逸结合,避免重体力劳动。

(2) 正确处理产程,有头盆不称者,及早行剖宫产术。阴道分娩伴有产道损伤者,必须及时正确修补。

（3）产后康复治疗、盆底电刺激能加强盆底肌肉力量及收缩能力。及时治疗慢性咳嗽或习惯性便秘。

（4）绝经后妇女、年老体弱者可适当补充雌激素。

八、基层医院（包括社区医院）管理

子宫脱垂是中老年妇女的常见病，也是一种特殊的不危及生命的病。但该病严重影响生活质量，应引起医务界的高度重视，特别是基层医院的防治管理。

（一）针对老年妇女子宫脱垂，进行相关调查

了解本地区的发病患者数、致病因素、诊治情况及治疗具体方法、是否有并发症、目前患者的健康情况。

（二）调查内容

（1）年龄、文化程度、职业。

（2）年轻时期的生育次数、是否有阴道难产（产钳、头吸器、臀牵引助产术）。

（3）是否有慢性咳嗽、便秘等病史。

（4）临床表现：注意子宫脱垂的分度，Ⅱ～Ⅲ度患者有不同程度的腰骶部疼痛或下坠感，重症者伴有排尿困难、尿路感染、宫颈和阴道壁溃疡及出血。

（5）是否有治疗，采用何种治疗方式（盆底肌肉锻炼、放置子宫托、服用中药补中益气汤和针灸、曼氏手术、经阴道子宫全切除及阴道前后壁修补术、阴道封闭术、盆腔重建术）。

（6）是否有并发症。

（7）患者目前的健康情况：精神状态、生活起居是否有规律、能否坚持一般性劳动及轻松的体育活动、对各种事物的反应情况、生活能否自理。

（8）调查总人数、发病患者数及两者的百分比。

（三）建立健康档案

建立老年人健康档案的同时，建立老年人疾病防治管理档案，并把老年妇女子宫脱垂列入其中。

（四）就诊指导

要求门诊妇产科医生在诊治子宫脱垂疾病的同时，还需指导患者如何进行盆底肌肉锻炼、如何放置子宫托以及相关注意事项。

（五）管理效果评估

宜每年1次。

九、自我防治与管理

（1）始终保持良好的心态,积极乐观地接受治疗。

（2）年老体弱者适当注意补充营养,增强自我的抗病能力。

（3）生活有规律,注意生活节奏及合理的饮食起居。

（4）避免重体力劳动。

（5）及时治疗慢性病(如慢性咳嗽、腹胀、便秘、糖尿病)。

（6）参加力所能及的活动及体育锻炼,如散步、广播操。

（7）注意个人卫生,子宫脱垂患者必须学会正确放取子宫托。

（8）盆底肌肉锻炼是子宫脱垂自我治疗的好办法。要求每天锻炼,用力收缩盆底肌肉3s以上后放松,每次10～15min,每日2～3次。

（9）自我评估(见表8－2－1),宜半年1次。

表8－2－1 自我评估

内容	结果		
	好	中	差
精神状态	精神良好	精神一般	精神萎靡
	反应正确	反应尚正确	反应差
饮食	量适中不偏食	量虽少不偏食	量少又偏食
睡眠时间	6～8h/d	5～7h/d	<5h/d
一般活动或步行时间	<30～40min/d	20～30min/d	<20min/d
盆底肌肉锻炼	3～4次/天	2～3次/天	1～2次/天
自放取子宫托	熟练正确,疗效好	较熟练,有效果	不熟练,效果不满意
手术治疗效果	满意	较满意	尚可以

（张景红）

第九章

老年骨关节疾病的防治与管理

第一节　老年骨质疏松的防治与管理

一、定义及分类

骨质疏松是一种以骨量减少、骨组织微结构破坏、骨骼脆性增加和易发生骨折为特征的全身性疾病（世界卫生组织对骨质疏松的定义）。2001年，美国国立卫生研究院在世界卫生组织原定义的基础上提出：骨质疏松是以骨强度降低、骨折风险增加为特征的骨骼系统疾病，骨强度反映了骨骼的两个主要方面，即骨密度与骨质量。显然，其在强调骨量的同时也强调骨质量对骨强度的影响。

骨质疏松分为原发性骨质疏松和继发性骨质疏松两大类。原发性骨质疏松包括绝经后骨质疏松、老年性骨质疏松和特发性骨质疏松；继发性骨质疏松包括由于各种疾病（内分泌疾病、消化系统疾病、肾脏疾病、风湿免疫疾病及血液系统疾病等），影响骨代谢的药物（糖皮质激素、抗肿瘤药物等）应用等原因引起的骨质疏松。

二、流行病学

骨质疏松是一种退化性疾病，随着人类寿命的延长和社会老龄化的到来，骨质疏松已成为人类重要的健康问题。目前，中国60岁以上的人口约1.73亿人，中国是世界上老年人口绝对数量最多的国家。按2008年中国健康促进基金会发布的《骨质疏松症中国白皮书》，中国50岁以上的人群中约有6944万人患骨质疏松，约2.1亿人的骨量低于正常标准。

三、病因及发病机理

绝经后骨质疏松是由于女性绝经或卵巢摘除后雌激素水平下降导致下列改变:①破骨细胞活跃,骨转换加速,骨吸收增加;②骨骼对甲状旁腺激素的敏感性增加,对某些细胞因子如白介素-6(IL-6)、白介素-1(IL-1)及肿瘤坏死因子(TNF)等抑制减弱,促进骨吸收;③1,25-$(OH)_2D_3$转化减慢及肠对钙的吸收能力下降等。

老年性骨质疏松的原因有①性激素水平下降,骨骼随增龄发生退行性变化,骨吸收增加,成骨功能下降;②皮肤老化,室外活动减少及肾功能下降,导致维生素D合成及代谢障碍;③降钙素分泌减少;④肠对钙的吸收能力下降;⑤骨基质分子发生非酶促交联等。

四、危险因素

骨质疏松的危险因素有人种(黄种人和白种人均为骨质疏松易患人群),老龄,女性绝经,母系家族史(母系家族有脆性骨折史),低体重,性腺功能低下,吸烟,过度饮酒或咖啡饮料,制动,蛋白质摄入过多或过少,低钙摄入,缺乏光照,缺乏运动,有影响骨代谢的疾病(甲状旁腺机能亢进、甲状腺功能亢进、肾功能不全、肾小管性酸中毒等)或应用影响骨代谢的药物(糖皮质激素、肝素、环孢素、甲氨蝶呤、质子泵抑制剂、抗凝剂肝素等)等。但年龄是骨质疏松的重要决定因素,特别是高龄。最近在美国有研究显示,80岁以上的年龄组的老年人的骨质疏松患病率超过30%,65~69年龄岁组的仅为18.5%;中国五地区骨质疏松调查显示60~69岁年龄组的男、女患病率分别为5.0%和16.9%,而80岁以上年龄组的分别为17.8%和53.3%。

五、危害性

骨质疏松的严重后果为发生骨质疏松性骨折(脆性骨折),即在受到轻微创伤或日常活动中即可发生的骨折。骨质疏松性骨折的常见部位是脊柱、髋部、前臂远端。不同部位骨折的发生率因年龄各异,特别是髋部骨折发生率随年龄增加而明显增高。中国北京市髋部骨折流行病学调查男女髋部骨折发生率：60 岁年龄组的分别为 7.46% 和 4.97%，80 岁年龄组的分别为 25.01% 和 19.85%，90 岁以上年龄组的分别为 40.8% 和 35.1%。

与老年骨质疏松性骨折相关的结果包括老年人的死亡率增加、功能下降、长期照料需要增加、生活质量下降和医疗资源消耗增加。特别是高龄老年人，骨质疏松性骨折死亡风险常常因为伴有其他疾病，如心脑血管疾病、肿瘤、肾功能不全和低体重等而明显增加。

值得关注的是，根据美国、斯堪的纳维亚和英国多项研究的结果，在 20 世纪 30～80 年代期间，根据年龄校正后的男、女髋部骨折发生率呈现持续上升趋势。在美国北部地区和欧洲，近期该上升趋势已变得平稳。然而，从 1960 年至今，亚洲人群的髋部骨折发生率明显升高，如中国北京地区的髋部骨折发生率自 2002 年起至 2006 年，50 岁以上女性的升高了 58%，50 岁以上男性的升高了 49%。

六、临床表现

骨质疏松早期并无任何症状，因此被称为静悄悄的流行病。其直到中晚期才会出现下列症状。

（1）疼痛：腰背疼痛或周身骨骼疼痛。

（2）脊柱变形：骨质疏松严重者可有明显身高缩短或驼背，脊柱畸形和伸展受限。

（3）脆性骨折：低能量或者非暴力性骨折，如从站立高度或小于站立高度跌倒或因其他日常活动而发生的骨折。多发生在腕部、脊柱和髋部。

七、骨质疏松的诊断

（1）有骨质疏松危险因素或骨质疏松临床症状。

（2）骨质疏松早期并无明显的临床症状，诊断依靠骨密度（或骨定量）检查。当前应用较多的骨密度（或骨定量）检查有双能 X 线骨密度检测（DXA）、定量 CT 骨密度检测和超声骨定量检测等。世界卫生组织推荐骨质疏松使用

DXA测定的骨矿物质密度来诊断。其诊断标准为T评分(T值),见表9-1-1。

表9-1-1 骨质疏松的诊断标准

标准	诊断
T值>-1.0	骨量正常
-2.5≤T值≤-1.0	骨量减少
T值<-2.5	骨质疏松
T值<-2.5同时伴有一处或多处脆性骨折	严重骨质疏松

骨密度是骨质疏松诊断的重要依据,但是骨密度改变应结合患者具体的临床情况进行综合分析、诊断和鉴别诊断,避免漏诊和误诊。

(3)骨代谢生化标志物有骨形成标志物[包括骨碱性磷酸酶、骨钙素、Ⅰ型原胶原前肽]和骨吸收标志物[包括尿钙、抗酒石酸酸性磷酸酶5b、吡啶啉、脱氧吡啶啉、Ⅰ型胶原交联N-末端肽、Ⅰ型胶原交联C-末端肽、β胶原系列等]。

目前,上述骨代谢生化标志物尚不能作为临床骨质疏松的诊断依据,但其改变能预测骨量丢失和骨折风险,指导药物选择和观察药物疗效。

(4)鉴别诊断:除了要详细询问病史及骨密度检查外,还要进行血肝,肾功能,钙、磷代谢,肿瘤标志物,甲状旁腺激素,免疫球蛋白,骨代谢标志物等的测定和必要的胸、腰椎X线摄片检查,以鉴别是否为继发性骨质疏松。常见的如甲状旁腺机能亢进、多发性骨髓瘤及长期糖皮质激素应用引起的继发性骨质疏松等。

八、防治措施

(一)调整生活方式

健康的生活方式包括高钙、低盐和适量蛋白质的均衡饮食;适当进行运动和日照;避免嗜烟、酗酒;慎用影响骨代谢的药物;加强自身和环境的保护措施,防止跌倒和纠正虚弱状态等。

(二)基础治疗

基础治疗包括补充钙剂与维生素D。

1. 钙剂

中国营养学会推荐绝经后妇女和老年人每日钙摄入量为1000mg，如果饮食中钙摄入不足，则可选用钙剂补充。

2. 维生素D

维生素D具有促进肠钙吸收、促进骨骼矿化、维持肌力、改善身体平衡、降低骨折风险等作用。老年人因缺乏日照和维生素D体内合成能力下降，常存在维生素D缺乏或不足。维生素D_3的推荐剂量为400～800IU/d；在用于骨质疏松治疗时剂量为800～1200IU/d。建议在有条件的医院检测血清$1,25-(OH)_2D_3$浓度，以了解自身维生素D的营养状态，并以此指导维生素D_3的补充。国际骨质疏松学会建议血清$1,25-(OH)_2D_3$水平应在30ng/ml(75nmol/L)以上，以降低跌倒和骨折的风险。

（三）抗骨质疏松的药物治疗

1. 具备以下情况之一者，需考虑抗骨质疏松的药物治疗

（1）确诊骨质疏松患者（骨密度：T值≤－2.5者），无论是否有过骨折。

（2）骨量低下患者（骨密度：－2.5＜T值≤－1.0）并存在一项以上骨质疏松的危险因素，无论是否有过骨折。

（3）无骨密度测定条件时，具备以下情况之一者，也需考虑药物治疗：①已发生过脆性骨折；②亚洲人骨质疏松自我筛查工具筛查结果为高风险；③FRAX工具(http://www.shef.ac.uk/FRAX/)计算出10年髋部骨折发生概率≥3％，或任何重要的骨质疏松性骨折发生概率≥20％（目前还没有国人的治疗阈值，暂借用国外的治疗阈值）。

2. 国内上市的抗骨质疏松药物

雌激素，雌激素受体调节剂（雷洛昔芬），降钙素（鲑鱼降钙素、鳗鱼降钙素），双膦酸盐类（依替膦酸钠、阿仑膦酸钠、利塞膦酸钠、伊班膦酸钠、唑来膦酸），锶盐（雷奈酸锶），重组人甲状旁腺激素（rhPTH 1-34），维生素K_2，活性维生素D（1α-羟基维生素D_3、1,25-双羟维生素D_3）及有临床证据的中医中药等。根据个体病情的严重程度，在专科医生指导下选用。

目前国内应用较多的抗骨质疏松药物是口服的阿仑膦酸钠（或阿仑膦酸

钠维生素 D₃)片和静脉滴注的唑来膦酸针剂。这两种药物均属双膦酸盐类制剂,可明显抑制破骨细胞的功能,大规模临床研究证明其有增加骨密度、增强骨强度和明显降低骨折发生率的作用。阿仑膦酸钠(或阿仑膦酸钠维生素 D₃)每片含阿仑膦酸钠 70mg(阿仑膦酸钠维生素 D₃ 每片还同时含有维生素 D₃ 2800 单位),每周服用 1 次。该制剂应在清晨空腹用一杯白水(200~250ml)送服,至少 30min 后进餐,服药后患者应避免躺卧(具体见药物说明书)。唑来膦酸针剂每针 5mg,静脉滴注(均匀速度滴注,滴注时间不少于 15min),每年 1 次。最常见的不良反应是发热、肌痛、流感样症状、关节痛、头痛,绝大多数出现在用药后 3d 内。

3. 国外近几年上市或新研制的抗骨质疏松药物

有新的雌激素受体调节剂(巴多昔芬、拉索昔芬);成骨细胞 Wnt 信号通路的 DKK-1 抗体、硬骨素单克隆抗体;骨形态发生蛋白通路的 BMP₂;破骨细胞 RANKL/RANK 信号通路的迪诺塞麦(Denosumab);组织蛋白酶 K 抑制剂(Odanacatib)等。

4. 关于联合用药

老年骨质疏松的治疗应包括基础治疗(维生素 D₃ 及钙剂)和 1 种抗骨质疏松药物同时应用。单独应用钙剂是不能有效治疗骨质疏松的。

5. 关于用药疗程

骨质疏松是一种老年人的慢性病,随着年龄增长,病情会有发展,原则上需要长期治疗。具体用药疗程要根据个体病情,并参照现有的各种药物循证医学证据进行制定,一般先治疗 2~3 年再进行评估。抗骨质疏松药物治疗至少需要 6 个月才能显示疗效。因此,应在治疗 6 个月时进行骨密度和相关的骨代谢生化标志物复查,如果显示有效,则仍可应用此方案作为今后的延续治疗方案。

九、骨质疏松的基层(社区)医院管理

(一) 计 划

制订社区骨质疏松防治及管理的中长期规划。

（二）健康教育

健康教育的重点是骨质疏松的高患病率、严重的危害性、易患人群、危险因素以及防治要点。

（三）社区骨质疏松人群检出

1. 通过社区卫生服务机构

①建立健康档案；②社区体检；③社区医院门诊；④社区骨质疏松流行病学调查。

2. 明确诊断

如果有一项或一项以上骨质疏松危险因素，或国际骨质疏松基金会一分钟测试题阳性，或亚洲人骨质疏松自我筛查工具指数为高风险，则要进一步进行骨密度（或骨定量）测定，以明确诊断。

（1）骨质疏松的高危人群：①绝经后或性腺功能低下的妇女；②高龄老年人；③低体重；④吸烟或过度饮酒或过多饮用咖啡因饮料；⑤制动；⑥蛋白质摄入过多或过少；⑦钙摄入量低；⑧缺乏光照，缺乏运动；⑨有影响骨代谢的疾病或应用影响骨代谢的药物等。

（2）国际骨质疏松基金会一分钟测试题。

①父母曾被诊断有骨质疏松或曾在轻摔后骨折？

②父母中一人有驼背？

③实际年龄超过40岁？

④是否成年后因为轻摔后发生骨折？

⑤是否经常摔倒（去年超过一次），或因为身体较虚弱而担心摔倒？

⑥40岁后的身高是否减少超过3cm以上？

⑦是否体重指数过轻？（BMI值少于 $19kg/m^2$）

⑧是否曾服用类固醇激素（例如可的松、泼尼松）连续超过3个月？（可的松通常用于治疗哮喘、类风湿关节炎和某些炎性疾病）

⑨是否患有类风湿关节炎？

⑩是否被诊断出有甲状腺功能亢进或是甲状旁腺功能亢进、1型糖尿病、克罗恩病或乳糜泻等胃肠疾病或营养不良？

⑪女士回答：是否在45岁或以前就停经？

⑫女士回答：除了怀孕、绝经或子宫切除外，是否曾停经超过12个月？

⑬女士回答：是否在50岁前切除卵巢又没有服用雌/孕激素补充剂？

⑭男性回答：是否出现过阳痿、性欲减退或其他雄激素过低的相关症状？

⑮是否经常大量饮酒（每天饮用超过两单位的乙醇，相当于啤酒1斤、葡萄酒3两或烈性酒1两）？

⑯目前习惯吸烟，或曾经吸烟？

⑰每天运动量少于30min？（包括做家务、走路和跑步等）

⑱是否不能食用乳制品，又没有服用钙片？

⑲每天从事户外活动时间是否少于10min，又没有服用维生素D？

其中有一题回答结果为"是"，即为阳性。

（3）亚洲人骨质疏松自我筛查工具。

亚洲人骨质疏松自我筛查工具指数＝［体重（kg）－年龄］×0.2。亚洲人骨质疏松自我筛查工具指数评价见表9－1－2。

表9－1－2　指数评价

风险级别	OSTA 指数
低	OSTA 指数＞－1
中	－4≤OSTA 指数≤－1
高	OSTA 指数＜－4

（四）建立健康档案

建立社区老年骨质疏松人群的健康档案。

（五）随　访

有条件的社区卫生服务机构可开设骨质疏松专科门诊，对老年骨质疏松患者进行随访，提高老年骨质疏松患者治疗的依从性；适当开展老年骨质疏松的康复治疗和心理干预。

(六) 社区老年骨质疏松的规范管理(表9-1-3)

表9-1-3 社区老年骨质疏松的规范管理

项目	一级管理	二级管理	三级管理
管理对象	骨量减少者	骨质疏松者	严重骨质疏松者
建立健康档案	立即	立即	立即
非药物治疗	立即开始	立即开始	立即开始
基础药物治疗(Ca＋VitD)	立即开始	立即开始	立即开始
抗骨质疏松药物治疗	$-1.5 \leqslant$T值$\leqslant -1.0$,观察 $-2.0 \leqslant$T值< -1.5伴多项 危险因素,开始治疗 $-2.5 \leqslant$T值< -2.0,开始治疗	立即开始	立即开始
骨密度测量	2年1次	1～2年1次	1年1次
骨代谢标志物测定*	4年1次	2年1次	2年1次
腰椎摄片	4年1次或视病情而定	4年1次	2～4年1次

★ 在骨质疏松药物干预时,根据需要选择相关的标志物,并可适当缩短检测间隔时间。

(七) 社区老年骨质疏松的防治及管理效果评估

1. 社区老年骨质疏松患病总人数估算

社区老年骨质疏松患病总人数＝社区常住成年总人口数×老年骨质疏松患病率[社区老年骨质疏松人群普查、社区抽样调查或选用中国(我省)近期老年骨质疏松患病率]。

2. 社区老年骨质疏松管理率

社区老年骨质疏松管理率＝社区卫生服务机构已管理的老年骨质疏松人数/社区老年骨质疏松总人数×100%。

3. 社区老年骨质疏松知晓率

社区老年骨质疏松知晓率＝社区老年人知道自己患有骨质疏松的人数/社区老年骨质疏松总人数×100%。

4. 社区老年骨质疏松治疗率

社区老年骨质疏松治疗率＝社区已服药的老年骨质疏松人数/社区老年

骨质疏松总人数×100%。

十、自我管理

（1）确定本人是否是骨质疏松高危人群。

（2）进行骨密度测定。如有条件，最好进行双能X线骨密度测定（准确度高）。

（3）进行必要的血液检查，如进行血肝，肾功能，钙、磷代谢，肿瘤标志物，甲状旁腺激素，免疫球蛋白，骨代谢标志物等的测定和必要的胸、腰椎X线摄片检查，以确诊是否为原发性骨质疏松。

（4）调整生活方式，防止跌倒。跌倒是骨质疏松性骨折的重要危险因素。确诊骨质疏松后要进行抗骨质疏松的药物治疗：基础治疗（钙＋维生素D）＋1种抗骨质疏松药物（专科医生根据患者的具体状况进行治疗方案的选择和推荐）。

（5）骨质疏松是终身性疾病，原则上需要终身治疗。但可根据患者的病情由专科医生确定初始阶段疗程（2～3年或3～5年等），届时再进行进一步评估，然后决定下一步的治疗。在治疗方案实施半年后，需要进行1次骨密度和骨代谢标志物复查，以评估实施的治疗方案是否有效或是否需要修改。

（6）定期门诊。为保证疗效，重视药物应用的连续性；了解某些用药的特殊性，如口服双膦酸盐类药物等；与医生配合，正确解读药物说明书标示的药物不良反应，如有发生不良反应，及时告知主治医生。

（7）根据不同的病情，按要求定期复查骨密度和骨代谢标志物。双膦酸盐治疗3～5年后可有药物假期（即可短期停药一段时期），假期中要定期测定骨密度和骨代谢标志物，如有明显恶化的情况发生，则提示需要恢复治疗。

（8）治疗过程中如发生骨折，应及时就诊。是否更改原有的治疗方案，应由主治医生评估后决定。

（谢海宝）

第二节 老年骨关节炎的防治与管理

一、定义和流行病学

骨关节炎(osteoarthritis，OA)是以关节软骨的变性、破坏及骨质增生为特征的一种最常见的关节疾病。本病的发生与衰老、肥胖、炎症、创伤、关节过度使用、代谢障碍及遗传等因素有关。

本病在中年以后多发，女性多于男性，40岁人群的患病率为10%～17%，60岁以上的为50%，75岁以上的则高达80%，因此本病又是一种常见的老年病。据北京地区的统计，男女临床OA患病率分别是5.5%和15%。

临床常见的是原发性骨关节炎，即原因不明的骨关节炎。

二、病因及危险因素

OA是常见骨关节病的一种。目前还不太清楚发病原因，研究者认为OA可能与以下因素有关。

(1) 解剖结构的异常：如关节面不相称，会使关节长期受到异常应力的损害。又如膝内翻或膝外翻会使关节的负重面不均衡，常破坏一侧软骨。

(2) 创伤：如频繁或反复地抬举重物，蹲、跪等动作造成关节损伤，引起软骨退变。

(3) 肌肉无力：一般认为骨关节炎会导致腿部肌肉废用，引起肌肉无力和萎缩。最近的研究证实，股四头肌的虚弱会引起早期的骨关节炎，这种虚弱无力可由肌肉本身的异常或支配这些肌肉的神经异常而引起。

(4) 肥胖：体重超重，特别是超重的妇女患膝关节骨关节炎的可能性大。一旦关节开始出现退变，体重超重无疑会加重骨关节的负荷。

（5）激素水平的变化：妇女绝经后雌激素水平下降可引起软骨成分的变化，因此骨关节炎多见于中老年女性，特别是绝经期前后的妇女。

（6）遗传因素：一项研究发现30%的手部OA和65%的膝部OA与遗传因素有关。

（7）疾病因素：骨关节炎还可以由疾病发展而来。关节感染可能改变软骨的化学成分而导致骨关节炎；在代谢性或内分泌疾病中，体内铁元素过多或某些激素生成过多可导致软骨的变化而引发骨关节炎。

（8）关节对线不良有可能影响软骨的营养状况或引起负荷改变，进而导致软骨的生化成分改变。

三、临床表现与体征

（一）临床表现

1. 受累关节

骨关节炎主要累及负重关节。骨关节炎的常见受累部位是膝关节、髋关节、颈椎及腰椎、远端指间关节及近端指间关节、第一腕掌关节、第一跖趾关节。

2. 关节疼痛

关节疼痛为本病最常见的症状，早期疼痛较轻，多在活动时发生，休息后缓解。疾病后期休息时也有疼痛，且常有夜间痛发生。过度劳累可使疼痛突然加重。

3. 晨僵

晨僵为局限性，活动后缓解。时间不会超过30min。

4. 活动困难

活动困难为缓慢进展性。早期轻微，仅在晨起或久坐后活动不灵便，活动后可恢复。随着病情的进展，症状逐渐加重，病变一侧的关节活动范围明显减小。

（二）体　征

本病的常见体征为关节肿大、触痛、活动响声、畸形和功能障碍。

四、诊　断

（一）OA的自我诊断

患者在疾病早期可以通过如下的症状做简单的自我诊断。

（1）有的人当揉捏关节时听到脆响就以为是关节出了问题，其实不是这样的。骨关节炎患者的关节发出的声音是琐碎的，像握雪的声音。

（2）感觉关节酸、疼，有时有肿痛感，阴天、受凉、过劳时会加重，如果这种症状较明显或持续不缓解，应考虑是骨关节炎的早期症状，应及时就诊。

（二）目前OA的诊断

主要参照美国风湿病学会1995年修订的诊断标准。

（三）临床诊断OA

主要根据患者的症状、体征、影像学检查及实验室检查进行。

（四）OA与类风湿关节炎的鉴别

（1）类风湿关节炎以中年女性多发，而骨关节炎在50岁以后多发。

（2）类风湿关节炎的基本病变为滑膜炎，而骨关节炎主要为关节软骨变性和增生。

（3）类风湿关节炎累及近端指间关节，而骨关节炎主要累及远端指关节。

（4）类风湿关节炎有类风湿结节，骨关节炎则缺乏。

（5）类风湿关节炎呈持续性、对称性和进行性关节炎，不经治疗很少自行缓解，而骨关节炎的炎症发作短暂，休息后可减轻或自行缓解。

（6）类风湿关节炎患者晨僵1h以上，骨关节炎患者不足半小时。

（7）类风湿关节炎患者的类风湿因子的阳性率达75%，而骨关节炎患者的类风湿因子阴性。

（8）类风湿关节炎患者的X线检查以关节破坏为主，而骨关节炎患者以增生为主。

五、防治要点

（一）药物治疗

（1）使用软骨保护剂：缓解症状，维持和恢复关节功能。

（2）黏弹性补充疗法：向关节腔内注射大分子量的透明质酸溶液，减轻滑膜炎症，减少软骨破坏，改善关节功能，阻断局部病变的恶性循环。

（3）改善症状的药物：非甾体抗炎药有抗炎、止痛的效果，如洛索洛芬钠、双氯酚酸类及塞来昔布等，用药后可减轻关节疼痛，改善关节活动度。

（4）糖皮质激素：不宜全身用药，当关节有急性炎症发作或伴有关节周围滑膜炎、肌肤炎等可给予关节腔内或病变部位局部注射，不宜反复使用。

（5）改善病情药及软骨保护剂：双醋瑞因、氨基葡萄糖与硫酸软骨素联合应用、双膦酸盐、维生素D及钙剂补充等。

氨基葡萄糖是人体软骨基质中合成蛋白聚糖所必需的重要成分，可改善关节的软骨代谢，提高关节软骨的修复能力和催生关节滑液，保护损伤的关节软骨；同时可缓解骨关节炎的疼痛症状，改善关节功能，延缓OA的病理过程和疾病进程。常用硫酸氨基葡萄糖0.5g，一日三次，疗程需8周以上。

（二）外科和关节镜下治疗骨关节炎

根据病情可采用关节镜下关节冲洗、骨软骨移植、软骨细胞或间充质干细胞移植等。关节畸形严重者，可采用截骨矫形术；关节破坏、功能障碍严重者，可行关节置换术等。

（三）康复疗法

可在疾病恢复期选择针灸、推拿与中药，亦可选择物理疗法。

（四）预　防

骨关节炎大多发病缓慢，以关节软骨退行性变化为主，大多经过积极治疗可改善关节功能，极少会形成功能障碍。本病有一定的致残率，也是部分中年以上人群丧失劳动力、生活不能自理的主要原因。

骨关节炎急性发作时，最主要的治疗方法是休息，特别强调受累关节充分休息，减轻关节软骨的磨损。适当限制关节活动可使疼痛减轻并防止加重，但不宜卧床休息。一旦关节症状消除，应尽快恢复受累关节的锻炼。因职业劳损而发病者，通过改善劳动时的姿势或改为机械代劳，都能起到预防作用。

超重、肥胖者，要适当减肥，以减轻关节负担，可进行有氧运动。注意日常的活动姿势，如正确的提物姿势（足膝下蹲，转移身体重心）；正确的搬运姿势

（当屈膝下搬起重物后，身体重心保持平衡，重物贴近身体，不致加重腰部的负担）；正确的背物姿势（膝、髋及腰背的轻度屈曲，不易引起腰疼）；正确的洗脸、刷牙姿势（微屈膝关节、轻轻弯腰）等。

六、基层医院（包括社区医院）管理

骨关节炎多发于中老年人，疾病加重可致畸、致残，往往给患者及其家庭造成巨大的痛苦和沉重的负担。因此，必须从中国经济社会的实际出发，借鉴吸取发达国家的健康管理经验，建立适合中国国情的骨关节炎防控体系。社区医疗机构在骨关节炎（OA）的防控中发挥越来越关键的作用。OA 的健康管理目前推荐三级管理与三级预防相结合的模式。

（一）防治计划

1. 一级预防

一级预防简言之即是治未病。一级预防又称病因预防，一级管理应当根据发病的危险因素进行有效的病因预防。中老年人在社区医院通过健康讲座、社区宣传、义诊等，掌握正确的 OA 健康管理的防控观念、技巧与方法。

2. 二级预防

二级预防是指临床前期的预防，在早期控制疾病的发展和恶化，防止疾病的复发及持续。二级预防是通过县、区医院及乡镇卫生院，实行"三早"的预防与综合防治。"三早"即早发现、早诊断、早治疗，对高危人群及轻症患者进行良好的预防和治疗。

3. 三级预防

三级预防是临床期的治疗或残疾预防，旨在采取及时有效的措施，防止病情恶化，减少并发症的发生，并通过康复，促进功能和心理的恢复。三级预防是通过三级医院与社区医院、二级医院之间良好的转诊机制对个别重症患者进行最佳的治疗，并做到、做好"发现在基层，疑难治疗在三甲，康复返回社区医院或者二级医院"。三级医院应该做好基层医生的培训工作，确保基层医生能够更新医疗知识，提高医疗技能，能够胜任在基层为患者提供标准医疗服务的工作。

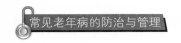

（二）完善骨关节炎人群的建档工作

（1）逐步建立和完善骨关节炎人群的健康档案,将高危人群规划到慢性病档案的建设项目中,重点是问题描述及进展记录,作为制订患者健康管理计划的依据。

（2）利用健康档案的信息,筛选出未确诊的骨关节炎患者和高危人群,为开展不同健康状况人群的分级管理和有计划、针对性的预防控制打下基础。

（3）利用计算机技术,建立骨关节炎人群的电子信息档案,使社区和门诊医生及专科门诊医生能及时提取患者的健康信息,并且高效地完成记录的更新和健康问题的记录,通过信息化网络平台的建立,甚至可以实现OA患者的远程会诊,确定有效的治疗方案。

（4）OA人群健康档案属于居民健康档案的一部分,它可为区域卫生规划和卫生资源优化配置提供依据,为社区OA患者的健康管理卫生经济学研究做出贡献,同时也是社区OA流行病学研究的重要资料来源。

（三）健康教育要点

骨关节炎的健康教育对象包括高危人群、早期患者及骨关节炎患者。

（1）高危人群的健康教育。①合理饮食:增加膳食中钙的摄入和补充维生素D;②适当运动:坚持有规律的有氧运动,如散步、游泳等,加强肌肉、肌腱和韧带的支持作用,排除体内多余的酸性物质;③保暖防寒;④超重和肥胖者适当减轻体重,可以明显减少OA的患病率,并可减轻关节受力和磨损,防止关节损害;⑤避免创伤;⑥积极治疗原发病和关节创伤、感染、代谢异常、骨质疏松等。

（2）早期患者的健康教育。这使患者认识骨关节炎的预警症状,如关节酸、痛,伴有肿胀感,且天阴、受凉、过劳会加重;身体某个部分或某些关节运转显得不自如;常有手足关节僵硬或久坐后有些关节僵硬。以上均是OA的重要信号,应尽可能做到"三早"。

（3）骨关节炎患者的健康教育。

采用自填问卷的方式,了解患者对健康教育的程度、方式、内容、时间的要求,为患者编写健康教育路径,然后存档。根据路径,定期对患者及家属进行有针对性、动态、连续的健康教育,定期随访。社区医务人员要协同专科医生做好OA患者的阶段性健康教育(入院前和出院后),帮助患者及其家属了解OA的病因、病机、治疗方法及转归,以提高患者对自身疾病的认知,增加其积极治疗的信心。社区医务人员要在患者出院后及时电话随访和家庭访视,了解患者在家庭的详细情况,针对问题进行强化教育,增强患者治疗的依从性。在探访中,若发现无法解决患者出现的问题,应及时联系双向转诊,或负责联系专家会诊,以做出正确的指导。通过连续性的健康教育,提高患者自我监控疾病的能力和自我保健技能,减少患者的返院率。有条件的社区医院或基层医院,最好设有专科门诊,由专科医生或专家定期或不定期门诊,以及时解决OA患者在家庭、社区医院诊治中存在的问题。

七、自我管理

(一) 使患者认识疾病的性质和危害性

由于骨关节炎是一种慢性病,更是中老年人常见的关节病,其患病率和致残率较高,给患者与社会带来沉重的负担,因而以社区为平台的骨关节炎健康管理越来越受到人们的重视,以家庭为单位的自我健康管理模式,必将为提高OA的防治效果和效益做出贡献。

(二) 及时到专科医院或三级医院风湿免疫科或骨科就诊

OA患者除了及时联系社区医务人员诊治外,还应及时到专科医院或三级医院风湿免疫科或骨科就诊。一般而言,患者应提供病史,进行必要的体检,做相关的影像学检查(X线、CT或磁共振成像检查),抽血检查血常规、血沉、抗O和类风湿因子、C-反应蛋白等,以及时明确诊断。在明确诊断后,积极进行相应的治疗。下列表格可作为骨关节炎患者分级管理的重要参考(表9-2-1)。

骨关节炎的相关图片分别见图9-2-1、图9-2-2、图9-2-3、图9-2-4。

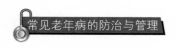

表9-2-1 骨关节炎患者分级管理的架构与模式

内容	一级管理	二级管理	三级管理
管理范围	低危患者	中危患者	高危患者，极高危患者
管理对象	初次就诊且症状不重的患者	非药物治疗无效者或有早期症状，无影像学表现者	严重临床症状或有影像学表现者严重临床表现且合并肥胖，营养不良，糖尿病等疾病
建立健康档案	立即	立即	立即
随访	每年1次	每半年1次	每季度1次
影像学检查（X线检查）	1～2年	每年	每半年
管理策略	生活方式管理	生活方式管理，需求管理，疾病管理	生活方式管理，需求管理，疾病管理，残疾管理
治疗策略	指导患者改善生活方式，观察6～12个月，然后决定是否进行药物治疗	改善生活方式的同时给予药物治疗	个性化的治疗策略：立即对骨关节炎及并存的危险因素和合并疾病进行药物治疗或手术治疗
非药物治疗	个性化健康教育处方（自我行为疗法，减肥，有氧锻炼）积极的健康干预（饮食起居，食疗法，运动锻炼，情志调适）	在一级预防的基础上，强化教育和医疗咨询，物理治疗（热疗，水疗，超声波，针灸，按摩，牵引，经皮神经电刺激等），运动疗法（功能训练，肌力训练）	在二级预防的基础上，行动支持（手杖，拐杖，助行器）改变负重力度（矫形支具，矫形鞋）积极治疗合并疾病
药物治疗		观察或者根据关节疼痛状况选择局部药物治疗，全身镇痛药物或关节腔注射等，关注潜在内科疾病风险，保证用药的安全性	立即开始规范化的药物治疗
外科治疗		病情严重，非药物治疗无效时建议转向专科医院	必要时
转诊建议	接受基层卫生机构的医疗服务	减轻或消除关节疼痛，矫正畸形，改善或恢复关节功能，改善生活质量	建议直接在专科医院住院治疗
管理目标	减轻疼痛，改善功能，使患者能够很好地认识疾病的性质和预后		关节炎外科治疗的目的：①进一步协助诊断；②减轻或消除疼痛；③防止或矫正畸形；④防止关节破坏进一步加重；⑤改善关节功能；⑥综合治疗的一部分

摘引自：解月娇，尸建华.社区开展骨关节炎健康管理的探讨.中国全科医学.2013,16(9A):2998～3001.

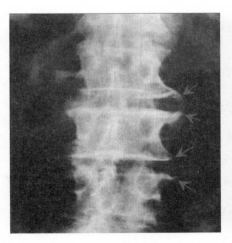

图9-2-1　腰椎骨关节炎

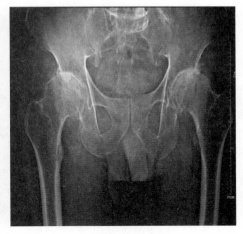

图9-2-2　骨盆及髋关节骨关节炎

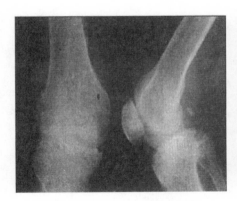

图9-2-3　膝关节骨关节炎

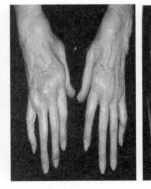

图9-2-4　手部骨关节炎

（孙德本）

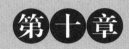

老年常用检验的参考值及临床意义

第一节　三大常规

一、血常规

1. 红细胞(RBC)

正常参考值:男性为$(4.30\sim5.80)\times10^{12}$/L;女性为$(3.80\sim5.10)\times10^{12}$/L。主要临床意义:诊断和鉴别各种类型的贫血及红细胞增多症,其改变的临床意义一般同血红蛋白。

2. 血细胞比容(Hct)

正常参考值:男性为$0.40\sim0.50$;女性为$0.35\sim0.45$。临床意义:血细胞占血液体积比,提示血液浓缩及贫血,增高见于肺心病、充血性心力衰竭、真性红细胞增多症、高山病、烧伤、脱水等。血细胞比容增高是影响血液黏度增高的重要原因之一,血细胞比容降低见于各种贫血、血液稀释等。

3. 血红蛋白(Hb)

正常参考值:男性为$130\sim175$g/L;女性为$115\sim150$g/L。主要临床意义:增多见于肺气肿、肺源性心脏病、真性红细胞增多症等;减少见于各类贫血、白血病、手术后、产后、大量失血等。

4. 血小板(PLT)

正常参考值:$(125\sim350)\times10^9$/L。主要临床意义:增多见于慢粒早期、真性红细胞增多症、急性失血、急性溶血、脾切除术后、恶性肿瘤等;减少见于血小板减少性紫癜、白血病、化疗后、再障、脾亢等。

5. 白细胞计数(WBC)

正常参考值:$(3.5\sim9.5)\times10^9$/L。主要临床意义:增高见于大多数细菌感染、白血病、急性大出血及溶血、急性中毒、某些肿瘤等;减少见于伤寒、副伤寒、疟疾、各种病毒感染、放化疗后、再障、粒细胞缺乏、非白细胞性白血病等。

6. 白细胞分类

中性粒细胞百分比的正常参考值:40%～75%。主要临床意义:增高见于细菌感染、粒细胞白血病、急性出血及溶血、手术后等;减少见于伤寒、疟疾、放化疗患者、再障及粒缺等。

淋巴细胞百分比的正常参考值:20%～50%。主要临床意义:增高见于病毒感染、百日咳、结核及淋巴细胞性白血病;降低见于免疫缺陷病和放射病。

单核细胞百分比的正常参考值:3%～10%。主要临床意义:增多见于某些感染(如结核、疟疾、亚急性细菌性心内膜炎),单核细胞性白血病,淋巴网状细胞肉瘤等。

嗜酸性粒细胞百分比的正常参考值:4%～8%。主要临床意义:主要用于观察传染病、手术和烧伤患者的预后及测定肾上腺皮质功能。增多见于过敏、寄生虫病、某些皮肤病、血液病等;减少见于伤寒、副伤寒、使用肾上腺皮质激素等。

嗜碱性粒细胞百分比的正常参考值:0～1%。主要临床意义:增多见于慢粒、霍奇金病、癌转移、铅中毒等。

二、尿常规

1. 尿量

正常尿量:1000～2000ml/24h。24h总尿量超过2500ml者称多尿,病理性多尿可见于尿崩症、甲状腺功能亢进、原发性醛固酮增多症、肾脏疾病等。24h尿量少于400ml者为少尿,肾血流量不足、尿路梗阻、肾实质病变都可以引起少尿甚至无尿。

2. 尿酸碱度(pH)

正常参考值:4.5～8.0。主要临床意义:反映肾脏调节酸碱平衡的能力,强酸性尿见于代谢性酸中毒、服用酸性药物及痛风等,强碱性尿见于代谢性碱中毒、服用碱性药物、肾小管性酸中毒等。受饮食种类影响很大。

3. 尿比重

正常参考值:随机尿的为1.003~1.030;晨尿的大于1.020。主要临床意义:尿比重升高见于尿少、急性肾炎、高热、糖尿病、心功能不全等;降低见于慢性肾炎、急性肾炎多尿期、尿崩症。

4. 尿色、尿透明度

正常新鲜尿色为淡黄色、清晰透明。血尿、血红蛋白尿、胆红素尿、乳糜尿、脓尿和结晶尿等都会使尿色与透明度发生改变。

5. 尿白细胞

正常参考值(干化学法):阴性。主要临床意义:阳性见于泌尿系统及其邻近器官感染(肾盂肾炎、膀胱炎、尿道炎及前列腺炎、精囊炎等),急性肾小球肾炎也可出现短期的白细胞尿;阴道分泌物可致假阳性,尿蛋白、尿糖浓度过高可致假阴性。

尿沉渣白细胞数:男性为0~10/μl;女性为0~10/μl(数字图像法)。增高表示泌尿系统有感染性或非感染性炎症。

6. 尿蛋白定性

正常参考值:阴性。主要临床意义:生理性增高见于发热、高温、剧烈运动后,病理性增高见于肾小球肾病、肾小管肾炎、肾盂肾炎、糖尿病肾病等。阳性结果提示肾小球基底膜通透性改变或肾小管重吸收功能降低,需进行尿微量蛋白分析加以鉴别。

7. 尿亚硝酸盐

正常参考值:阴性。主要临床意义:阳性考虑标本存放时间过久或存在泌尿系统感染。

8. 尿酮体

正常参考值:阴性。主要临床意义:严重未治疗的糖尿病酸中毒患者酮体可呈强阳性反应,妊娠剧烈呕吐、长期饥饿、营养不良、剧烈运动后也可呈阳性反应。某些药物可引起假阳性。

9. 尿葡萄糖定性

正常参考值:阴性。主要临床意义:阳性提示糖尿病、肾脏损伤、甲亢、肢端肥大症、肾糖阈降低等,亦可为饮食性糖尿、应激性糖尿。

10. 尿红细胞

正常参考值:男性为0～10/μl,女性为0～10/μl(数字图像法)。主要临床意义:病理性增多见于急、慢性肾小球肾炎、泌尿系统炎症、肿瘤、结核、结石、创伤、某些出血性疾病及前列腺炎、精囊炎等。肾小球性血尿多为变形红细胞(或混合型)血尿,非肾小球性血尿多为均一红细胞血尿。

11. 尿胆原

正常参考值:阴性。主要临床意义:阳性提示溶血性黄疸、肝细胞性黄疸、组织出血、肺梗死、严重烧伤。

12. 尿胆红素

正常参考值:阴性。主要临床意义:阳性提示肝细胞性黄疸、阻塞性黄疸、严重大面积烧伤等,溶血性黄疸为阴性。

三、大便常规

1. 隐(潜)血试验

正常参考值:阴性。主要临床意义:阳性见消化道出血、胃溃疡、药物致胃黏膜损伤、肠结核、各种胃炎、结肠息肉、钩虫病及消化道恶性肿瘤等。食用含铁食物可致假阳性。

2. 粪便细胞

正常参考值:无或偶见白细胞。主要临床意义:肠炎、细菌性痢疾、溃疡性结肠炎等可出现白细胞,数量与炎症的轻重及部位相关,甚至可出现脓细胞。下消化道疾病如痢疾、溃疡性结肠炎、结肠癌、直肠息肉、痔疮等可见红细胞。

3. 寄生虫卵、原虫类

正常参考值:阴性。主要临床意义:阳性提示寄生虫、原虫、滴虫感染。

4. 粪便真菌

正常参考值:阴性。主要临床意义:阳性常见于长期使用广谱抗生素、激素、免疫抑制剂和放化疗后。

第二节　生化类

1. 谷丙转氨酶（又名丙氨酸氨基转移酶，GPT 或 ALT）

正常参考值：男性为 5～40U/L，女性为 5～35U/L。主要临床意义：增高见于肝炎、肝癌、肝硬化、脂肪肝、心肌梗死、药物中毒等。

2. 谷草转氨酶（又名天冬氨酸氨基转移酶，GOT 或 AST）

正常参考值：8～40U/L。主要临床意义：增高见于心肌梗死、心肌炎、急慢性肝炎、肝癌、脂肪肝、胆囊炎等。

3. γ–谷氨酰基转肽酶（GGT 或γ–GT）

正常参考值：男性为 11～50U/L，女性为 7～32U/L。主要临床意义：增高见于肝脏疾病、胆囊炎、胆石症、梗阻性黄疸、胰腺疾病、慢性活动性肝炎、酒精性肝病、脂肪肝、肝癌及某些药物等。

4. 碱性磷酸酶（ALP）

正常参考值：30～120U/L。主要临床意义：增高见于骨骼疾病、肝胆疾病、阻塞性黄疸、肿瘤及某些药物等。

5. 血清总胆红素（TBil）

正常参考值：5.1～21.0μmol/L，主要临床意义：增高见于肝细胞性黄疸、阻塞性黄疸、肝硬化。

6. 直接胆红素（DBil）

正常参考值：0～8.0μmol/L。主要临床意义：增高主要以阻塞性黄疸最为常见，其次为肝细胞性黄疸。

7. 间接胆红素（IBil）

正常参考值：间接胆红素参考值＝总胆红素参考值－直接胆红素参考值）。主要临床意义：增高主要见于溶血性黄疸、阵发性睡眠性血红蛋白尿、恶性贫血等。

8. 总胆汁酸(TBA)

正常参考值:0～10.0μmol/L。主要临床意义:增高可见于急性肝炎、慢性肝炎、肝硬化、酒精性肝病、胆汁淤积等。

9. 总蛋白(TP)

正常参考值:66.0～83.0g/L。主要临床意义:了解肝脏合成功能及肾脏的滤过重吸收功能,增高见于血液浓缩、严重脱水、呕吐、腹泻、高热大汗、高免疫球蛋白血症和自身免疫性疾病等,降低见于血液稀释、肾病综合征、营养不良、肝功能障碍等。

10. 白蛋白(ALB)

正常参考值:35.0～52.0g/L。主要临床意义:降低见于丢失增加、失血、肾病综合征、恶性肿瘤、结核病、风湿病、营养不良等。

11. 球蛋白(GLB)

正常参考值:20.0～40.0g/L。主要临床意义:增高见于慢性炎症、结核、疟疾、血吸虫病、风湿病、硬皮病、肝炎、高免疫球蛋白血症和自身免疫性疾病等。

12. 白球蛋白比值(A/G)

正常参考值:(1.5～2.5):1 主要临床意义:降低见于肝硬化、肾病综合征、慢性疟疾、自身免疫性疾病。

13. 总胆固醇(TC)

正常参考值:<5.20mmol/L。主要临床意义:高胆固醇血症的诊断指标,对于动脉粥样硬化和冠心病而言是一个明确的危险因子,与冠心病的发病率呈正相关。

14. 甘油三酯(TG)

正常参考值:<1.70mmol/L。主要临床意义:非饮食影响的增高见于动脉粥样硬化、糖尿病、肾病综合征、家族性高脂血症。

15. 高密度脂蛋白胆固醇(HDL-C)

正常参考值:男性为1.16～1.42mmol/L,女性为1.29～1.55mmol/L。主要临

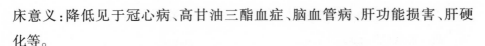

床意义：降低见于冠心病、高甘油三酯血症、脑血管病、肝功能损害、肝硬化等。

16. 低密度脂蛋白胆固醇(LDL-C)

正常参考值：极高危目标值＜2.07mmol/L；高危目标值＜2.59mmol/L；中危目标值＜3.37mmol/L；低危目标值＜4.14mmol/L。主要临床意义：增高是动脉粥样硬化及冠心病危险性的评估指标，可作为高脂蛋白血症的治疗决策及其需要达到的控制目标。

17. 肌酸激酶(CK)

正常参考值：男性为＜171U/L，女性为＜145U/L。主要临床意义：其是诊断急性心肌梗死的酶学指标之一，也是反映神经肌肉损伤的敏感指标，肌肉损伤、溶血及药物对此测定有影响。

18. 肌酸激酶同工酶(CK-MB)

正常参考值：＜24.00U/L。主要临床意义：增高见于心肌梗死、肌肉损伤、心脏手术后及进行性肌营养不良患者等。

19. 肌钙蛋白I(cTnI)

正常参考值：0～0.04ng/ml，主要临床意义：增高是心肌梗死的主要诊断指标。

20. 葡萄糖(Glu)及葡萄糖耐量试验

Glu正常参考值：3.90～6.10mmol/L(空腹)。主要临床意义：病理性增高见于糖尿病、颅内压增高、垂体前叶功能亢进、脱水等。病理性降低见于胰岛B细胞增生或瘤、垂体前叶功能降低、严重肝病等。空腹血糖≥7.0mmol/L、服糖2h或随机血糖≥11.1mmol/L为糖尿病的诊断标准。

葡萄糖耐量试验参考值：血糖浓度餐后30～60min，7.70～8.90mmol/L，峰值＜10.00mmol/L，2h浓度≤7.80mmol/L。此试验可反映胰岛β细胞功能及(或)胰岛素效应，可检出糖耐量受损，糖尿病患者服糖后血糖峰值增高并后移。

21. 糖化血红蛋白(HbA1C)

正常参考值：为4.0%～6.0%。主要临床意义：反映最近两个月平均血糖水平,是糖尿病患者控制血糖、防止并发症的重要监测指标。

22. 尿素(Urea)

正常参考值:2.80～7.20mmol/L。主要临床意义:病理性增高见于肾脏疾病、严重脱水、急性心功能不全、上消化道出血、大手术后、尿路阻塞等,病理性降低见于肝功能衰竭患者。

23. 肌酐(Cr)

正常参考值:男性59～104μmol/L,女性45～84μmol/L。主要临床意义:肌酐除受酗酒、运动等因素的影响外,升高主要见于肾小球肾炎、肾盂肾炎、肾功能不全等。肌酐产生的量比较恒定,常作为尿中其他物质浓度排泄的参照物。

24. 尿酸(UA)

正常参考值:男性为208～428μmol/L,女性为155～357μmol/L。主要临床意义:增高见于痛风、肾脏功能减退、核酸代谢增加、急性重型肝炎、长期使用糖皮质激素等。白血病及肿瘤等,降低见于嘌呤代谢酶缺乏。

25. 血淀粉酶(AMY)

正常参考值:28～100U/L。主要临床意义:增高见于急性胰腺炎、慢性胰腺炎急性发作、胰腺癌、胰腺囊肿、流行性腮腺炎等。

26. 血清钾(K)

正常参考值:3.51～5.10mmol/L。

27. 血清钠(Na)

正常参考值:136.0～146.0mmol/L。

28. 血清氯(Cl)

正常参考值:101.0～109.0mmol/L。

主要临床意义:反映钾、钠、氯电解质离子的代谢情况,用于诊断肾功能不全、酸碱失衡及水电解质紊乱。

29. 血清钙(Ca)

正常参考值:总钙为2.20～2.65mmol/L,离子钙为1.00～1.50mmol/L。主要临床意义:增高见于甲状旁腺功能亢进、代谢性酸中毒、多发性骨髓瘤、维生素D过多及结节病等,降低见于甲状旁腺功能减退、佝偻病、急性坏死性胰腺炎、慢性肾炎、尿毒症、碱中毒等。

30. 血清磷(P)

正常参考值:0.81～1.45mmol/L。主要临床意义:增高见于甲状旁腺功能减退、慢性肾炎晚期、维生素D过多、多发性骨髓瘤及骨折愈合期等,降低见于甲状旁腺功能亢进、佝偻病、肠道吸收不良或维生素D缺乏。

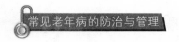
第三节　免疫及激素类

一、免疫常规项目

1. 免疫球蛋白 G(IgG)

正常参考值:7.51～15.60g/L。

2. 免疫球蛋白 A(IgA)

正常参考值:0.82～4.53g/L。

3. 免疫球蛋白 M(IgM)

正常参考值:0.46～3.04g/L。

主要临床意义:用于体液免疫功能、肾功能、感染的治疗及预后观察。增高见于感染、多发性骨髓瘤及某些自身免疫病,减少见于免疫功能缺陷或降低等。

4. 乙肝5项及乙肝前S1抗原

乙肝表面抗原:正常参考值为阴性(定性),0～0.100IU/ml(定量),阳性提示患者为乙型肝炎病毒感染或携带者。

乙肝表面抗体:正常参考值为阴性(定性),0～10.000mIU/ml(定量),阳性提示感染或接种疫苗后获免疫力。

乙肝e抗原:正常参考值为阴性(定性),0～1.000S/CO(定量),阳性提示乙肝病毒在复制,传染性强。

乙肝e抗体:正常参考值为阴性(定性),>1.000S/CO(定量),阳性提示病毒复制减弱,传染性弱。

乙肝核心抗体:正常参考值为阴性(定性),<1.000S/CO(定量),阳性提示乙肝病毒感染后长期存在。

乙肝前S1抗原:正常参考值为阴性(定性),阳性提示乙肝病毒在复制,传染性强。

二、肿瘤标志物检测

1. 甲胎蛋白(AFP)

正常参考值:<9.00ng/ml。主要临床意义:肝癌、妊娠、胚胎肿瘤、肝病活动期等可升高。

2. 癌胚抗原(CEA)

正常参考值:<5.00ng/ml。主要临床意义:广谱的肿瘤标志物,消化道肿瘤、肠道炎症、肾功能不全、结肠息肉、肝硬化、慢性肝炎等可升高。

3. 糖类抗原242(CA242)

正常参考值:<20.00IU/ml。主要临床意义:消化道肿瘤指标,正常人群中约有4%的人的CA242含量增高。

4. 糖类抗原125(CA125)

正常参考值:<35.00U/ml。主要临床意义:增高见于卵巢癌、乳腺癌、子宫内膜异位症、肺癌、妇科炎症、妊娠早期等。

5. 糖类抗原153(CA15-3)

正常参考值:<25.00U/ml。主要临床意义:主要是乳腺癌的标志,有其他恶性肿瘤也可升高,肝脏、胃肠道、卵巢、乳腺等良性疾病存在时也会升高。

6. 糖类抗原724(CA72-4)

正常参考值:<11.0U/ml。主要临床意义:胃癌、结直肠肿瘤、卵巢癌的诊断治疗监测指标,有消化道炎症时常升高。

7. 糖类抗原199(CA19-9)

正常参考值:<39.00U/ml。主要临床意义:增高见于消化道肿瘤,尤其是胰腺癌,有胃肠道、胆道疾病,胰腺炎及肝脏的良性疾病也可升高。

8. 糖类抗原50(CA50)

正常参考值:<25.00IU/ml。主要临床意义:广谱的肿瘤标志物,尤其是肺癌和消化道肿瘤。胃肠道、胆囊、肝脏的良性疾病存在时也可升高。

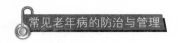

9. 神经元特异性烯醇化酶(NSE)

正常参考值:<17.00ng/ml。主要临床意义:小细胞性肺癌和神经母细胞瘤的标志物,有神经内分泌细胞肿瘤时也可增高,标本溶血会引起结果增高。

10. 可溶性细胞角蛋白19片段(CYFRA21~1)

正常参考值:<3.85ng/ml。主要临床意义:CYFRA21~1是非小细胞性肺癌的标志物,有良性肝病、肺炎时可轻度升高。

11. 鳞状细胞癌相关抗原(SCC)

正常参考值:<1.50ng/ml。主要临床意义:增高常见于肺癌、宫颈癌、食管癌等,有某些肝脏、肺部疾病及肾功能衰竭等时也可升高。

12. 前列腺特异性抗原(TPSA)

正常参考值:<4.0ng/ml。主要临床意义:前列腺癌、前列腺肥大、前列腺炎、直肠指检、前列腺按摩等可致结果升高。

13. 游离前列腺特异性抗原(FPSA)

正常参考值:<1.50ng/ml。主要临床意义:增高见于前列腺癌、前列腺肥大、前列腺炎等。

FPSA/TPSA:FPSA/TPSA>0.25时,常提示良性疾患。FPSA/TPSA<0.10时,则提示恶性疾病可能。但当TPSA>10ng/ml时要高度警惕前列腺癌变。

三、风湿病检测指标

1. 血沉(魏氏法)

正常参考值:男性为<15mm/h,女性为<20mm/h。主要临床意义:增高见于结核、炎症以及自身免疫性疾病、风湿热、贫血、肿瘤及各种原因导致的高球蛋白血症等。

2. 抗链球菌溶血素"O"(简称抗"O"或ASO)

正常参考值:<116.0IU/ml。主要临床意义:增高多见于A族溶血性链球菌的感染疾病,如扁桃腺炎、感染性心内膜炎、风湿热及链球菌感染后的肾小球肾炎。

3. 类风湿因子(RF)

正常参考值:<20IU/ml。主要临床意义:提示类风湿疾病免疫应答反应,

增高见于自身免疫性疾病,如类风湿性关节炎、硬皮病、系统性红斑狼疮等。

四、甲状腺功能检测

1. 三碘甲状腺原氨酸(T_3)

正常参考值:0.73~1.57ng/ml。

2. 甲状腺素(T_4)

正常参考值:6.09~12.23μg/dl。

3. 游离三碘甲状腺原氨酸(FT_3)

正常参考值:2.36~3.70pg/ml。

4. 游离甲状腺素(FT_4)

正常参考值:0.71~1.20ng/dl。

5. 血清反 T_3(rT_3)

正常参考值:0.15~0.45nmol/L。

6. 促甲状腺生成素(TSH)

正常参考值:0.51~4.85μIU/ml。主要临床意义:TSH浓度降低时,若FT_4增多为原发性甲亢;若FT_4正常而FT_3增多,则为T_3型甲亢;若FT_4和FT_3均正常则为亚临床甲亢;若FT_4减少,则为继发性甲减。TSH浓度增高时,若FT_4减少,则为原发性甲减;若FT_4正常,则为亚临床甲减;若FT_4增多,则为继发性甲亢。FT_4和FT_3比T_4和T_3受甲状腺结合球蛋白干扰少,在治疗的监测中很重要。

甲亢时血清rT_3增加,与血清T_3、T_4的变化基本一致,而部分甲亢初期或复发期仅有rT_3值升高,甲减时血清rT_3值降低。rT_3是鉴别甲减与非甲状腺疾病功能异常的重要指标之一。

7. 甲状腺球蛋白(TG)

正常参考值:3.5~77.0ng/ml。主要临床意义:增高见于甲状腺炎、甲亢、手术等,异常增高见于甲状腺癌。

8. 甲状腺球蛋白抗体(TG-Ab)

正常参考值:<115.00IU/ml。主要临床意义:TG-Ab的特异性不如TPO-Ab,阳性也可见于其他自身免疫性内分泌病、甲状腺癌和非毒性甲状腺肿。

9. 甲状腺过氧化物酶抗体(TPO-Ab)

正常参考值：<34.00IU/ml。主要临床意义：TPO-Ab是自身免疫性甲状腺疾病的最重要指标。在甲状腺功能异常患者中，高滴度TPO-Ab与桥本甲状腺炎有关，在Graves病及其他自身免疫性甲状腺疾病中该指标都可呈阳性。TG-Ab的特异性不如TPO-Ab，阳性也可见于其他自身免疫性内分泌病、甲状腺癌和非毒性甲状腺肿。

五、骨代谢检查

1. 25羟基维生素D_3[25(OH)D_3]

正常参考值：≥30ng/ml为正常，21～29ng/ml为不足，≤20ng/ml为严重缺乏。主要临床意义：维生素D缺乏见于佝偻病、软骨症、骨质疏松、继发性甲状旁腺机能亢进、肌肉功能衰退等。

2. N端骨钙素(N-MID)

正常参考值：男性为24.00～70.00ng/ml(18～30岁)，14.00～42.00ng/ml(30～50岁)，14.00～46.00ng/ml(>50岁)；女性为11.00～43.00ng/ml(绝经前)，15.00～46.00ng/ml(绝经后)。主要临床意义：骨转换标志物，升高见于骨形成加速、骨转换率升高，如原发性甲亢等。

3. 总I型胶原氨基端延长肽(P1NP)

正常参考值：男性为20.0～80.0ng/ml；女性为15.1～58.6ng/ml(绝经前)，20.3～76.3ng/ml(绝经后)。主要临床意义：骨形成标志物，反映了新合成的I型胶原蛋白的变化。合成治疗：比基础值升高40%以上表示合成治疗有效；抗骨吸收治疗：比基础值下降大于40%，表明抗骨吸收治疗有效。

4. β胶原特殊序列(β-CTX)

正常参考值：男性为≤584pg/ml(30～50岁)，≤704pg/ml(50～70岁)，≤854pg/ml(>70岁)；女性为≤573pg/ml(绝经前)，≤1008pg/ml(绝经后)。主要临床意义：骨吸收标志物是I型胶原蛋白的降解产物，升高提示骨质流失，抗骨吸收治疗后比基础值下降35%～55%，表示治疗有效。

第四节　其他类

乙肝病毒DNA的正常参考值：$<5\times10^2$copy/ml（定量）。主要临床意义：反映患者乙肝病毒的复制水平和传染性的强弱。

（于小妹）

参考文献

中文文献

[1] 中华医学会呼吸病学分会慢性阻塞性肺疾病学组.慢性阻塞性肺疾病诊治指南(2013年修订版).中华结核和呼吸杂志,2013,36(4),255-264.

[2] 包鹤龄,方利文,王临虹.1990—2014年中国40岁及以上人群慢性阻塞性肺疾病患病率Meta分析.中华流行病学杂志,2016,37(1),119-124.

[3] JEAN B,DIANE N.慢性阻塞性肺疾病综合管理.纪霞,张为忠,译.北京:人民卫生出版社,2011.

[4] 冯玉麟,徐永健.慢性阻塞性肺疾病问题与解答.2版.北京:人民卫生出版社,2011.

[5] 万欢英,时国朝.慢性阻塞性肺疾病患者管理手册.上海:上海交通大学出版社,2011.

[6] 中华医学会呼吸病学分会.中国成人社区获得性肺炎诊断和治疗指南(2016年版).中华结核和呼吸杂志,2016,39(4):253-279.

[7] 李春颖,李泽庚,王胜,等.老年肺炎现代研究近况.辽宁中医药大学学报,2016,18(7):221-224.

[8] 薛菲,周超.135例老年肺炎的临床特点及影响因素分析.临床肺科杂志,2013,18(12):2214-2216.

[9] 刘青.老年社区获得性肺炎临床特点及危险因素分析.中华医院感染学杂志,2013,23(13):3101-3103.

[10] 陈兰波,董波.老年性肺炎的临床表现、诊断和治疗.中国医药指南,2011,9(4):5-6.

［11］张弋,莫均荣,曹梅.CURB-age评分对老年社区获得性肺炎预后的评估价值.中国现代医学杂志,2015,25(27):92-95.

［12］杨丽,蒋玉华,张雪,等.老年患者吸入性肺炎相关因素分析与预防研究.中华医院感染学杂志,2016,26(13):2948-2950.

［13］田茂良,王英.浅议老年社区获得性肺炎的诊断及抗菌治疗[J].国际呼吸杂志,2013,33(6):443-445.

［14］《中国高血压防治指南》修订委员会.中国高血压防治指南(2010年修订版).中华心血管病杂志,2011,39(7):579-616.

［15］吴锡桂.中国人群冠心病流行现况与趋势.中国慢性病预防与控制.2003,11(4):190-191.

［16］陈伟伟,高润霖,刘力生,等.《中国心血管病报告2014》概要.中国循环杂志,2015,30(7):617-622.

［17］刘小清.冠心病流行病学研究进展及疾病负担.中华心血管病杂志2008,36(6):573-576.

［18］林果为,王吉耀,葛均波.实用内科学.15版.北京:人民卫生出版社,2017.

［19］马长生.老年冠心病介入治疗的评价.中华老年多器官疾病杂志,2003,2(1):13-16.

［20］中华医学会心血管病学分会,中华心血管病杂志编辑委员会.急性ST段抬高型心肌梗死诊断和治疗指南.中华心血管病杂志,2015,43(5):380-393.

［21］中华医学会心血管病学分会,中华心血管病杂志编辑委员会.非ST段抬高急性冠状动脉综合征诊断和治疗指南.中华心血管病杂志,2012,40(5):353-367.

［22］中华医学会心血管病学分会,中华心血管病杂志编辑委员会.经皮冠状动脉介入治疗指南(2009).中华心血管病杂志,2009,37(1):4-25.

［23］吴清玉,许建屏,高长青,等.冠状动脉旁路移植术技术指南.中华外科杂志,2006,44(22):1517-1524.

［24］李剑虹,米生权,李镒冲,等.2010年中国成人血脂水平及分布特征.中华预防医学杂志,2012,46(7):607-612.

［25］中国成人血脂异常防治指南修订联合委员会.中国成人血脂异常防治指南(2016年修订版).中华心血管病杂志,2016,44(10):833-853.

［26］中国成人血脂异常防治指南制定联合委员会.中国成人血脂异常防治指南.中华心血管病杂志,2007,35(5):390-413.

［27］血脂异常老年人使用他汀类药物中国专家共识组.血脂异常老年人使用他汀类药物中国专家共识.中华内科杂志,2010,49(6):535-542.

［28］叶平.老年人血脂异常的特点及治疗.中国基层医药,2003,10(8):709-710.

［29］2014年中国胆固醇教育计划血脂异常防治建议专家组.2014年中国胆固醇教育计划血脂异常防治专家建议.中华心血管病杂志,2014,42(8):633-636.

［30］他汀类药物安全性评价工作组.他汀类药物安全性评价专家共识.中华心血管病杂志,2014,42(11):890-894.

［31］赵旺,赵水平.食物胆固醇摄入量真的不重要吗?中华心血管病杂志.2016,44(8):655-656.

［32］中华医学会心电生理和起搏分会,中国医师协会心律学专业委员会.室性心律失常中国专家共识.中华心律失常学杂志,2016,20(4):279-326.

［33］黄从新,张澍,黄德嘉,等.心房颤动:目前的认识和治疗建议-2015.中华心律失常学杂志,2015,19(5):321-383.

［34］郭继鸿.心房颤动的新理念.临床心电学杂志,2010,19(5):381-392.

［35］中华医学会心血管病学分会,中国老年学学会心脑血管病专业委员会.华法林抗凝治疗的中国专家共识.中华内科杂志,2013,52(1):76-82.

［36］中华医学会消化病学会.中国慢性胃炎共识意见.胃肠病学,2013,18(1):24-31.

［37］谢川,吕农华.第四次全国幽门螺杆菌感染处理共识解读.中华消化内镜杂志:2013,30(5):241-243.

［38］孟繁忠.老年人慢性胃炎临床特点调查分析.中国疗养医学,2012,21(7):647-648.

［39］中华中医药学会.慢性胃炎诊疗指南.中国中医药现代远程教育,2011,9
　　　（10）:123-125.

［40］林三仁,许国铭,胡品津,等.中国胃食管反流病共识意见.胃肠病学,
　　　2007,12(4):233-239.

［41］王吉耀.内科学［M］.2版.北京:人民卫生出版社,2010.

［42］姜跃龙,刘新光,许乐.老年反流性食管炎患者幽门螺杆菌感染率调查.
　　　中华老年医学杂志,2006,25(12):908-909.

［43］郝坤艳,林琳,李学良,等.老年胃食管反流病患者临床特征分析.中华消
　　　化杂志,2010,30(6):382-385.

［44］赵莉,许乐,刘方旭,等.老年人反流性食管炎食管外表现与酸反流的关
　　　系.中华老年医学杂志,2010,29(4):296-298.

［45］张殿华.反流性食管炎老年患者内镜特点及药物治疗.中国老年学杂志,
　　　2012,32(14):3081-3082.

［46］刘军,王丹,王伟.埃索美拉唑对老年反流性食管炎生活质量的影响.中
　　　国老年学杂志,2006,26(9):1193-1194.

［47］中华医学会消化病学分会胃肠动力学组,外科学分会结直肠肛门外科学
　　　组.中国慢性便秘的诊治指南(2013,武汉).中华消化杂志,2013,33(5):
　　　291-297.

［48］罗和生.功能性便秘的规范治疗.临床内科杂志.2009,26(2):82-84.

［49］方秀才,刘宝华.慢性便秘.北京:人民卫生出版社,2015.

［50］徐云红.健康教育对功能性便秘患者临床症状及生活质量的影响.中国
　　　实用医药,2009,4(13):213-214.4-2

［51］葛均波,徐永健.内科学.8版.北京:人民卫生出版社,2013.

［52］张之南,沈悌.血液病诊断及疗效标准.3版.北京:科学出版社,2007.

［53］秦淼,邢凤梅,李娜,等.老年病患者自我管理行为的影响因素研究.中国
　　　全科医学,2012,15(5A):1460-1463.

［54］黄晓军.血液病学.北京:人民卫生出版社,2009.

［55］中华医学会血液学分会白血病淋巴瘤血组.原发性血小板增多症诊断与治

疗中国专家共识(2016年版).中华血液学杂志,2016,37(10):833-836.

[56] 陈世伦,武永吉.多发性骨髓瘤.北京:人民卫生出版社,2004.

[57] 张之南,郝玉书.血液病学.北京:人民卫生出版社,2011.

[58] 中国医师协会血液科医师分会;中华医学会血液学分会,中国多发性骨髓瘤工作组.2013年中国多发性骨髓瘤诊治指南(修订版).中华内科杂志,2013,52(9):791-795.

[59] 中华医学会血液病分会.中国慢性髓性白血病诊断与治理指南(2016年版).中华血液学杂志,2016,37(8):633-639.

[60] 中华医学会血液病分会,中国抗癌学会血液肿瘤专业委员会.中国慢性淋巴细胞白血病/小淋细胞淋巴瘤的诊断与治理指南(2015年版).中华血液学杂志,2015,36(10):809-813.

[61] 蔡力力,朱宏丽,冉海红,等.老年弥漫大B细胞淋巴瘤的临床病理学特征及疗效分析-附15例报告.解放军医学院学报,2013,34(10):1003-1006.

[62] 沈丽达,张灿珍,任宏轩,等.非霍奇金淋巴瘤合并糖尿病患者的治疗体会.肿瘤研究与临床,2006,18(6):391-392.

[63] 陈碧云,曲双,谢颖,等.心功能指标监测老年淋巴瘤蒽环类药物心脏毒性的意义.中国实验诊断学,2012,16(10):1875-1877.

[64] 中国老年学学会老年医学会,老年内分泌代谢专业委员会老年糖尿病诊疗措施专家共识编写组.老年糖尿病诊疗措施的专家共识(2013年版).中华内科杂志,2014,53(3):243-251.

[65] 胡瑞杰,童南伟.2015 ADA糖尿病医学诊治标准解读-老年糖尿病患者管理.中国医学前沿杂志(电子版),2015,7(3):6-9.

[66] 沈渔邨.精神病学.5版.北京:人民卫生出版社,2009:297-340.

[67] 赵英,肖世富,夏斌,等.老年神经精神病学.上海:第二军医大学出版社,2005.

[68] 刘铁桥.老年精神病学.北京:人民卫生出版社,2009.

[69] 郝伟.精神病学.6版.北京:人民卫生出版社,2008.

[70] 盛树力.老年性痴呆及相关疾病.北京:科学技术文献出版社,2006.

[71] 贾建平.中国痴呆与认知障碍诊治指南.北京:人民卫生出版社,2010.

[72] 谢瑞满.实用老年痴呆学.上海:上海科学技术文献出版社,2009.

[73] 陈生弟,李广志,邓钰蕾.老年痴呆症.上海:上海文化出版社,2008.

[74] 于恩彦.实用老年精神医学.杭州:浙江大学出版社,2013.

[75] 祝墡珠.全科医学概论.4版.北京:人民卫生出版社,2013.

[76] 中国老年医学学会认知障碍分会(认知障碍患者照料及管理专家共识撰写组).中国认知障碍患者照料管理专家共识.中华老年医学杂志,2016,35(10):1051-1060.

[77] 周天骍.社区老年神经症流行病学调查.上海精神医学,2000,12(3):125-127.

[78] 王红燕,韩卫红,高松,等.小剂量达体朗治疗老年焦虑抑郁情绪高血压的疗效观察.中国实用神经疾病杂志,2008,11(4):92-93.

[79] 薛晓彤,王国华.黄连温胆汤治疗老年焦虑性神经症23例.河北中医,2001,23(4):282.

[80] 孔俐,李中明.心理干预改善老年焦虑症患者的躯体障碍及精神症状.中国临床康复,2003,7(18):2607.

[81] 陈良.神经症病学-临床诊断指南.北京:科学出版社,2005.

[82] 郑瞻培,王善澄.精神医学临床实践.上海:上海科学技术出版社,2006.

[83] 喻东山.老年精神分裂症的药物治疗.临床精神医学杂志,2004,14(5):304-306.

[84] 邬德纯,刘永忠,林汉民,等.长期住院与门诊治疗老年精神分裂症患者的认知功能研究中国行为医学科学.2005,14(12):1087-1088.

[85] 邹海欧,李峥,王红星,等.精神分裂症患者自我管理量表的编制.中国心理卫生杂志,2014,28(1):51-56.

[86] 于欣.老年精神病学.北京:北京大学医学出版社,2008.

[87] 陈炜,苏雪倩,李秀荣,等.老年期抑郁症患者的症状特点分析.中华精神科杂志,2000,33(1):38-40.

[88] 李凌江,马辛.中国抑郁障碍防治指南.2版.北京:中华医学电子音像出

版社,2015.

[89] 许又新.神经症.2版.北京:北京大学医学出版社,2008.

[90] 中华医学会精神科分会.中国精神疾病分类方案和诊断标准.3版.济南:山东科学技术出版社,2001.

[91] 王晓萍,陈振华.精神疾病与共病:鉴别诊断与治疗.北京:科学技术文献出版社,2009.

[92] 于恩彦.老年人慢性疼痛与心理卫生.中华老年医学杂志,2012,31(4):265-268.

[93] 翟书涛.前言——重视老年人睡眠障碍.实用老年医学,2007,21(1):3.

[94] 游国雄,竺士秀,张可经.失眠与睡眠障碍疾病.北京:人民军医出版社,2000.

[95] 马崔.老年睡眠障碍及其药物治疗.中国处方药,2005,1(34):51-54.

[96] 柏秀玲,赵健康,张艳玲.老年人睡眠障碍的评估及治疗.中国实用乡村医生杂志,2006,13(1):14-15.

[97] 初少丽,朱莹.老年睡眠呼吸暂停综合征与心脑血管病.老年医学与保健,2005,11(2):77-78.

[98] 魏太星,邱保国,吕维善.现代老年学.郑州:郑州大学出版社,2002.

[99] 王赞,张艳凤,刘群,等.睡眠觉醒障碍与脑卒中.中国老年学杂志,2006,26(2):277-279.

[100] 周建妹,于恩彦,任爱华,等.失眠对老年高血压患者心率变异性的影响.中华老年医学杂志,2012,31(1):51-53.

[101] 刘永华,伏杭江,葛才荣.老年人睡眠障碍的研究现状.中国老年学杂志,2007,27(2):190-219.

[102] 于恩彦.解读失眠.杭州:浙江科学技术出版社,2009.

[103] 张秀华,韩芳,张悦.睡眠医学理论与实践.北京:人民卫生出版社,2010:24-31.

[104] 赵忠新.临床睡眠障碍学.上海:第二军医大学出版社,2003.

[105] 张明园.精神科评定量表手册.长沙:湖南科学技术出版社,1998.

[106] PERLIS ML,JUNGQUIST C,SMITH MT,et al. 失眠的认知行为治疗逐次访谈指南. 张斌,译.北京:人民卫生出版社,2012.

[107] 谢幸,苟文丽. 妇产科学.8 版. 北京:人民卫生出版社,2013:290-292.

[108] 陆继红,李茜,朱红,等. 超声测量膀胱尿道后角对诊断压力性尿失禁的临床价值. 中华妇产科杂志,2010,45(5):338-341.

[109] 金海政,鲁永鲜,沈文洁,等.单切口微小吊带 Ajust 在老年重度盆腔器官脱垂合并尿失禁患者中应用的近期疗效分析. 中华妇产科杂志,2015,50(6):409-414.

[110] 孙智晶,朱兰,郎景和,等.产后盆底康复锻炼对女性盆底障碍性疾病的预防作用.中华妇产科杂志,2015,50(6):420-427.

[111] 王宇,杨俊芳,韩劲松,等.重度盆腔器官脱垂患者选择手术治疗或子宫托治疗的影响因素[J]. 中华妇产科杂志,2015,50(2):112-115.

[112] 鲁永鲜,胡蔓萝,王文英,等.阴道封闭术治疗老年性重度盆腔器官脱垂的临床疗效[J]. 中华妇产科杂志,2010,45(5):331-337.

[113] 中华医学会骨质疏松和骨矿盐疾病分会.原发性骨质疏松症诊治指南(2011).中华骨质疏松和骨矿盐疾病杂志.2011,4(1):2-17.

[114] 刘爱民,徐苓,赵熙和,等.北京市髋部骨折发生率流行病学研究.中华流行病学杂志,1996,17(1):6-9.

[115] 中华医学会.临床诊疗指南·风湿病分册.2 版.北京:人民卫生出版社,2010.

[116] 张志毅,段新旺,古洁若,等.欧洲骨质疏松和骨关节炎临床及经济学学会(ESCEO)和中国骨关节炎领域专家联合发表声明:ESCEO 膝骨关节炎治疗规则应同样适用于中国患者. 中国实用内科杂志,2016,36(9):763-765.

[117] 解月娇,卢建华:社区开展骨关节炎健康管理的探讨.中国全科医学,2013,16(25):2998-3001.

[118] 祝鸿程,王旗,黄淑纾,等.骨关节病防控模式:呼唤健康管理新理念.现代预防医学,2013,40(15):2816-2818.

英文文献

［1］ JAMES PA, OPARIL S, CARTER BL, et al. 2014 evidence-based guideline for the management of high blood pressure in adults: report from the panel members appointed to the Eighth Joint National Committee (JNC 8). JAMA, 2014,311(5):507-520.

［2］ TUNSTALL-PEDOE H, KUULASMAA K, MÄHÖNEN M, et al. Contribution of trends in survival and coronary-event rates to changes in coronary heart disease mortality: 10-year results from 37 WHO MONICA project populations. Monitoring trends and determinants in cardiovascular disease. Lancet. 1999, 353(9164):1547-1557.

［3］ KATZ PO, GERSON LB, VELA MF. Guidelines for the diagnosis and management of gastroesophageal reflux disease. Am J Gastroenterol, 2013, 108(3):308-328.

［4］ VAKIL N, VAN ZANTEN SV, KAHRILAS P, et al. The Montreal definition and classification of gastroesophageal reflux disease: a global evidence-based consensus.Am J Gastroenterol, 2006,101 (8):1900-1920.

［5］ SHARMA P, MCQUAID K, DENT J, et al. A critical review of the diagnosis and management of Barrett's esophagus: the AGA Chicago Workshop. Gastroenterology, 2004, 127 (1): 310-330.

［6］ PINXTEREN B, NUMANS ME, BONIS PA, et al. Short-term treatment with proton pump inhibitors, H2-receptor antagonists and prokinetics for gastro-oesophageal reflux disease-like symptoms and endoscopy negative reflux disease.Cochrane Database Syst Rev, 2004, 18 (4):CD002095.

［7］ BOUR B, STAUB JL, CHOUSTERMAN M, et al. Long-term treatment of gastro-oesophageal reflux disease patients with frequent symptomatic relapses using rabeprazole: on-demand treatment compared with continuous treatment.

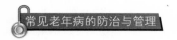

Aliment Pharmacol Ther, 2005, 21 (7): 805-812.

[8] TACK J, MÜLLER-LISSNER S, STANGHELLINI V, et al. Diagnosis and treatment of chronic constipation-a European perspective. Neurogastroenterology and Motility, 2011, 23(8):697-710.

[9] THEURL I, MATTLE V, SEIFERT M, et al. Dysregulated monocyte iron homeostasis and erythropoietin formation in patients with anemia of chronic disease. Blood, 2006, 107(10):4142-4148.

[10] WOODMAN R, FERRUCCI L, GURALNIK J. Anemia in older adults. Curr Opin Hematol, 2005, 12(2):123-128.

[11] RIVA E, TETTAMANTI M, MOSCONI P, et al. Association of mild anemia with hospitalization and mortality in the elderly: the Health and Anemia population-based study. Haematologica, 2009, 94(1):22-28.

[12] COIMBRA S, CATARINO C, SANTOS-SILVA A. The role of adipocytes in the modulation of iron metabolism in obesity. Obes Rev. 2013, 14(10):771-779.

[13] NEYLON AJ, SAUNDERS PW, HOWARD MR, et al. Clinically significant newly presenting autoinunune thrombocytopenic purpura in adults: a prospective study of a population-based cohort of 245 patients. Br J Haematol, 2003, 122(9):966-974.

[14] BIZZONI L, MAZMCCONI MG, GENTILE M, et al. Idiopathic thrombocytopenic purpura(ITP) in the elderly: clinical course in 178 patients. Eur J Haematol, 2006, 76(3):210-216.

[15] ALIMAM S, WILKINS BS, Harrison CN.How we diagnose and treat essential thrombocythaemia. Br J Haematol, 2015, 171(3):306-321.

[16] SPRONSEN DJ, JANSSEN-HEIJNEN ML, LEMMENS VE, et al. Independent prognostic effect of co-morbidity in lymphoma patients: results of the population-based Eindhoven Cancer Registry. Eur J Cancer, 2005, 41 (7): 1051-1057.

［17］ SAWAYA H,SEBAG IA,PLANA JC,et al. Assessment of echocardiography and biomarkers for the extended prediction of cardiotoxicity in patients treated with anthracyclines,taxanes,and trastuzumab. Circ Cardiovasc Imaging, 2012,5(5):596–603.

［18］ FERRI CP, PRINCE M, BRAYNE C, et al. Global prevalence of dementia: a Delphi consensus study. Lancet,2005,366(9503): 2112–2117.

［19］ KALARIA RN, MAESTRE GE, ARIZAGA R, et al. Alzheimer's disease and vascular dementia in developing countries: prevalence, management, and risk factors. Lancet Neurol, 2008,7(9):812–826.

［20］ BEEKMAN AT, BREMMER MA, DEEG DJ, et al. Anxiety disorders in later life: a report from the Longitudinal Aging Study Amsterdam. Int J Geriatr Psychiatry,1998 ,13(10):717–726.

［21］ FLINT AJ. Epidemiology and comorbidity of anxiety disorders in later life: implications for treatment. Clin Neurosci,1997,4(1):31–36.

［22］ FlINT AJ. Epidemiology and comorbidity of anxiety disorders in the elderly. Am J Psychiatry, 1994,151(5):640–649.

［23］ BEEKMAN AT, DE BEURS E, VAN BALKOM AJ,et al. Anxiety and depression in later life: Co-occurrence and communality of risk factors. Am J Psychiatry,2000,157(1):89–95.

［24］ LENZE EJ, MULSANT BH, SHEAR MK,et al. Comorbidity of depression and anxiety disorders in later life. Depress Anxiety,2001,14(2):86–93.

［25］ MAGNI G, LEO D. Anxiety and depression in geriatric and adult medical inpatients: a comparison. Psychol Rep. ,1984,55(2):607–612.

［26］ MENZA MA, ROBERTSON-HOFFMAN DE, BONAPACE AS. Parkinson's disease and anxiety: comorbidity with depression. Biol Psychiatry, 1993,34 (7):465–470.

［27］ STARKSTEIN SE, PREZIOSI TJ, FORRESTER AW,et al. Specificity of affective and autonomic symptoms of depression in Parkinson's disease. J

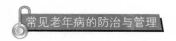
Neurol Neurosurg Psychiatry ,990,53(10):869–873.

[28] FRASURE-SMITH N, LESPERANCE F, TALAJIC M. The impact of nega-tive emotions on prognosis following myocardial infarction: is it more than depression? Health Psychol ,1995,14(5):388–398.

[29] KAWACHI I, SPARROW D, VOKONAS PS, et al. Symptoms of anxiety and risk of coronary heart disease. The Normative Aging Study. Circulation, 1994,90(5):2225–2229.

[30] MOSER DK, DRACUP K. Is anxiety early after myocardial infarction associ-ated with subsequent ischemic and arrhythmic events? Psychosom Med, 1996,58(5):395–401.

[31] STRIK JJ, DENOLLET J, LOUSBERG R, et al. Comparing symptoms of depression and anxiety as predictors of cardiac events and increased health care consumption after myocardial infarction. J Am Coll Cardiol. 2003,42 (10):1801–1807.

[32] BEURS E, BEEKMAN AT, BALKOM AJ, et al.Consequences of anxiety in older persons: its effect on disability, well-being and use of health services. Psychol Med,1999 ,29(3):583–593.

[33] LENZE EJ, MULSANT BH, SHEAR MK,et al. Comorbid anxiety disorders in depressed elderly patients. Am J Psychiatry ,2000,157(5):722–728.

[34] PALMER BW, JESTE DV, SHEIKH JI.Anxiety disorders in the elderly: DSM–IV and other barriers to diagnosis and treatment. J Affect Disord , 1997,46(3):183–190.

[35] WETHERELL JL, LE ROUX H, GATZ M. DSM–IV criteria for generalized anxiety disorder in older adults: distinguishing the worried from thewell. Psychol Aging ,2003,18(3):622–627.

[36] BRESOLIN N, MONZA G, SCARPINI E, et al. Treatment of anxiety with ketazolam in elderly patients. Clin Ther,1988,10(5):536–542.

[37] FRATTOLA L, PIOLTI R, BASSI S,et al. Effects of alpidem in anxious el-

derly outpatients: a double-blind, placebo-controlled trial. Clin Neurophar-
macol, 1992, 15(6):477-487.

[38] KOEPKE HH, GOLD RL, LINDEN ME, et al.Multicenter controlled study
of oxazepam in anxious elderly outpatients. Psychosomatics, 1982,23(6):
641-645.

[39] ROPACKI SA, JESTE DV. Epidemiology of and risk factors for psychosis of
Alzheimer's disease: a review of 55 studies published from 1990 to 2003.
Am J Psychiatry, 2005, 162(11): 2022-2030.

[40] PAULSEN JS, SALMON DP, THAL LJ, et al. Incidence of and risk factors
for hallucinations and delusions in patients with probable AD. Neurology,
2000,54(10): 1965-1971.

[41] MAHER B. Delusional thinking and cognitive disorder. Integr Physiol Behav
Sci, 2005,40(3): 136-146.

[42] HENDERSON AS, KORTEN AE, LEVINGS C, et al. Psychotic symptoms
in the elderly: a prospective study in a population sample. Int J Geriatr Psy-
chiatry,1998,13(7): 484-492.

[43] BIRRER RB, VEMURI SP. Depression in later life: a diagnostic and thera-
peutic challenge. Am Fam Physician, 2004,69(10):2375-2382.

[44] ELL K, UNUTZER J, ARANDA M, et al. Routine PHQ- 9 depression
screening in home health care: depression, prevalence, clinical and treat-
ment characteristics and screening implementation.Home Health Care Serv
Q, 2005,24(4):1-19.

[45] KATONA C, LIVINGSTON G.Impact of screening old people with physical
illness for depression? Lancet. 2000,356(9224):91-92.

[46] REYNOLDS CF, DEW MA, POLLOCK BG, et al. Maintenance treatment
of major depression in old age. N Engl J Med,2006,354(11):1130-1138.

[47] PINQUART M, DUBERSTEIN PR, LYNESS JM. Treatments for later-life
depressive conditions: a meta-analytic comparison of pharmacotherapy and

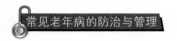

psychotherapy. Am J Psychiatry,2006,163(9):1493–1501.

[48] KATON WJ, SCHOENBAUM M, FAN MY, et al. Cost-effectiveness of improving primary care treatment of late-life depression.Arch Gen Psychiatry, 2005,62(12):1313–1320.

[49] SCHATZBERG AF, KREMER C, RODRIGUES HE, et al. Double-blind, randomized comparison of mirtazapine and paroxetine in elderly depressed patients.Am J Geriatr Psychiatry ,2002,10(5):541–550.

[50] HERLJEVIC M, MIDDLETON B, THAPAN K, et al. Light-induced melatonin suppression: age- related reduction in response to short wavelength light. Exp Gerontol,2005,40(3):237–242.

[51] ANDREWS G, GOLDBERG DP, KRUEGER RF, et al. Exploring the feasibility of a meta-structure for DSM– V and ICD–11: could it improve utility and validity? Psychol Med,2009,39(12): 1993–2000.

[52] DAVID G.Should our major classifications of mental disorders be revised? Br J Psychiatry, 2010,196(4): 255–256.

[53] Regier DA. Mental disorder diagnostic theory and practical reality: an evolutionary perspective. Health Aff (Millwood),2003,22(5): 21–27.

[54] GOLDBERG D, SHARP D, NANAYAKKARA K. The field trial of the mental disorders section of ICD– 10 designed for primary care (ICD10-PHC) in England. Fam. Pract., 1995,12(4): 466–473.

[55] FIRST MB, PINCUS HA. The DSM–IV Text Revision: Rationale and Potential Impact on Clinical Practice. Psychiatr Serv, 2002,53(3): 288–292.

[56] BEALS J, NOVINS DK, SPICER P, et al. Challenges in Operationalizing the DSM–IV Clinical Significance Criterion. Arch Gen Psychiatry, 2004,61 (12): 1197–1207.

[57] BARSKY AJ. Amplification, somatization, and the somatization disorder. Psychosomatics,1992,33(1):28–34.

[58] HILLER W, RIEF W, FICHTER MM.Further evidence for a broader con-

cept of somatization disorder using the somatic symptom index. Psychosomatics, 1995, 36(3):285-294.

[59] SIMON GE, GUREJE O.Stability of somatization disorder and somatization symptoms among primary care patients. Arch Gen Psychiatry, 1999, 56(1): 90-95.

[60] ALLEN LA, WOOLFOLK RL, ESCOBAR JI, et al. Cognitive-Behavioral Therapy for Somatization Disorder: A Randomized Controlled Trial. Arch Intern Med, 2006, 166(14): 1512-1518.

[61] Abraham HD, Anderson C, Lee D . Somatization disorder in sphincter of Oddi dysfunction. Psychosom Med, 1997, 59(5): 553-557.

[62] BROWN FW, SMITH GR. Diagnostic concordance in primary care somatization disorder. Psychosomatics, 1991, 32(2): 191-195.

[63] GUPTA D, MISHRA S, BHATNAGAR S. Somatization Disorder, a Cause of Difficult Pain: A Case Report. Am J Hosp Palliat Care, 2007, 24(3): 219-223.

[64] ROTH T. The relationship between psychiatric diseases and insomnia.Int J Clin Pract Suppl, 2001, 116(1):3-8.

[65] BUYSSE DJ. Insomnia, depression, and aging. Assessing sleep and mood interaction in older adults. Geriatrics, 2004, 59(2): 47-51.

[66] USUI A, ISHIZUKA Y, MATSUSHTA Y, et al. Brighty light treatment for night-time insomnia and daytime sleepiness in elderly people: comparison with a short-acting hypnotic. Psychiatry Clin Neurosc, 2001, 54(3): 374-376.

[67] ANCOLL-ISRAEL S. Sleep disorders in older adults: A primary care guide to assessing 4 common sleep problems in geriatric patients. Geriatrics, 2004, 59(1): 37-40.

[68] Kryger M, Monjan A, Bliwise D, et al. Sleep, health, and aging: Bridging the gap between science and clinical practice. Geriatrics, 2004, 59(1):24-

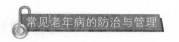

26,29-30.

[69] CARSKADON MA, DEMENT WC, MITLER MM, et al. Guidelines for the multiple sleep latency test (MSLT): a standard measure of sleepiness. Sleep,1986, 9(4):519-524.

[70] JOHNS MW. A new method for measuring daytime sleepiness: the Epworth sleepiness scale. Sleep,1991, 14(6):540-545.

[71] QUAN SF, ZEE P. Evaluating the effects of medical disorders on sleep in the older patient. Geriatrics, 2004,59(3): 37-42.

[72] KOH LK, SEDRINE WB, TORRALBA TP, et al. A simple tool to identify asian women at increased risk of osteoporosis. Osteoporos Int,2001,12(8): 699-705.